肉毒毒素精准定位注射技术图解

主编 窦祖林 姜 丽 温红梅

中国科学技术出版社
·北 京·

图书在版编目（CIP）数据

肉毒毒素精准定位注射技术图解 / 窦祖林，姜丽，温红梅主编. —北京：中国科学技术出版社，2024.8
ISBN 978-7-5236-0821-0

Ⅰ. ①肉… Ⅱ. ①窦… ②姜… ③温… Ⅲ. ①肉毒毒素－注射－图解 Ⅳ. ① R996.1-64

中国国家版本馆 CIP 数据核字（2024）第 111875 号

策划编辑　王久红　孙　超
责任编辑　王久红
装帧设计　东方信邦
责任印制　徐　飞

出　　版　中国科学技术出版社
发　　行　中国科学技术出版社有限公司
地　　址　北京市海淀区中关村南大街 16 号
邮　　编　100081
发行电话　010-62173865
传　　真　010-62179148
网　　址　http://www.cspbooks.com.cn

开　　本　889mm×1194mm　1/16
字　　数　325 千字
印　　张　13.75
版　　次　2024 年 8 月第 1 版
印　　次　2024 年 8 月第 1 次印刷
印　　刷　北京盛通印刷股份有限公司
书　　号　ISBN 978-7-5236-0821-0/R・3293
定　　价　198.00 元

编者名单

主　　编　窦祖林　姜　丽　温红梅

副 主 编　靳令经　欧海宁　卫小梅　梁战华

编　　者　（以姓氏汉语拼音为序）

陈　晖　窦祖林　郭梦霞　侯一平　姜　丽　靳令经
郎士娟　李　超　李　放　李建华　李志鹏　梁战华
刘妍梅　刘昀逸　欧海宁　秦文婷　宋春莉　万新华
王玉珏　卫小梅　卫镇海　温红梅　谢梦姝　阎　俊
叶　晔　喻　勇　张为西　周丽娜　朱晓辰　庄佩耘

学术秘书　王玉珏　谢梦姝

绘　　图　李　鑫

内 容 提 要

本书围绕国内外通用的徒手定位、电刺激、肌电引导、超声引导定位注射方法，用 500 多幅精美的彩色图片和 47 段总长 150 分钟高清实操讲解视频，全面展示肉毒毒素在四肢、头面颈部痉挛、躯干肌张力障碍、慢性疼痛、吞咽障碍、盆底功能障碍等方面的临床应用。书中所述资料翔实，集国内神经康复界肉毒毒素临床实践之大成，易读易懂、易学易用。

全书共 10 章，不仅重点阐述了各部位病症的肉毒毒素精准定位、注射技术，还简述了肉毒毒素药理作用机制研究现状，痉挛、肌张力评估与干预策略、定位及注射设备的科学使用等内容，帮助读者知其然知其所以然。本书既可作为正在使用肉毒毒素的神经科、康复科、耳鼻咽喉头颈外科、疼痛科、泌尿外科、儿科住院医师、进修医师等各级专业医生必备的工具书，也可作为各类肉毒毒素培训班的教材，还可作为从事肉毒毒素临床研究专业人员的参考书。

主编简介

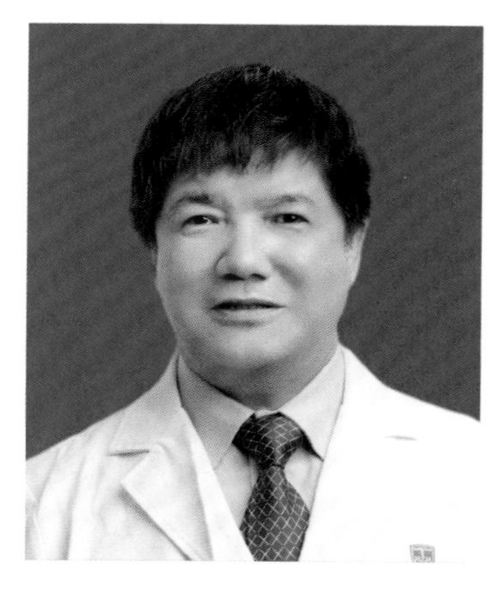

窦祖林

二级教授，一级主任医师，博士研究生导师。中山大学附属第三医院康复医学科学科带头人，亚洲吞咽障碍康复学会副主席，中国康复医学会副会长，广东省康复医学会会长，《中华物理医学与康复杂志》副总编辑，中国康复医学会吞咽障碍康复专业委员会名誉主任委员，中国康复医学会科技管理与评审专业委员会副主任委员，中国神经科学学会神经毒素分会副主任委员。

擅长脑卒中、脑外伤、脊髓损伤、脑瘫、面肌痉挛、痉挛性斜颈等痉挛的肉毒毒素注射治疗，骨关节疾病、颈肩腰腿疼痛应用超声、肌电引导下的注射治疗；脑卒中、脑外伤、老年性痴呆等吞咽、运动、认知障碍评估与治疗，各种疾病导致气管切开后长期不能拔管的气道管理，说话瓣膜的安装与使用。先后获广东省政府科学技术进步奖二、三等奖各 1 项，中国康复医学会科学技术进步奖 4 项；主持国家自然科学基金面上项目 5 项，国家科技部主动健康老龄科技应对、科技支撑计划项目，广东省自然科学基金，广东省教育部产学研项目，广州市重大科研项目等课题 60 余项；获发明实用新型专利近 20 项。

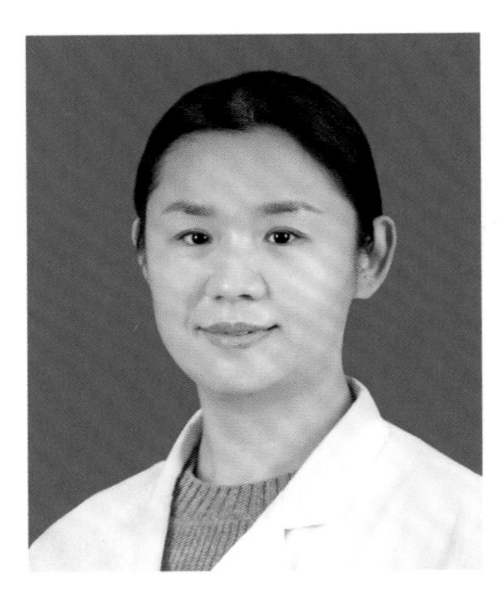

姜　丽

康复医学博士，主任医师，硕士研究生导师，博士后合作导师。南方医科大学第三附属医院康复医学科主任，康复医学教研室主任，康复医学科规培基地主任。

兼任中国康复医学会肌骨康复专委会副主任委员、中国医师协会介入医师分会超声介入专业委员会疼痛介入学组常务委员、中国康复医学会疼痛康复专委会常务委员、广东省康复医学会科普工作委员会主任委员等。

临床擅长肌骨超声影像诊疗技术在颈肩腰腿疼痛疾病中的诊疗应用，擅长肉毒毒素注射治疗面肌痉挛、痉挛性斜颈、肢体痉挛等肌张力障碍疾病，专注于肌骨疼痛和神经损伤疾病的增生疗法、富血小板血浆（PRP）疗法等。

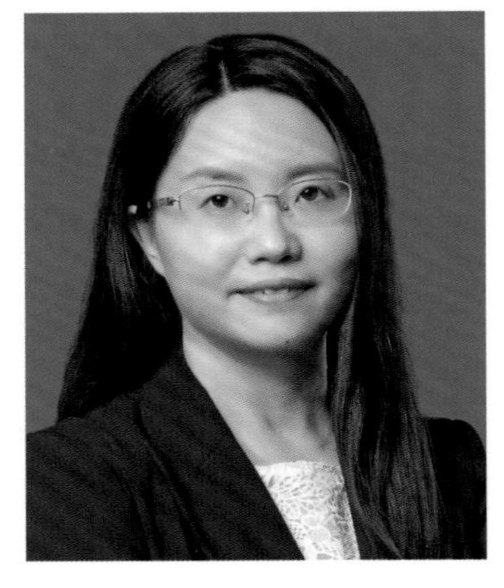

温红梅

主任医师，博士研究生导师。中山大学附属第三医院康复医学科副主任兼吞咽康复专科主任。兼任中国康复医学会吞咽障碍康复专委会副主任委员，中华医学会物理医学与康复学分会言语治疗学组副组长，广东省康复医学会吞咽障碍康复分会主任委员，广东省康复医学会重症康复分会副主任委员，广东省健康管理学会神经科学专业委员会副主任委员，广东省精准医学应用学会帕金森分会副主任委员，广东省精准医学应用学会神经遗传病分会副主任委员。

在成人和儿童肢体肌肉痉挛、眼睑痉挛、面肌痉挛、痉挛性斜颈、流涎症、喉内肌痉挛、环咽肌失弛缓等肉毒毒素注射方面经验丰富。

序

肉毒毒素在临床应用中扮演着重要角色，其精准注射技术更是影响疗效的决定性因素。近十多年来，中国神经科学学会神经毒素专业委员会一批从事肉毒毒素临床应用的神经科、康复科专家们，勇于探索，善于积累与总结，在国内外学术期刊上陆续发表了许多研究性论文，出版了一批实用性专（译）著作，把A型肉毒毒素临床应用的疾病种类、注射技术等相关知识分享给国内外同道，有力地推动了肉毒毒素的临床应用及技术普及，为各种肌张力障碍、肌痉挛等患者提供了更多临床治疗的选择。这部《肉毒毒素精准定位注射技术图解》可称得上是该领域原创专著的代表作。本书用500多幅彩色精美的肌肉解剖图、超声声像图、体表定位图及近50段高清视频，全方位展示了国内外通用的徒手定位、体内电刺激、肌电引导、超声引导定位注射方法在四肢、头面颈部痉挛、躯干肌张力障碍、慢性疼痛、吞咽障碍、盆底功能障碍等方面的临床应用，书如其名。

窦祖林教授治学严谨，对专业技术精益求精，在神经源性吞咽障碍、肌肉痉挛肉毒毒素注射领域久负盛名，并不遗余力地坚持肉毒毒素注射技术的推广与应用，其带领的康复团队在临床、科研、教学方面成果丰硕；作为中国康复医学界受人尊重的学者，也非常善于与神经科的专家们沟通交流。本书由窦祖林教授任主编，编委成员中既有康复科的姜丽教授、温红梅教授、李放教授、李建华教授、卫小梅教授等知名专家，也有神经科的万新华教授、靳令经教授、张为西教授、梁战华教授等知名专家。这些专家都是神经毒素专业委员会的重要核心骨干，他们集数十年来肉毒毒素的临床应用丰富经验，不断提取凝练，呕心沥血一年余，联袂打造了这部国内神经康复界肉毒毒素临床实践之大成的精品著作，向读者全面翔实地介绍了肉毒毒素应用的知识和技能。本书的问世也是神经毒素专业委员会自成立以来的重要成果之一，作为本专业委员会的主任委员，我深感欣慰，特向本专业委员会的同道们致以敬意。

本书易读易懂、易学易用，适用于神经科、康复科、耳鼻咽喉科等临床各学科应用肉毒毒素注射的专业人士学习，是提高专业注射水平名符其实的临床工具书和参考书。借新书出版之际，我向该领域广大同道真诚推荐本书。相信本书的问世将对推动我国肉毒毒素精准化和个体化的临床应用发挥积极作用，造福更多有需要的患者。

丁玉强　教授

中国神经科学学会神经毒素专业委员会第一、二届主任委员

复旦大学实验动物科学部主任，教授

前 言

只要您愿意使用肉毒毒素，本书就会给您提供注射方法、注射部位、注射剂量的指导，为您答疑解惑。

——窦祖林

随着时间的推移，需要注射肉毒毒素的不只有痉挛患者，还有其他肌张力障碍、吞咽障碍、神经病理性疼痛等疾病患者，其定位注射技术及设备也在不断更新，学术界亟须一部创新、实用的指导性工具书。在业界同仁们的不断鞭策下，由我们牵头并邀约康复医学科、神经科、耳鼻咽喉头颈外科、泌尿外科一批使用肉毒毒素久负盛名的专家，共同编写了这部《肉毒毒素精准定位注射技术图解》。本书有三大亮点。

1. **内容客观全面** 从四肢、头面颈部痉挛到各种运动障碍（包括喉肌张力障碍、躯干肌张力障碍、纹状体手足畸形、书写痉挛）、慢性疼痛（偏头痛、肩膝关节疼痛、腰背肌筋膜炎、带状疱疹神经痛）、吞咽障碍（入口问题）、盆底功能障碍（出口问题）。编写提纲时，要求从上到下、从外到内、从四肢到躯干，实现对使用肉毒毒素治疗的常见疾病与症状的全覆盖。

2. **定位精准便捷** 借助不同的定位技术，可以做到从体表到体内，既看得见（徒手、超声引导），又摸得着（电刺激引导），还打得准（精准注射）。真正汇聚国内近 30 年肉毒毒素临床应用的精华，作为国内肉毒毒素注射治疗技术逐渐与国际同仁接轨的见证。

3. **操作直观易学** 为了确保肉毒毒素能打得准、打得狠，定位精准，本书在“图解”二字上下功夫，不仅配有丰富图片，还录制了大量操作视频。笔者围绕目前国际上流行且成熟的定位方法，精挑细选了 500 多幅彩色图片及 47 段总长 150 分钟高清实操讲解视频。彩色图片包括专门标注的肌肉解剖图、肌肉超声声像图和注射位点标记图，分别由专人负责，精心挑选，绘制与标记，统一着装；高清视频不仅有日积月累的经典之作，还特别聘请专业团队跟拍临床注射实操，以期呈现给读者更标准、清晰的视觉感受和知识盛宴。

编者们用精益求精、力求完美的图解，字斟句酌、全力打造精品之作，其目的就是希望本书易读易懂、读者易学易用。我相信，随着时间的推移，本书一定会成为您开展肉毒毒素注射治疗的良师益友，让您爱不释手。

本书从策划，到邀请神经科、康复科、耳鼻咽喉科、泌尿外科及从事肉毒毒素基础研究的专家们编写，再到文字加工整理、配图，历时 10 个多月，就要呱呱坠地，选择谁来“接生”呢。2024 年 5 月 1 日 23 时 30 分，窦祖林教授给中国科学技术出版社的编辑发了一条微信，表达了想要出版这部新作的意愿，没想到 5 分钟后便得到了明确回复，愿意当这个“接生婆”。于是，对于出版社的编辑们与我们团队的核心成员们这个五一假期注定是一个忙碌的假期。大家每天只睡 5 小时，加班加点，不断精修书稿文字、图片、视频，虽然辛苦但很快乐。2024 年 5 月 13 日，这是母亲节后的第 2 天，我们开始审阅一校稿，这也意味着这部《肉毒毒素精准定位注射技术图解》已然“临盆”在即了。

本书的编者大多来自中国神经科学学会神经毒素专业委员会，衷心感谢在本书资料收集和整理过程中做出贡献的每一位同仁。尤其感谢为本书创作加工图片、拍摄视频做出无私贡献的同事们及研究生们。衷心感谢每天陪伴在我身边、让我全身心忘我工作的朋友们。正是大家的奉献，本书才有如此之高的学术含金量，日后才会像一坛美酒，香飘四方。

由于肉毒毒素临床应用发展日新月异，书中所述仅为编者实践经验所得，可能存在些许疏漏之处，敬请广大读者多提宝贵意见，及时反馈，互相学习，共同提高。

窦祖林　姜　丽　温红梅

于广州

目　录

第 5 章　下肢常见痉挛的注射方法

第 9 章　吞咽障碍定位注射技术 ···· 182

第 10 章　盆底功能障碍定位注射技术 ···· 193

附录　成人 A 型肉毒毒素注射部位与推荐注射剂量 ···· 202

参考文献 ···· 204

视频音频列表

视频 7-9　䟴收肌体内电刺激定位注射技术
视频 7-10　趾短屈肌Ⅱ－Ⅴ肌束体内电刺激注射技术
视频 7-11　书写痉挛临床表现
视频 7-12　拇长屈肌体内电刺激定位注射技术
音频 7-1　甲杓肌肉毒毒素注射前的语料阅读
音频 7-2　甲杓肌肉毒毒素注射后的语料阅读
视频 8-1　肩关节超声引导定位注射技术
视频 8-2　膝关节超声引导定位注射技术
视频 8-3　腰背肌筋膜超声引导定位注射技术
视频 8-4　梨状肌超声引导定位注射技术
视频 9-1　腮腺超声引导定位注射技术
视频 9-2　颌下腺超声引导定位注射技术
视频 9-3　翼外肌肌电引导定位注射技术
视频 9-4　翼内肌肌电引导定位注射技术
视频 9-5　二腹肌前腹肌电引导定位注射技术
视频 9-6　环咽肌肉毒毒素超声＋肌电引导定位注射技术
视频 10-1　逼尿肌膀胱镜引导下注射技术

第1章 肉毒毒素

第一节 概 述

肉毒毒素（botulinum neurotoxin，BoNT），也称为肉毒杆菌毒素，是革兰阳性菌肉毒梭状芽胞杆菌在生长繁殖过程中产生的一种细菌外毒素，属于高分子蛋白神经毒素，也是目前已知在天然毒素和合成毒剂中毒性最强烈的生物毒素。肉毒梭状芽胞杆菌属于厌氧菌，其孢子存在于土壤中，与产生破伤风毒素的细菌属同一科，在合适的条件下（10℃，无氧，合适的酸度），孢子生长为梭状芽胞杆菌，此后细菌继续产生大量的孢子或自溶将毒素释放出来。不同的菌株（如 Hall 株，Bean 株）产生不同亚型的神经毒素。虽然只有 A 型和 B 型肉毒毒素被 FDA 批准用于临床，但根据毒素抗原的不同，可将 BoNT 分为 A、B、C、D、E、F、G 7 个亚型。虽然八种血清型均具有抑制神经末梢处乙酰胆碱释放的作用，但它们的靶蛋白、内在作用方式和效力等方面存在很大差异。其中 A 型毒力最强，是导致肉毒毒素中毒的原因。

BoNT 呈雾状结构，性质不稳定，一定的温度、湿度、空气和光照都会使其降解。肉毒毒素不耐高温，80℃的条件下持续 5min 便可破坏其结构；在 BoNT 溶液中加入浓度为 0.6% 的福尔马林，常温下放置 1 个月，便可在保持抗原性和免疫原性的基础上脱去毒性，成为类毒素。

20 世纪 60—70 年代，美国旧金山眼科研究所的 Alan Scott 教授从肉毒毒素中毒患者首先被累及眼外肌、引起视物模糊、眼睑下垂、瞳孔散大和复视等症状并缓慢恢复的过程中得到启示，与世界著名肉毒毒素专家、美国威斯康星大学食品微生物及毒素学系 Schantz 教授合作，在猴试验中将 BoNT 用于眼科疾病治疗，并在 1980 年首次报道眼外肌注射 A 型肉毒毒素（botulinum toxin type A，BoNT/A）替代斜视手术的可能性，开启了 BoNT 的临床应用。1989 年，FDA 批准 BoNT 用于治疗斜视、眼睑痉挛和面肌痉挛。自此之后的 40 年，BoNT 的临床使用范围不断扩大，目前较多应用于康复科、眼科、消化科、泌尿科、骨科、皮肤科、口腔科、内分泌科、疼痛科、美容科等相关专科疾病的治疗中。目前成品制剂的获批及适应证具体归纳见表 1-1，表 1-2。

此外，2020 年美国 FDA 批准了 Daxibotulinum-toxinA 用于改善眉间纹的适应证。越来越多以减少免疫原性、提高疗效和作用时间为目标的 BoNT 成品制剂正在研发当中。

表 1-1　BoNT 制剂生产商及获批上市情况

名称	商品名	生产商	获批时间（年）	分子量（kD）	类型	来源菌株
Onabotulinum-toxinA	Botox（保妥适）	美国，艾尔建	1989	900	A 型	Hall
Abobotulinum-toxinA	Dysport（吉适）	英国，益普生	2009	500	A 型	Hall
Incobotulinum-toxinA	Xeomin（西马）	德国，麦氏	2010	150	A 型	Hall
Rimabotulinum-toxinB	Myobloc/NeuroBloc（利马）	美国，Solstice Neurosciences	2000	700	B 型	Bean
Lanbotulinum-toxinA	Prosigne/Redux/Hengli（衡力）	中国，兰州生物技术开发有限公司	1997	900	A 型	Hall
Letibotulinum-toxinA	Botulax/Letybo（乐提葆）	韩国，Hugel	2009	900	A 型	CBFC26
Prabotulinum-toxinA	Nabota（娜柏塔）	韩国，大熊制药	2019	900	A 型	KJ997761

表 1-2　BoNT 制剂成品剂型规格、存储条件及适应证

名称	剂型	赋形剂	规格	储存条件	适应证
Onabotulinum-toxinA	注射剂	人血白蛋白 氯化钠	50U 100U 200U	4℃ 36 个月	眼睑痉挛，面肌痉挛，斜视，颈部肌张力障碍，偏头痛，上下肢痉挛，中重度眉间纹
Abobotulinum-toxinA	注射剂	人血白蛋白 乳糖	300U 500U	2～8℃ 15 个月	颈部肌张力障碍，上下肢痉挛，眉间纹
Incobotulinum-toxinA	注射剂	人血白蛋白 蔗糖	50U 100U	＜ 25℃ 48 个月	颈部肌张力障碍，流涎症，眼睑痉挛，上下肢痉挛，眉间纹
Rimabotulinum-toxinB	液体制剂	人血白蛋白 氯化钠 琥珀酸钠	2500U/0.5ml 5000U/1ml 10 000U/2ml	2～8℃ 24 个月	颈部肌张力障碍，面部动态皱纹去除，流涎症，适用于对 BoNT/A 耐受的患者
Lanbotulinum-toxinA	注射剂	蔗糖 右旋糖苷 明胶	50U 100U	≤8℃ 24 个月	眼睑痉挛，面肌痉挛，特急性麻痹性斜视，成人卒中后上肢肌痉挛
Letibotulinum-toxinA	注射剂	人血白蛋白 氯化钠	100U	2～8℃ 24 个月	成人原发性眼睑痉挛，卒中后上肢痉挛，皱眉肌相关皱纹，眼轮匝肌相关的眼部皱纹
Prabotulinum-toxinA	注射剂	人血白蛋白 氯化钠	100U	2～8℃ 24 个月	面部动力性皱纹，眉间纹

截至目前，已经获得我国国家药品监督管理局批准的肉毒毒素仅有 4 款：美国产的 Botox®、英国产的 Dysport、韩国产的 Letybo 和中国产的 BTXA（衡力）。据统计，我国运动障碍及神经病理性疼痛等疾病的发病率如下：面肌、眼睑痉挛为 1.86/ 万人，痉挛性斜颈为 0.89/ 万人，三叉神经痛为 0.027%，脑卒中为 0.25%，抑郁症为 3.02%，而偏头痛高达 9.3%，40 岁以上成年人患膀胱过度活动症的概率更是达到 11.3%。上述疾病对患者的工作、生活造成较大的影响，而现有治疗方案具有易耐受、患者依从性差、治疗效力不足等问题。研究和临床试验显示，BoNT 作为

替代药物对上述疾病治疗有效率达90%以上。另外，随着生活水平的提高，人们开始注重对美的追求，据新氧白皮书统计，2018年我国医美市场规模达2245亿元人民币，BoNT制剂在中国的销售额从2010年的3.1亿元发展到2017年的24亿元，还有升高的趋势。

BoNT制剂具有高效、高安全性的优点，作为许多难治性自主神经疾病的替代疗法，BoNT大大提升了患者的生活质量；在美容领域也促进了人们对美好形象和生活的追求，BoNT的研究推动着生理健康和精神需求的双重进步。BoNT制剂目前面临的问题和未来研究的重点将聚焦于以下几点。

1. 尽管应用范围逐渐拓宽，但BoNT临床适应证的获批滞后于应用，限制了其技术推广。

2. BoNT效果非永久，作用时间为3～6个月，长期反复注射可能导致肉芽肿、过敏反应、吞咽困难等不良反应，同时可能引起免疫耐药。减少不良反应、研发低抗原性的BoNT制剂，减少继发性免疫耐药将成为研究热点。

3. 操作人员应具有熟练的技能，避免对遗传易感性疾病的诊断失误、注射部位偏差、药物剂量不当以及储存运输不当等因素造成的药效降低。

4. 目前的BoNT制剂存在注射痛的问题，患者依从性有待提高。

5. 将BoNT的作用拓展到非神经元的其他类型细胞上，如与激素相融合治疗腺体分泌异常疾病，或将其非活性部分改造成药物递送系统。为了获得更高的疗效、更低的免疫原性、更长的作用时间和更快的起效时间，广大研究人员需要对BoNT作用机制、适应证、不良反应等问题进行更为具体的探究。

每种BoNT制品有它独特的配方、工艺和生物学特性，有不同的效价和剂量范围，并直接影响其临床效果和不良反应，国际上还没有公认的换算不同BoNT产品剂量单位的方法。通常使用小鼠后肢趾外展评分方法（digital abduction score，DAS，图1-1），或ED_{50}（半数有效量，通常为DAS＝2分时的剂量）判断其有效性。Aok等学者使用DAS评分比较了Botox® 与Myobloc的效价与作用时间，发现在DAS＝2分时，Myobloc的用量为Botox® 的3.4倍。局部注射Myobloc在14天后DAS评分即返回基线值，而注射Botox® 后DAS回到基线值的时间为36天。故平时阅读文献或临床治疗决策时需要注意到这些问题。

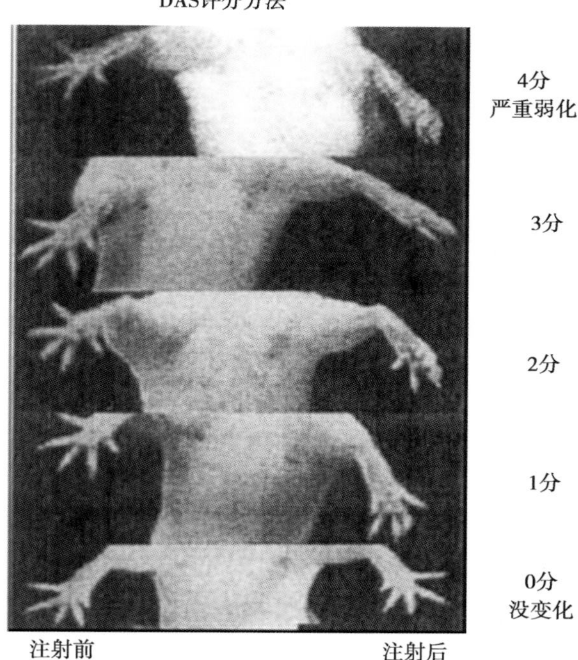

▲图1-1 小鼠后肢趾外展评分方法

第二节　药物分子结构

一、前体毒素的结构和特性

在自然状态下或人工培养基中，BoNT 通常以一种复合体的形式存在，即神经毒素和血凝素（haemagglutinin，HA）或非毒素非血凝活性蛋白（non-toxic non-haemagglutinins，NTNH）的复合物，也称前体毒素（progenitor toxin）。复合物的分子量取决于 BoNT 的制备方式，并可能受到合成肽所使用的菌株的影响。自然界中可能存在各种复杂的、大小不一的分子，最大可达 900kDa。BoNT/B 与 BoNT/A 由不同的毒素复合物组成，其最大分子量≈ 650kDa。

神经毒素是一种典型的细菌 AB 结构毒素，由具有膜受体结合和易位结构域的重链（heavy chain，HC）和分子量较小的 50kD 轻链（light chain，LC）组成，轻链是介导神经毒素胞质内蛋白水解活性的催化结构域。非毒素非血凝活性蛋白的分子量在 500～900kD 的范围，能够起到防止皮肤吸收的作用，见图 1-2。此外，非毒素非血凝活性蛋白还有助于酸性环境中毒素的稳定性，对胃肠道系统中的蛋白酶提供保护；而血凝素则参与 BoNT 通过肠上皮内壁进入淋巴系统和血液中。像许多生物活性蛋白一样，BoNT 的生物活性与它的空间形态结构有关，血凝素在保持毒素三维结构及稳定性上起着重要作用。BoNT 极易在 40℃以上的环境下发生热变性，特别是在碱性条件下。空气 / 液体界面形成的气泡能引起神经毒素的伸展和形状改变，从而使毒素溶液失去毒性。毒素在有氮气和二氧化碳的环境中也能发生变性。BoNT 溶液被稀释至过低浓度（如 ng/ml）时，也能使神经毒素的稳定性降低。

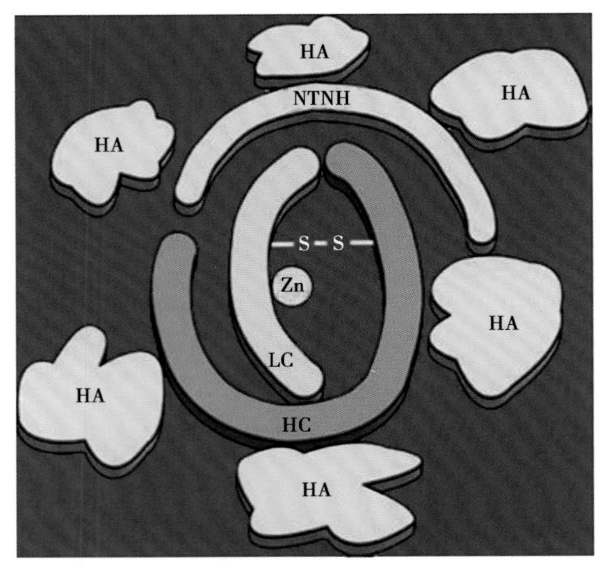

▲图 1-2　前体毒素结构
HA. 血凝素；NTNH. 非毒素非血凝活性蛋白；LC. 轻链；HC. 重链

二、肉毒毒素的分子结构和性质

BoNT 是一种分子量为 150kDa 的二肽分子，由二硫化物键连接的重链和轻链构成，它们的特异毒性或纯度一般在 10^7～$10^8$$LD_{50}$/mgpr。用半乳糖作为配基的亲和层析或 SP-sephadex 或 CM-sephadex 的氯化钠梯度离子交换层析，能使神经毒素从肉毒前体毒素中分离出来。BoNT 注射入肌肉后到达神经肌肉接头，组织蛋白酶将分子切割成重链和轻链。重链通过与神经末梢表面糖蛋白受体结合来帮助毒素的内化。轻链损害 SNARE（soluble N-ethylmaleimide-sensitive factor atlathment protein）蛋白 / 囊泡相关膜蛋白（vesicle-associated membrane protein，VAMP）蛋白，与含有乙酰胆碱的突触囊泡结合，进一步阻止其与细胞膜融合，从而抑制神经肌肉接头处乙酰胆碱的释放。

目前也有研究证实，任何亚分型的BoNT毒性成分都是作为单一多肽链被产生的，但蛋白分解酶，不管是内源性或外源性的，能把毒素切割为双链以显示其毒性。被切毒素的两个多肽链间至少由一个二硫键联结。二硫键的作用在于维护毒素的完整性及毒性。还原剂如巯基乙醇、二硫苏糖醇、十二烷基硫酸钠或尿毒素等都能将二硫键还原，使被联结的双链彻底分离为分子量100kDa和50kDa的两个链，分别叫H链（重链）和L链（轻链），见图1-3A、B。轻链的本质是锌肽链内切酶（zinc endopeptidase）。彻底被分离的两个链是无毒的，若按等分子的比例或重量之比（即L：H＝1：2），通过透析再氧化，则能恢复其毒性的40%。说明除了组分外，两个链的特异性排列或空间位置在毒性维持方面具有重要意义。

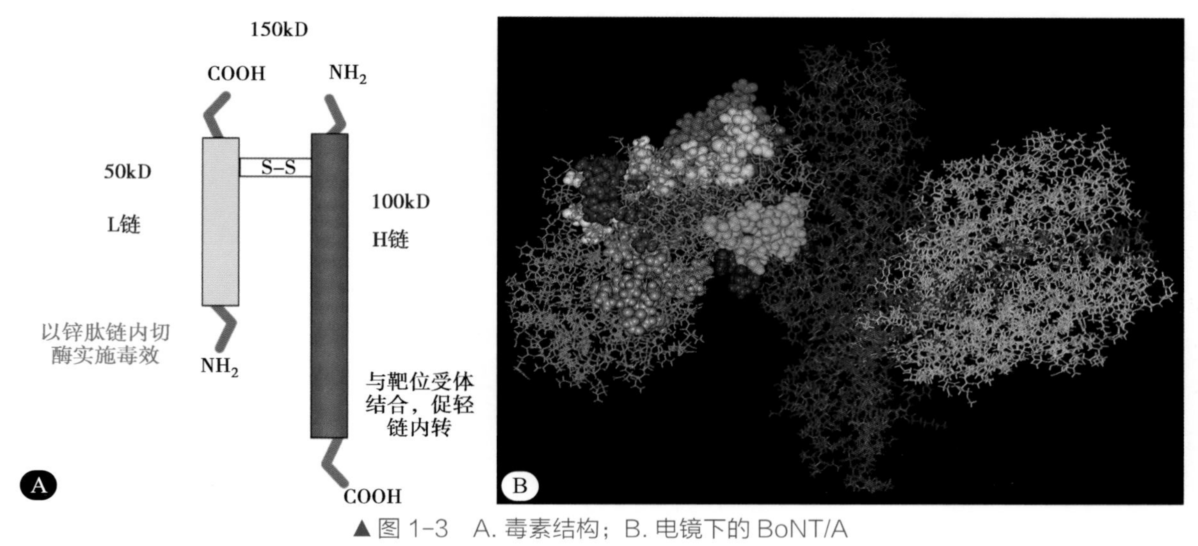

▲图1-3 A. 毒素结构；B. 电镜下的BoNT/A

第三节 药理作用

一、BoNT/A对神经肌肉接头的作用

BoNT对外周胆碱能神经末梢具有较高的亲和力，能够有选择性地作用于神经肌肉接头的突触前膜，通过防止神经末梢突触前膜内乙酰胆碱的释放而阻滞神经肌肉接头处神经冲动传递。BoNT进入神经末梢后，裂解SNARE蛋白复合体，从而阻止神经递质的释放，通过阻断神经肌肉间的联系达到放松肌肉的效果（视频1-1）。神经毒素发挥其麻痹作用主要经过下列步骤。

1. 结合（binding） BoNT/A的重链与运动神经终板上的乙酰胆碱受体高亲和结合（图1-4A）。

2. 胞饮（internalization） BoNT通过受体介导的胞饮作用进入细胞内。这一过程中神经末端细胞膜将毒素包裹，在神经末梢内形成毒素囊泡。摄入后，BoNT的轻链从囊泡中被释放到细胞质内，现在已非常明确轻链具有阻断神经递质的功能结构（图1-4B）。

3. 阻断（blocking） BoNT/A通过裂解胆碱能神经末梢突触前膜内突触相关蛋白-25（synaptosome associated protein-25，SNAP-25）而阻滞乙酰胆碱的释放。SNAP-25是一种在细胞膜上促使神经末梢内囊泡与突触前膜顺利融合并释放乙酰胆碱的必需蛋白质。阻断过程仅阻止肌

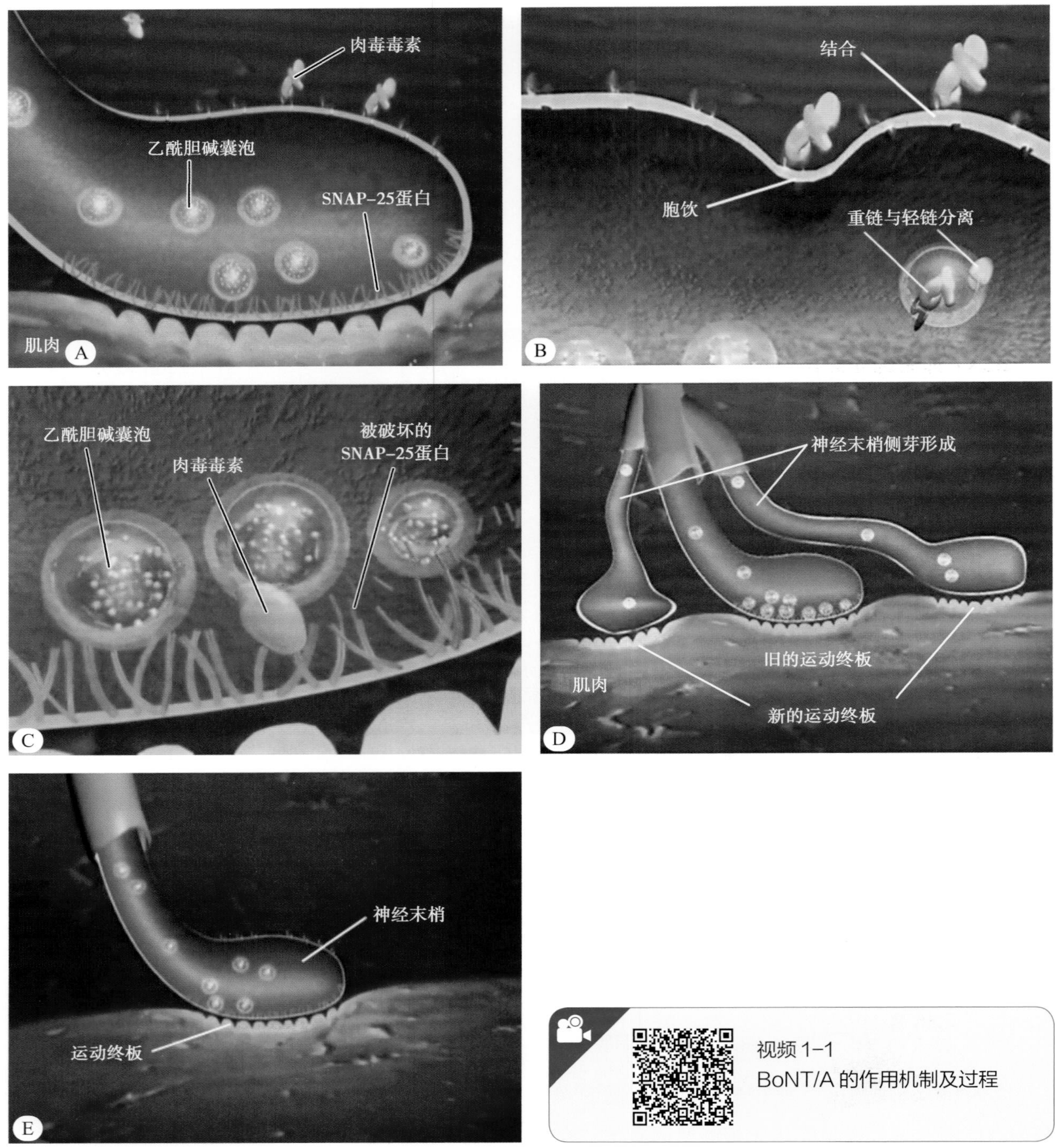

▲图 1-4　BoNT/A 的作用过程

A. 结合；B. 胞饮；C. 阻断；D. 神经芽生；E. 神经再生，新芽消退，神经末梢重塑

肉收缩，但并不影响神经递质的分泌和储存，也不影响电信号沿神经纤维传导（图 1-4C）。

4. 神经芽生（sprouting）　充分证据表明，BoNT 介导的神经肌肉接头的化学去神经化作用并没有影响终板区域，也没有影响轴突的生长，芽神经与终板结合连接释放神经递质（图 1-4D）。组织学检查显示，神经支配的恢复开始出现是通过从无髓鞘的末端轴索向终板靠近的不平行发芽。另外的发芽位置是原本的带髓鞘的末端前轴索的郎飞（Ranvier）结和终板上超末端轴索的分支。

在临床前模型中，de Paiva 指出，在 28 天内，新芽而不是原有的末端，可由神经刺激引起肌肉收缩。所以在恢复早期，只有新芽才反应于刺激性神经 – 肌肉传导。然而，在随后的第二相和独特相，囊泡转向原来的末梢，新芽失去胞吐作用，并逐步清除新芽。

5. 神经再生（regeneration） “芽生”是暂时的，会逐渐消退，原始的神经肌肉接头会恢复功能（图 1-4E）。

BoNT 抑制胞吐的作用是暂时性的，神经递质的释放最终也会恢复至原本的状态。早期的神经肌肉接头组织学研究显示，神经递质的释放被抑制一段时间后，神经末梢开始发芽，随着轴突末端的芽生作用和突触前膜蛋白的逆转而恢复神经肌肉接头的神经递质传递，表明神经支配修复的开始，继而重新出现肌肉痉挛的症状。此前 de Paiva 在对小鼠的研究中提出了功能恢复的二步模式，并证实肌肉收缩的恢复早期，仅仅新芽能够体现囊泡的周转并对刺激性神经肌肉传导发生反应，只有到了第二步，囊泡的周转才返回原来的末梢，此时新芽失去胞吐作用，并逐步被清除。突触功能恢复到原来的神经肌肉接头，并清除新芽，实验模型上显示这个转化过程要经历 91 天。这与临床药物疗效的维持时间基本吻合。

由上述过程可以看出，BoNT 在神经肌肉接头处的作用主要经过以下三个过程：① 与神经细胞上的受体结合；② 依赖能量的内化过程（生物大分子进入细胞过程或受体介导的胞饮）；③ 抑制神经递质的释放。BoNT 的受体识别位点在重链的 C 末端（H1 片段），依赖能量的内化作用和通道形成发生于重链的 N 末端（H2 片段），轻链进入神经细胞后通过一系列蛋白分解活动抑制神经递质的释放。近年发现 BoNT 的轻链是锌肽链内切酶，其作用底物是一种与乙酰胆碱囊泡停靠和胞吐有关的融合蛋白，它是由 SNAP-25、VAMP 和突触融合蛋白（syntaxin）组成的一种复合物［可溶性的 NSF（N- 乙基 – 马来酰亚胺 – 敏感因子）– 附着蛋白受体］，也叫 SNARE 复合物。各型 BoNT 的轻链裂解此复合物中一种蛋白的特异残基，阻止 SNARE 复合物的功能或形成，从而，抑制神经递质的胞吐（图 1-5），使乙酰胆碱释放受阻。

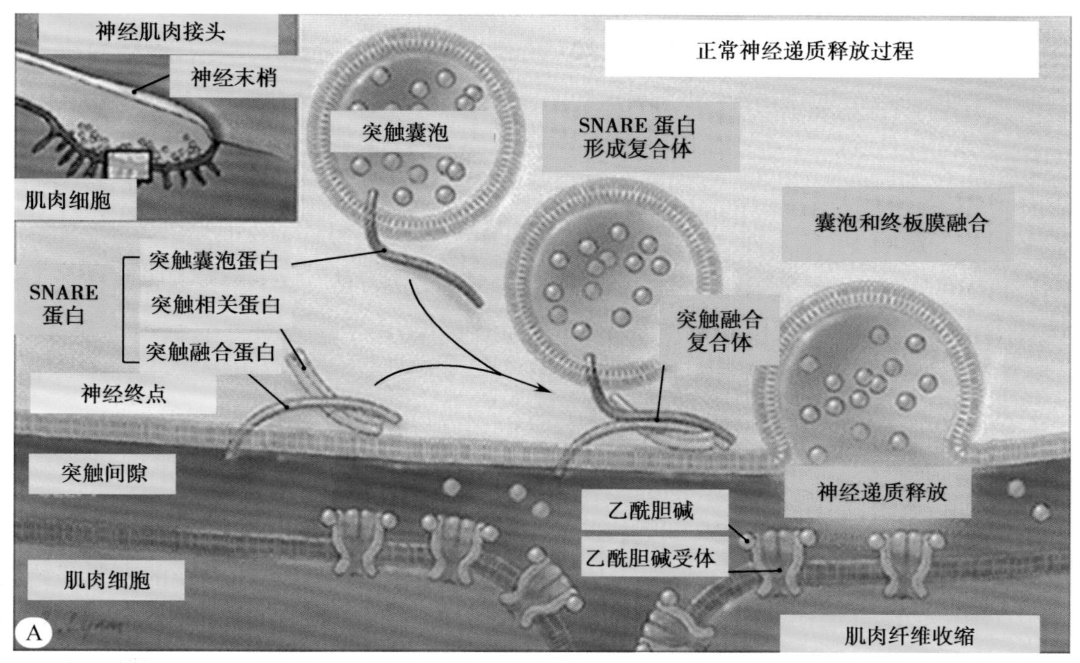

▲图 1-5 作用机制

A. 正常神经递质释放过程（视频 1-2）；B. BoNT/A 的阻断机制

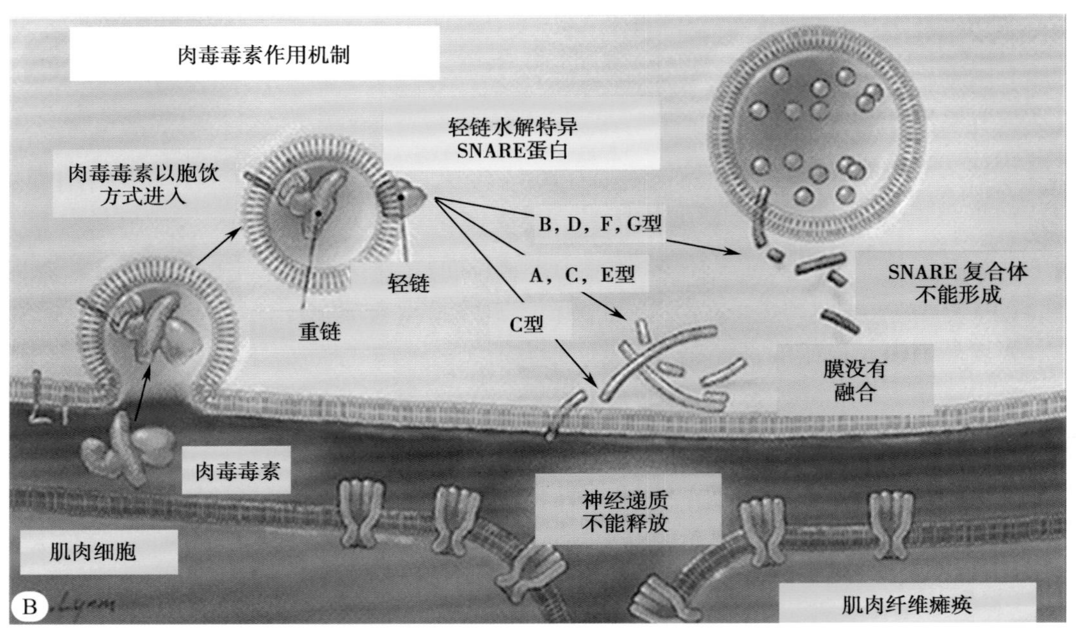

▲图 1-5 作用机制

A. 正常神经递质释放过程（视频 1-2）；B. BoNT/A 的阻断机制

二、BoNT/A 对传入神经的作用

BoNT/A 能改变传入中枢的感觉反馈环。Zwirner 等指出，肌肉活动的减少并反馈到喉运动神经元回路也是 BoNT/A 的一个重要作用。Filippi 等的研究也支持这一假设，他的研究获得了 BoNT/A 改变肌梭、影响 Ⅰa 传入信息的电生理证据，确认局部注射 BoNT/A 能直接减少 Ⅰa 纤维传输，间接影响中枢神经系统，因而对感觉反馈发挥调节作用。Rosales 等也认为 BoNT 可能通过对肌梭内纤维的阻滞，减少 Ⅰa 的传输，有效地改变感觉传入系统。

三、BoNT/A 对感觉神经的镇痛效果

临床应用和经验积累证明，BoNT/A 可以作为解除颈部肌张力障碍所致颈、肩疼痛、上运动神经元损伤性痉挛状态下的疼痛、贲门失弛缓症患者疼痛、肛裂患者肛痛等的有力工具，与其他常规和非常规镇痛药物相比，BoNT 使用的最大优点是单次应用后的持续效果和安全性，因而在某些难治性疼痛疾病中疗效显著，而且镇痛效果明显，缓解时间较长。然而，注射 BoNT 对疼痛的缓解却与肌肉痉挛状态的解除并无绝对关系。越来越多的研究发现，疼痛的减轻程度远远大于肌肉的松弛程度。Reljia 通过随机对照、双盲试验验证了这一结论。将伴有疼痛的 36 名痉挛性斜颈患者随机分成 4 组，分别局部注射 25U、50U、100U 及 150U Botox®，治疗后每周观察直至 12 周。第 1 组疼痛和斜颈均无变化，第 2 组斜颈无改变，但疼痛改善。第 3、4 组 1 周后疼痛改善，2 周后斜颈改善。提示 BoNT/A 还可能有独立于肌肉放松外的直接镇痛作用。另外，BoNT/A 在慢性偏头痛中的临床效果也被肯定，其疗效机制可能还包括调节神经递质释放、改变受体和细胞因子的表达以及增强阿片能信号传递。

BoNT/A 可作用于感觉神经元，通过类似抑制乙酰胆碱释放的机制来抑制谷氨酸、去甲

肾上腺素、血清素、P 物质、降钙素基因相关肽（calcitonin gene related peptide，CGRP）、三磷酸腺苷、烟酰胺腺嘌呤二核苷酸等神经递质释放，从而阻止疼痛信号从外周向中枢神经系统传导。其中，P 物质是一种神经多肽，与痛觉、血管扩张和神经源性炎症有关，见图 1-6。有研究者提出 BoNT 阻断了瞬时感受器电位香草酸受体 1（transient receptor potential vanilloid1，TRPV1）在神经节中向感觉神经元表面转运的可能性。Shimizu 等研究者证明 BoNT 降低了从硬脑膜投射的感觉神经元的 TRPV1 表达。据报道，BoNT 能从周围神经轴突向硬脑膜转运 CGRP。由于外周口面部和硬脑膜不是由相同的感觉神经元支配，因此，这些发现还能表明支配不同颅内和颅外靶点的感觉神经元之间存在 BoNT 跨突触转运。还有研究表明，在损伤神经的感觉神经元中，BoNT 可降低痛觉相关离子通道（如 TRPV1、嘌呤受体 P2X3）的疼痛诱发上调蛋白表达，并降低强啡肽原（prodynorphin）等痛觉肽的 mRNA 表达。基于 TRPV1 受体蛋白而非 mRNA 的表达减少，目前已有研究者提出 BoNT 可能阻断 TRPV1 向感觉神经元表面转移的假设，这在初级感觉神经元培养的体外研究中得到证实。

上述 BoNT 的转运机制也为其治疗硬脑膜周围传入神经相关的偏头痛提供了可能的疗效机制解释。也有假设认为，BoNT 如果转运到卫星胶质细胞（satellite glial cells）中，可能会调节与感觉神经元相互作用的胶质细胞释放谷氨酸，改变胶质细胞与感觉神经元之间的神经节内通信。BoNT/A 还能抑制周围三叉神经血管系统肽类的释放，并对偏头痛发生器产生适当的反馈，使偏头痛过程的激活和启动受到抑制，从而对偏头痛起到良好的治疗作用。

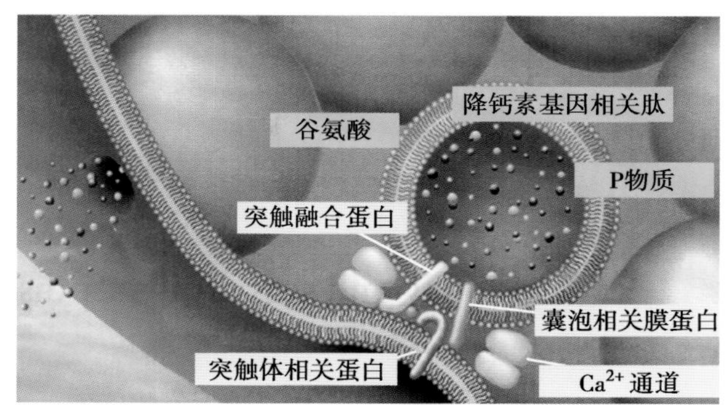

▲图 1-6 BoNT/A 止痛机制模式

四、BoNT/A 对副交感神经元的作用

乙酰胆碱是自主神经系统副交感部分节后纤维的神经递质，鉴于这些纤维支配不同的腺体，BoNT/A 对乙酰胆碱的作用成为治疗自主神经性疾病的理论基础。许多研究证实，BoNT/A 是治疗多汗症和流涎症的有效药物，使腺体分泌减少。临床上腮腺、下颌下腺的注射，可有效抑制唾液的增多。

第四节 临床应用

一、适应证

BoNT/A 现用于多学科、多种疾病的治疗，已在康复科、神经科、疼痛科等专科领域展现出显著疗效。目前 BoNT/A 主要用于以下临床情况。

1. **肢体痉挛状态** 上运动神经元损害所致上、下肢痉挛状态，如肩关节内收内旋、肘屈曲、前臂旋前、腕屈曲、握拳、拇指内收、手固有肌痉挛、髋内收、膝屈曲、膝伸展、足内翻、趾屈曲、踇趾上翘等。

2. **头颈面部肌痉挛** 痉挛性斜颈、面肌痉挛、眼睑痉挛等。

3. **吞咽障碍** 流涎症、环咽肌失弛缓等。

4. **下尿路功能障碍** 膀胱过度活动症、神经源性膀胱、下尿道综合征等。

5. **盆底功能障碍** 出口梗阻型便秘、肛裂、肛提肌综合征等。

6. **神经病理性疼痛** 偏头痛、顽固性关节疼痛、腰背肌筋膜炎、带状疱疹神经痛、梨状肌综合征、三叉神经痛等。

7. **运动障碍疾病** 喉肌肌张力障碍、躯干肌张力障碍、纹状体手足畸形、书写痉挛、震颤、抽动障碍、口下颌肌张力障碍等。

有关 BoNT/A 治疗适应证及机制详见表 1-3。

表 1-3 BoNT/A 治疗适应证及机制

治疗领域	症状	适应证	作用机制
眼科疾病		斜视，眼球震颤，杜安综合征	抑制乙酰胆碱的释放，使肌肉一过性麻痹，矫正眼位
神经疾病	局部肌张力障碍	脸痉挛，颈肌张力障碍（斜颈、垂颈），职业肌张力障碍（书写痉挛、音乐演奏痉挛），喉发声困难，口及下颌肌张力障碍	结合周围胆碱能神经末梢突触前膜受体，切割 SNAP-25，干扰突触前膜囊泡胞吐释放乙酰胆碱，松弛肌肉，缓解痉挛
	非肌张力障碍	面肌痉挛，震颤（特发性震颤、帕金森病震颤），运动性抽动，磨牙症	
	强直（痉挛）状态	卒中，多发性硬化，脑或脊髓损伤，卒中后强直，局灶强直（上肢和下肢强直），非局灶强直（半身强直），脑性瘫痪	
	多汗症	局部多汗（腋、手掌、足底），腋臭	抑制神经末梢释放乙酰胆碱，减少出汗量
	流涎症	流涎（运动神经元病 / 肌萎缩性脊髓侧索硬化症，帕金森病，帕金森综合征），弗莱（Frey）综合征 / 味觉性出汗	抑制神经末梢释放乙酰胆碱，减少唾液腺分泌
		癫痫	抑制 5- 羟色胺、多巴胺的释放
精神疾病	情绪低落	抑郁症	改善抑郁导致的面部表情肌在脑情绪环路编码和信息传递中传递消极信息
肌骨疾病	肌性疼痛	肌张力障碍，肌痉挛，慢性肌筋膜痛，颞颌关节紊乱，腰背痛	抑制 P 物质、CGRP、谷氨酸的释放，抑制 TRPV1 的激活和外周痛觉敏化
	非肌性	偏头痛（慢性、紧张性偏头痛），神经病理性痛，三叉神经痛，骨盆痛，带状疱疹后遗神经痛，癌痛	抑制小胶质细胞的活化，减轻神经炎症和氧化应激，抑制神经激肽 1 受体（NK1R）阳性神经元和 μ 阿片受体阳性神经元的活性
皮肤疾病	瘙痒	疱疹后瘙痒，烧伤后瘙痒，银屑病	抑制 P 物质等炎性介质释放
泌尿系疾病	排尿障碍	逼尿肌和括约肌协同失调，膀胱过度活动症，尿失禁，尿潴留，膀胱疼痛综合征；盆底痉挛；良性前列腺增生	抑制神经末梢释放乙酰胆碱，阻断自主神经节后纤维与所支配器官、腺体之间的兴奋传递
胃肠疾病	胃排空障碍	贲门失弛缓，慢性肛裂，糖尿病性胃瘫和幽门痉挛	抑制乙酰胆碱的释放，使内括约肌等肌肉短期麻痹
呼吸疾病	鼻塞、鼻痒	过敏性鼻炎	抑制蝶腭神经节突触前胆碱能神经末梢释放乙酰胆碱，诱导鼻黏膜腺细胞的凋亡，减少鼻黏膜中的嗜酸性粒细胞浸润和毛细血管扩张，减少腺体分泌和黏膜充血，抑制 P 物质、血管活性肠肽等炎性介质的释放

续表

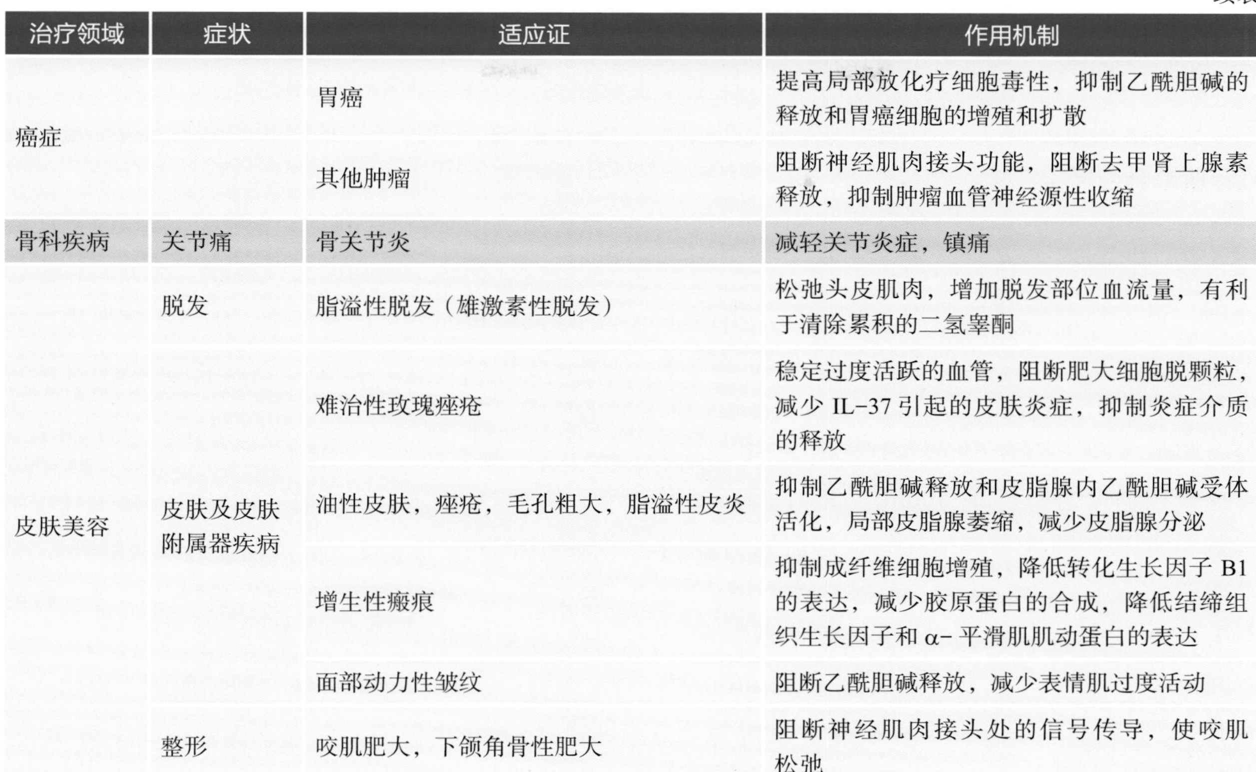

治疗领域	症状	适应证	作用机制
癌症		胃癌	提高局部放化疗细胞毒性，抑制乙酰胆碱的释放和胃癌细胞的增殖和扩散
		其他肿瘤	阻断神经肌肉接头功能，阻断去甲肾上腺素释放，抑制肿瘤血管神经源性收缩
骨科疾病	关节痛	骨关节炎	减轻关节炎症，镇痛
皮肤美容	脱发	脂溢性脱发（雄激素性脱发）	松弛头皮肌肉，增加脱发部位血流量，有利于清除累积的二氢睾酮
	皮肤及皮肤附属器疾病	难治性玫瑰痤疮	稳定过度活跃的血管，阻断肥大细胞脱颗粒，减少 IL-37 引起的皮肤炎症，抑制炎症介质的释放
		油性皮肤，痤疮，毛孔粗大，脂溢性皮炎	抑制乙酰胆碱释放和皮脂腺内乙酰胆碱受体活化，局部皮脂腺萎缩，减少皮脂腺分泌
		增生性瘢痕	抑制成纤维细胞增殖，降低转化生长因子 B1 的表达，减少胶原蛋白的合成，降低结缔组织生长因子和 α- 平滑肌肌动蛋白的表达
		面部动力性皱纹	阻断乙酰胆碱释放，减少表情肌过度活动
	整形	咬肌肥大，下颌角骨性肥大	阻断神经肌肉接头处的信号传导，使咬肌松弛

频繁的肢体疼痛和肌肉痉挛导致肢体活动能力下降，或由于姿势异常影响运动功能是 BoNT 在康复领域的主要治疗指征。可通过注射 BoNT 改善该类患者的痉挛状态和疼痛，增加肢体活动水平，但 BoNT 是否能够改善肢体痉挛患者的功能性活动，目前仍缺乏足够的证据支持，鉴于当前临床实践的不确定性，在改善功能状态方面的临床研究仍需进一步探索。

家属和照顾者的要求也是 BoNT 治疗的重要指征，如缓解内收肌痉挛，使照顾者能更容易置入尿管，清洁会阴；松开握紧的拳头以便清洁手掌；减轻肌肉痉挛以方便穿脱衣服、搬动患者等。

其他如患病后抑郁症状等，注射 BoNT 后能否更好地为康复治疗创造条件也在考虑之列。

二、禁忌证

安全性问题是 BoNT 治疗前需要考虑的首要问题。BoNT 可抑制乙酰胆碱的释放从而起到阻止神经肌肉接头兴奋收缩偶联的作用。故在患者使用一些能够抑制神经肌肉接头的药物时，如新霉素等氨基糖苷类抗生素，或者伴有其他神经肌肉病变，例如重症肌无力、Lambert-Eaton 综合征、运动神经元病等，注射 BoNT 会致使神经肌肉接头处的异常反应加剧，从而引起肌无力症状，故上述情况需要谨慎使用。除此之外，肢体软瘫、妊娠及哺乳期，发热期或正使用氨基糖苷类抗生素，有 BoNT 过敏史、拟注射部位感染者等均属于禁忌之列。对成年痉挛患者而言，下列状况不建议使用 BoNT/A。

1. 注射肌群涉及的关节挛缩严重者或肌肉已出现纤维化，BoNT 注射基本无效。但关节的固定体位是否单纯由挛缩造成有时较难辨别，可在患者睡眠和镇静的情况下进行评估以提高判断的准确性，此外，也可利用利多卡因局部神经阻滞。若痉挛与挛缩并存，则需慎重使用。

2. 合并使用抗凝药物的痉挛患者进行深部肌内注射时要慎重，但这并不是 BoNT 治疗的绝对禁忌证。

三、剂量、注射部位和药效持续时间

BoNT 治疗是一种较为复杂的疗法，且由于其靶肌肉及剂量的治疗算法和注射方案不同，使该疗法具有高度个性化。

1. 剂量　BoNT 是局部痉挛注射治疗的首选药物，直接注射在靶肌肉或腺体上，如剂量合适，很少弥散到其他肌肉。注射剂量取决于靶肌肉的质量、治疗范围和相邻肌肉麻痹的风险。BoNT 的治疗剂量与中毒剂量相差甚远，以眼睑痉挛为例，其注射的一般剂量 < 50U，致死剂量则需要静脉注射 3000U，治疗剂量仅为注射中毒剂量的 3%～5%；头颈部肌张力障碍单次治疗多在 300U 以内，上肢痉挛状态的最大治疗剂量为 200～240U，下肢痉挛状态的最大剂量为 300U，均远低于中毒剂量 3000U。虽然有一些以临床为基础的肉毒毒素注射指南，但是每块肌肉需要的 BoNT 的剂量没有完全确立，通常需要根据患者的痉挛程度、肌容积大小、治疗距发病时间、患者的体重等因素进行调整。

2. 注射部位　所选择的注射位点应尽量接近运动终板，以神经肌肉接头的分布为依据。神经肌肉接头的分布则因肌肉的类型、体积及其功能而异，根据大量的临床实践经验，部分人体肌肉的运动终板注射点已经明确。了解不同肌肉运动终板带的分布对于正确选择注射位点具有重要参考价值。

(1) 单羽肌（如半腱肌、肱二头肌、旋前圆肌、尺侧腕伸肌、对掌肌）神经肌肉接头分布于肌肉中间的横断面上（股薄肌、缝匠肌除外），见图 1-7。股薄肌有两个运动终板带，而缝匠肌的神经肌肉接头呈弥漫性分布。

(2) 双羽肌（如腓肠肌、拇长屈肌、桡侧腕屈肌）的运动终板带是呈垂直椭圆形向上分布的，见图 1-8。

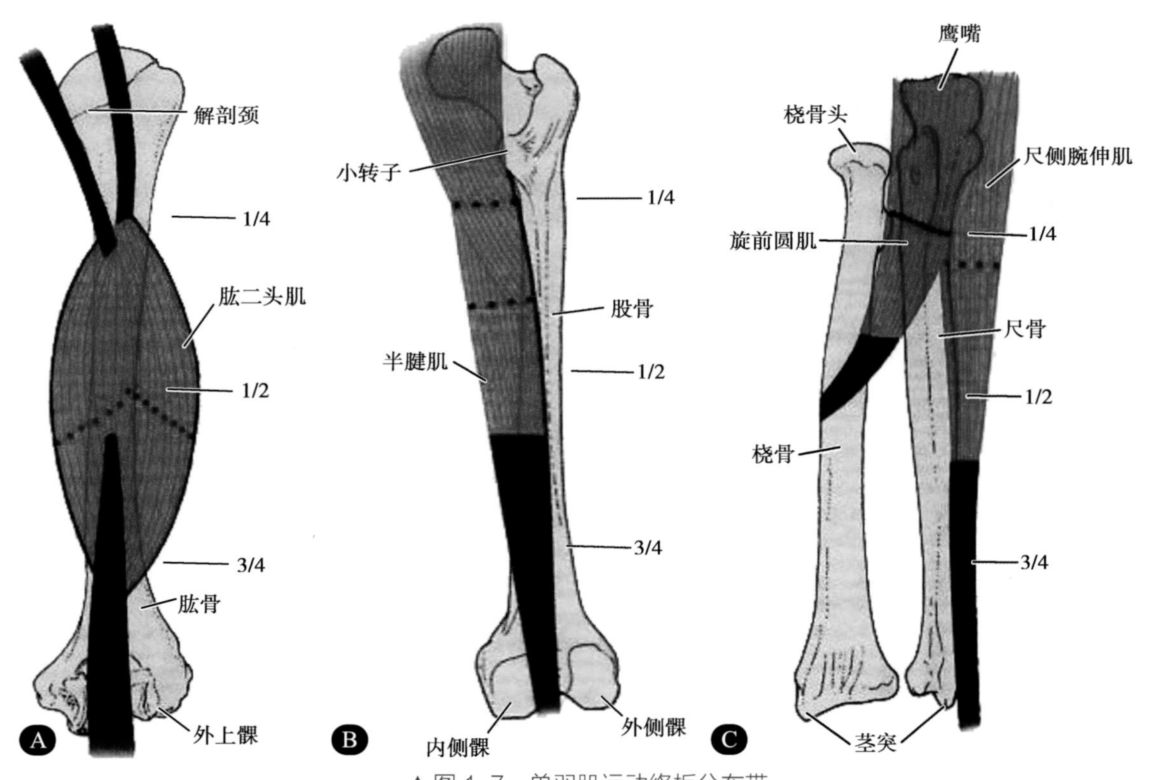

▲图 1-7　单羽肌运动终板分布带

A. 肱二头肌；B. 半腱肌；C. 旋前圆肌、尺侧腕伸肌

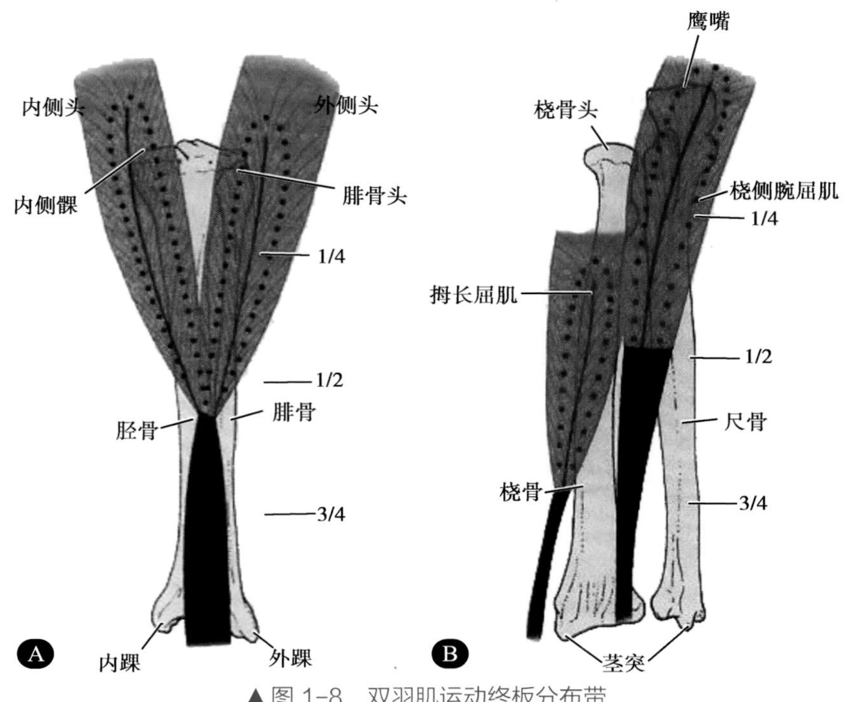

▲图 1-8　双羽肌运动终板分布带

A. 腓肠肌；B. 拇长屈肌、桡侧腕屈肌

选择注射位点时，要考虑到同一痉挛可因不同运动终板带组合的肌肉痉挛所致（图 1-9）。个体皮肤和皮下脂肪厚薄有差异；痉挛导致的异常肢位；严重痉挛致畸形可掩盖较轻痉挛所致功能障碍等影响因素。当痉挛肌位置较深，难以直接触及和观察时，注射定位点的选择可通过徒手定位来完成，肌电图（electromyogram，EMG）或CT、超声等影像学技术有利于引导精准定位受累肌肉，提高注射精准度，有利于降低给药剂量，提高治疗效果。

3. 药效持续时间　药物的起效时间和疗效持续时间均与给药剂量有关，局部注射治疗一般在 4～13 天起效，2～6 周达到高峰，但药效持续时间文献报道差异很大，目前较有公信力的说法是 BoNT 缓解痉挛状态的作用一般维持 3～6 个月，部分患者因个人体质等原因疗效持续时间可能更长或更短。功能性活动和辅助治疗，包括矫形支具和注射肌群的电刺激，能延长疗效持续时间。

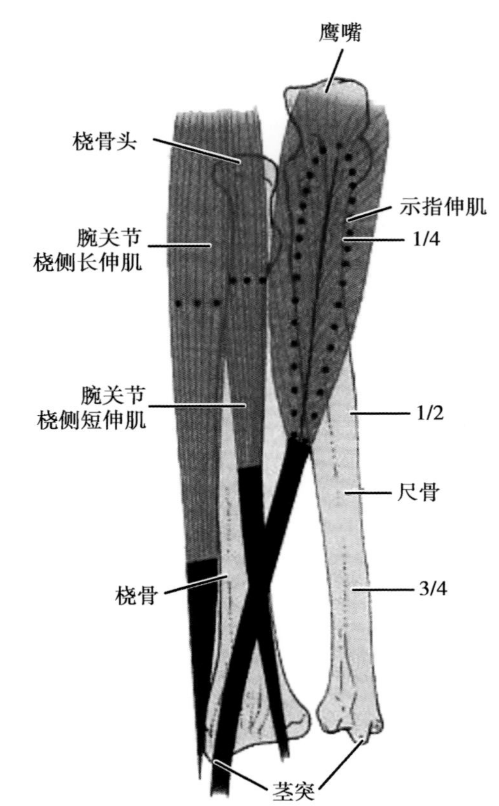

▲图 1-9　不同运动终板带组合的肌肉痉挛

桡侧腕长、短伸肌（单羽肌）与示指伸肌（双羽肌）

注射周期结束时降低的药物浓度可以通过增加 BoNT 剂量或缩短注射间隔来完成。原则上 3 个月内避免重复注射，治疗总次数限定为 3～4 次。但目前已有报道称 BoNT 的注射可以在没有药物中毒或免疫学并发症的情况下以少于 12 周的间隔应用，Dressler 等研究者对患者以 6 周为间隔进行短周期治疗，并未出现抗体诱导的治疗失败，患者也没有产生免疫学或其他方面的不良反应。目前重复注射的经验很少，个别的研究发现重复注射的周期往往越来越长。

长期使用 BoNT，患者可能产生中和抗体（NAbs）和对 BoNT 停止反应的风险。增加对 BoNT 产生耐药性风险的因素包括肉毒毒素配方中的高蛋白负荷、剂量累积，以及缩短用药间隔。

4. 特殊人群中的应用

(1) 动物实验表明 BoNT 具有一定的生殖毒性，尚无充分的孕妇用药资料，除非肯定所得益处大于潜在的风险，妊娠妇女暂不推荐使用 BoNT。尚不明确 BoNT 是否从乳汁分泌，暂不推荐哺乳期女性使用。

(2) 65 岁以上的老年人选择剂量应谨慎，通常从有效剂量的最低剂量开始，因为老年人通常有心、肝、肾功能减退，伴有其他疾病，并同时服用其他药物。

(3) ＜ 12 岁脑瘫患者肢体痉挛的 BoNT 治疗安全性、有效性与剂量尚没有得到一致性意见。儿童中呼吸抑制及死亡等严重不良反应发生率较成人高。一般来说，儿童每次注射的全身最大剂量不超过 400U 或 12U/kg，超过 60kg 的儿童可按照成人剂量。

四、随访

认真随访患者，并根据患者前次治疗的效果制订以后的注射方案，这样做非常重要。BoNT/A 在重复用药长达 1 年的情况下持续有效。疗效持续的最长时间随着时间的延长而延长，注射间隔时间也延长。按改善程度判断治疗效果，如被动功能或主动功能的改善程度。如果缺乏疗效，应及时复查患者，分析影响疗效的原因。肌肉选择不准确或注射的肌肉不准确都是影响疗效的主要原因。其次是注射方法不当，本书有详细的不同定位注射方法的介绍。读者认真学习，反复实践后，可以大大降低这一因素的影响。也可能是张力亢进所致，对于可影响结果的肌强直，一定要评价引起肌强直的神经因素和非神经因素。

在药物辅料不断改进的情况下，中和抗体降低药品疗效已很少见。根据从颈肌张力障碍患者得出的回顾性数据，计算了重复注射 BoNT/A 后中和抗体的形成率。抗体形成率保妥适®的老配方为 3%～10%，Dysport® 最高为 5%。但是，在治疗成人痉挛的过程中，实际上再也未检出过中和抗体。根据测定结果，自 1997 年改进保妥适®的配方以后，不再使用人血白蛋白作为辅料，用这种总蛋白含量比较低的产品时形成抗体的情况比较罕见，其临床意义微乎其微。

注射后，复查时间及其目的见下述。

1. 注射后 7～14 天　此时复查旨在评价是否需要使用夹板 / 矫形器以及其他治疗干预。

2. 注射后 4～6 周　进行正式的随访评价，评估患者的治疗效果及自身状态，以确定治疗目标是否已达到，找出所有不良反应，确定患者对注射后治疗方案的依从性（如果计划连续注射，此时可能要考虑是否要在其他肌内注射 BoNT）。

3. 注射后 3～4 个月　注射后 3～4 个月时，负责治疗的临床医生必须进行回顾分析，此时毒素的作用可能已经耗尽，确定是否需要再次注射 BoNT，并评估患者的功能改善程度，制订进一步治疗计划。

第五节 药物治疗现状及研究进展

一、新型 BoNT 研究与应用现状

来源于肉毒梭状杆菌的 BoNT 已被发现具有 A～G 七种亚型，其中 A、B、E、F 型能够引起人类中毒，C、D、E 型对哺乳动物、鸟类及家禽有致病作用，G 型能够从土壤中分离得到，但尚无导致人类中毒的报道。BoNT 每种类型又分为若干亚型，如 A1～A8、B1～B8、E1～E12、F1～F8 等，共计超过 40 种。BoNT 能够通过切割 SNAP-25、裂解突触小泡缔合型膜蛋白囊泡相关蛋白或小突触蛋白，阻断乙酰胆碱释放，切断细胞间信息通路，从而导致肌肉松弛麻痹。作为已知毒性最强的神经毒素之一，除早期运用于军事领域外，BoNT 可靶向应用于包括肌肉、外分泌腺等在内的所有胆碱能神经支配的组织，发挥治疗疾病、医学美容的作用。

1. B 型肉毒毒素（BoNT/B）的研究应用现状 与 BoNT/A 不同，BoNT/B 的作用机制主要是特异性切割 VAMP，从而抑制神经元的胞吐作用。BoNT/A 的毒性最强，结构稳定，易于提取和精制，对其研究最为透彻，而 BoNT/B 制剂的品类较少，Rimabotulinumtoxin B 是目前唯一批准上市的制剂，能够通过减少横纹肌或平滑肌的不随意或过度收缩来减轻头颈部疼痛，现批准适应证主要为成人颈部肌张力障碍（也称为痉挛性斜颈）和流涎症，以及适用于 BoNT/A 制剂产生中和抗体的耐受患者，但其效力和作用持续时间均低于 BoNT/A，应用于除皱治疗的效果仅持续 2～3 个月。此外，BoNT/B 制剂有部分尚未明确获批的临床适应证与 BoNT/A 类似，如应用于多汗症，临床治疗方案中的使用方法根据患者的具体情况可参照 BoNT/A 适应证，见表 1-3。

虽然使用 BoNT/B 制剂具有口干口渴、吞咽困难及消化不良等不良反应，但其相较于 BoNT/A 制剂仍有几点优势：① 所需有效剂量小，使用不当造成 BoNT 中毒的概率较小，使用相对安全；② 中和抗体产生的概率低，出现免疫耐受的时间延长；③ 液体剂型避免了冻干粉使用时需要配制的问题，防止了因操作不当导致的药效降低问题。

除了制备成制剂应用于医疗和美容领域，BoNT/B 中毒的比例约占总 BoNT 中毒的 27.7%，也是引起婴儿 BoNT 中毒的主要类型。由于肉毒梭菌在自然界中存在广泛，食品污染、伤口感染、婴儿肠道感染以及医美使用不当造成的 BoNT 中毒事件仍有发生，又因其毒性强，易制备，也可能应用于生物武器，对人类卫生健康和世界和平的危害较为严重，许多研究更侧重于 BoNT/B 中毒防治，研究者曾尝试用福尔马林处理使其失活，在毕赤酵母菌中表达，在动物身上诱导制备抗体。对于 BoNT/B 的研究聚焦在筛选、制备及鉴定其单克隆抗体。

2. 其他亚型 BoNT 的研究现状 BoNT 基因具有可移动的遗传元件编码，能够在不同的分离株之间进行水平转移，从而产生了大量不同的种类，作用机制和时间略有不同。如相较于可作为潜在长效抗癫痫药物的 BoNT/A，BoNT/E 由于作用时间较短，常用于癫痫外科，在手术时注射于切除部位进行精确定位。

新型毒素的发现往往伴随着疾病的发生发展，对于微生物基因组的研究发现，BoNT 还具有基因重组的嵌合型亚种以及不同来源：如 2013 年分离自婴儿中毒患者的 BoNT/FA，其轻链结构类似于 BoNT/F5，重链结构类似于 BoNT/A1，最初被标记为血清型 H；质粒中表达 BoNT/B2；但同时存在一个新型 BoNT 基因簇的 BoNT/X 于 2015 年被发现，该亚种无法识别小鼠神经元，对小鼠没有毒性；在牛粪的粪肠球菌中分离得到了除梭菌

属来源之外的第一个类 BoNT 基因簇，该毒素被命名为 BoNT/J；BoNT/EA 可以阻断辣椒素诱发的促炎性降钙素基因相关肽的释放，已成为偏头痛的潜在疗法。

此外，还存在 BoNT/AB、BoNT/BA、BoNT/DC 和 BoNT/CD 等嵌合亚型，这些重组毒素在实验动物身上表现出了更强的效果和更长的作用时间。BoNT 种类繁多，作用机制和应用范围还存在较大的研究空间。

二、BoNT 的长期疗效和安全管理

BoNT 长期重复注射治疗安全有效，疗效呈累积效应，不管是整体改善率还是临床最佳改善效果，都随着治疗周期的延长而增强，且注射剂量及不良反应并未随之增多。

在 BoNT 治疗眼睑痉挛、偏侧面肌痉挛、口－下颌肌张力障碍及颈部肌张力障碍等运动障碍疾病的研究中发现，10 年以上的有效率高达 75.6%，其中疗效最佳的为偏侧面肌痉挛，其次为眼睑痉挛，排在最后的为颈部肌张力障碍。随着时间的推移，BoNT 注射后的起效时间和疗效持续时间没有显著变化，每次注射的剂量、疗效的峰值持续时间、总体改善率反而随着时间的推移而逐渐增强。长期 BoNT 治疗还可以改变肌张力障碍的病理进展，如持续异常姿势导致的肌肉挛缩等，让患者长期获益。对于脑性瘫痪后痉挛状态或卒中后痉挛状态，长期 BoNT 重复注射治疗可以明显降低肌张力、改善肢体运动功能、降低致残率，大幅提高患者生活质量。除此之外，BoNT 注射治疗还可长期改善流涎症、多汗症及下尿路功能障碍等自主神经功能障碍。对于慢性偏头痛，BoNT 注射治疗也可以显著减少头痛的发作天数、发作频率、头痛程度以及提高生活质量，且重复注射长期有效。

部分接受 BoNT 注射治疗的患者的疗效欠佳可能与多种原因有关，如注射剂量不足、肌肉选择不当、疾病的动态变化及患者不现实的期望值等。在长期治疗过程中，需要及时调整注射剂量和靶肌肉，加强对于复杂痉挛肌肉的识别能力，必要时结合肌电图辅助定位来提高疗效。对于存在期望值过高的患者，需要加强医患沟通。部分患者还存在焦虑、抑郁及睡眠障碍等共病情况，在治疗过程中还需同时注意对共患病的治疗。

影响 BoNT 长期疗效的另一个因素就是血清中和抗体的产生。中和抗体的产生主要与 BoNT 的结合蛋白有关，随着 BoNT 制剂的改良，中和抗体的产生率明显降低。据报道，改良后的 BoNT/A 在各种相关疾病治疗时，中和抗体的产生率为 0%～1.28%。中和抗体的产生可能与以下因素有关：注射间隔时间过短、单次注射剂量过大以及 BoNT 治疗的累积剂量过大等。需要注意的是，重复注射治疗会不可避免地增加中和抗体的产生率，在长期治疗过程中要做到尽量避免短期内反复注射，减少单次注射剂量以及延长注射间隔时间。此外，治疗不便和经济问题，也是迫使部分患者放弃 BoNT 治疗的原因之一。

在 BoNT 长期治疗过程中，结合口服药物、康复等综合治疗方法，大部分患者可获得长期稳定的疗效。因此，加强 BoNT 注射技术的推广和普及，将让更广大的患者享受到 BoNT 治疗带来的益处。

三、BoNT 治疗不良反应

BoNT/A 的功效是公认且不容置疑的，其治疗通常是安全的且耐受性良好。然而，它与其他药物和其他注射治疗一样，也有发生不良反应的风险，尽管该不良反应被认为是轻微的、短暂的，且是自限性的，但仍会给患者带来困扰。如何避免不良反应，以及如何将不良反应最小化，是我们需要面对的问题。下面从两方面来讨论 BoNT/A 治疗的不良反应：① 由 BoNT 作用引起的不良反应，即由于 BoNT 作用、注射部位或治疗技术本身引起的症状；② 与药物注射过程中皮肤穿刺相关的不良反应。

1. 由 BoNT 作用引起的不良反应 主要包括上睑下垂、干眼、过敏反应、头痛、流感样症状等。

(1) 上睑下垂：是 BoNT/A 注射最常见的不良反应，普遍认为，上眼睑缘位于角膜缘（角膜和巩膜交界处）以下 1.5～2.0mm 为上睑下垂。它也被定义为上睑缘角膜映光距离（MRD）＜ 2mm 或两眼不对称超过 2mm。严重时下垂的眼睑可能覆盖瞳孔，而轻者可能仅有轻微不对称。其发生机制有二。① BoNT 通过眶间隔筋膜或眶上孔向上睑提肌扩散；② 注射到位于瞳孔线中线内侧的下额肌或眼轮匝肌。

BoNT 注射导致上睑下垂的潜在危险因素包括年龄、日晒损伤、皮肤弹性丧失、既往神经系统疾病史及面部手术史等。注射技术可能是导致上睑下垂的最重要因素：包括注射位置、单位剂量和容积。

矫正方法：注意注射方式，在触摸到眶缘后，将皱眉肌向上推以避开上睑提肌，避免注射到骨膜、使药液扩散、影响到上睑提肌和上睑板肌。α- 肾上腺素能眼药水可以改善这种暂时的眼睑下垂。

(2) Spock 眉：部分患者会出现由于额肌内外侧受力不均而引起的外侧眉毛异常上翘，俗称 Spock 眉。这种不良反应形成的解剖基础主要是额部外侧肌束处理不当导致。在患侧的额肌上进行若干单位的 BoNT 治疗，可以矫正眉尾的过度抬高。

(3) 蛙腮：通常发生在注射后 2～4 周，2016 年韩国研究提出引起蛙腮出现的关键解剖结构——深下肌腱（deep inferior tendon，DIT）的概念。DIT 位于咬肌浅层下 1/3 深处，肌纤维起源于咬肌的浅筋膜，向下延伸，转变为附着于下颌缘的肌腱结构。DIT 阻碍 BoNT 由深层向浅层扩散，反常的咬肌膨出可能系浅层咬肌不受毒素影响，出现过度代偿作用。对咬肌的浅层和深层肌腹进行逐层逆行注射可有效预防。

(4) 耐克嘴：耐克嘴发生机制主要有两种。① 注射颏肌、降口角肌、颈阔肌等结构时药物容易弥散到降下唇肌；② 药物剂量过大，推注速度过快，也容易造成不必要的弥散。在对侧降下唇肌注射若干单位 BoNT，耐克嘴症状即可缓解；耐克嘴有自限性，也可自行缓解。

(5) 干眼：泪腺的神经递质是乙酰胆碱，因此 BoNT 会减少泪腺的分泌从而引起干眼。此外，因 BoNT 引起的眨眼无力和睑外翻，也可能导致角膜干燥，眼刺激感、异物感等症状。而另一方面，BoNT 还可在一定程度上改善干眼。① 由于减少了眨眼的频率从而增加泪膜的稳定性，延缓泪膜破裂时间，也减少了由于眨眼造成的泪液消耗；② 眼轮匝肌在泪小管上活动的麻痹，使这些结构受压减少。

(6) 头痛：患者在治疗后可能出现头痛，头痛症状持续数小时至数天，对镇痛剂反应不佳，可自行恢复。其病因尚不清楚，可能与骨膜针刺伤、肌肉内血肿、焦虑和暂时性肌肉痉挛有关。

(7) 呼吸困难和吞咽困难：主要见于接受颈部 BoNT 注射的患者，发生机制尚不明确，目前普遍认为它们的发生机制相似，即药物扩散至与呼吸 / 吞咽相关的肌肉，使其收缩无力，从而导致呼吸 / 吞咽困难。

(8) 全身反应：注射后可以出现一过性的水肿和红斑。水肿通常与注射溶液的体积有关，如果水肿不能迅速改善，需要考虑其他原因，如过敏反应。过敏反应通常发生在注射后几分钟，与剂量本身无关。注射前应详细询问病史，包括是否有药物过敏史，并在治疗前准备好抗过敏急救药物（包括肾上腺素、激素等)。

某些患者可能会出现恶心和流感样症状，目前原因尚不清楚，可能与赋形剂或毒素过敏有关。

此外，还有一些相对罕见的不良反应，如视力下降，可能与血栓形成有关。眼睑松弛的患者和在靠近下眼睑边缘的睑板前区注射的患者可能出现眼睑外翻。眼睑处淋巴引流受阻，尤其是眼轮匝肌严重松弛的患者可出现眼睑水肿。BoNT 扩散影响眼外肌可出现复视。

2. 与药物注射过程中皮肤穿刺相关的不良反应 此类不良反应主要包括瘀斑、局部感染、疼痛等。

(1) 血肿、瘀斑：虽然血肿比较罕见，但瘀斑非常常见，治疗前需询问患者是否正在使用改变凝血机制的药物，注射前使用冷敷垫或冰袋，注射后立即进行局部按压等操作（尤其是下眼睑处的瘀斑或血肿）。

(2) 局部感染：BoNT 注射引起的局部感染非常罕见，通常与消毒不充分和穿刺部位的污染有关。

(3) 注射疼痛：针尖刺穿皮肤并将药物注射到周围组织的过程可出现疼痛。可用局部麻醉药、物理疗法（如冰袋）等对局部皮肤进行预处理来减轻注射疼痛；注射针头的规格被认为会影响注射疼痛，使用 32 号针头可能会减轻疼痛。此外，患者尽可能放松肌肉，注射者缓慢注射也能有效减轻疼痛。

尽管注射 BoNT 的不良反应是轻微且短暂的，但患者对治疗的满意度可能会因此降低。了解人体的解剖标志、肌肉功能以及 BoNT 潜在的扩散范围等，有助于防治不良反应。掌握不良反应相关的信息（如恢复时间、应对措施等）并及时向患者解释说明，有利于减轻患者的焦虑情绪，建立他们对治疗的信心，增强医患之间的信任。

四、BoNT 的肌肉萎缩效应

局部注射 BoNT 后数月内，可出现肌张力降低的效应，也可能出现肌肉无力的效应。然而，药物临床试验中，甚少报道 BoNT 的肌肉萎缩效应。充分研究 BoNT 的肌肉萎缩效应，有助于更加合理地进行临床决策。

1. BoNT 的宏观、微观和分子效应与临床影响

(1) BoNT 的宏观、微观和分子效应：在人体上，多项基于 MR 成像或双能 X 线的研究提示，BoNT 可导致靶肌肉的轻度萎缩，其中，MR 中的 T_2 时长、脂肪分数、各向异性和表观扩散系数，均可描述这种萎缩效应。在少量的人体肌肉病理学研究中，也证实 BoNT 有肌肉萎缩效应。动物的 MR 影像研究也证明 BoNT 的肌肉萎缩效应。基于分子生物学的动物实验提示，BoNT 可促进肌肉萎缩、脂肪沉积和纤维化，其效应包括 BoNT 使促凋亡蛋白和抗凋亡蛋白的比值增加，使脂联素、瘦素、脂肪细胞脂质结合蛋白等脂肪细胞相关分子上调，促进剂量和时间依赖的Ⅰ型和Ⅲ型胶原、IGF-1、TGF-β 表达增加等。

(2) BoNT 的肌肉萎缩效应机制：B 型 BoNT 通过裂解 VAMP 发挥作用，而 A 型毒素通过裂解 SNAP-25 发挥作用。BoNT/A 作用后形成 197 个氨基酸片段（P197），在神经末梢与未裂解的 SNAP-25 竞争，从而可延长神经肌肉接头的阻断时长。因此，BoNT/A 导致肌肉失神经支配的持续时间更长。SNAP-25 在大脑和轴突生长锥也有表达，可被 BoNT/A 裂解，从而抑制中枢和外周的轴突生长，干扰肌肉的神经再支配。然而，BoNT/A 也可诱导轴突生长因子表达上调，有诱导神经轴突生长的效应。

(3) 肌肉萎缩效应的临床影响：神经肌肉功能恢复与轴突再生有关，轴突再生中断可造成肌肉失神经萎缩。影响轴突再生的因素包括 IGF-1、施万细胞、运动轴突长度和纤维类型组成等，如暴露于 BoNT 后，支配肢体近端肌肉的运动轴突比远端生长更旺盛，而与Ⅱb 型肌纤维相比，Ⅰ型肌纤维倾向于更早、更多的轴突再生。因此，在注射远端肌肉或以Ⅱb 型肌纤维为主的肌肉时，可通过降低注射剂量和频率，以减轻萎缩效应。骨骼肌中Ⅰ型和Ⅱb 型肌纤维的表达与肌肉负荷、年龄、性别、种族和体重等因素有关，这些因素也应被注射者考虑在内。卫星细胞有助于肌肉再生，在眼外肌，卫星细胞较易再生，而在咀嚼肌，卫星细胞再生能力很低，注射者应考虑到这种差异。潜在的线粒体功能障碍也可增加肌肉萎缩的风险，2 型糖尿病和肥胖症患者可出现线粒体病变，更易出现萎缩效应。注射后脂肪沉积可能导致肌肉萎缩程度被低估，提示再注射 BoNT 时，很有必要使用肌电或超声技术引导，以更好定位肌纤维。另外，不同肌肉的肌梭含量不同，BoNT

可能通过影响感觉输入而影响继发恢复。如头最长肌的肌梭含量多于头半棘肌，注射时可适当降低剂量。

此外，需注意肌肉萎缩效应可能是治疗效应的一部分。如目前有观点认为，痉挛型脑性瘫痪患者小腿三头肌注射 BoNT 可改善踝背屈活动度，正是由于肌肉萎缩效应。

2. 临床研究中被忽略的安全性终点 在迄今为止的临床药物试验中，未见以肌肉萎缩为安全性终点的 BoNT 治疗安全性报告，在以肌无力等症状体征为安全性终点的研究中也存在不足。如在痉挛型脑性瘫痪的药物研究中，儿童患者的症状主诉能力，以及被注射肌的肌力客观测试存在困难，均可能影响报告的准确性。另外，在卒中后痉挛状态的临床研究中，较难鉴别注射性下肢无力和原有的瘫痪性无力。这种情况下，适时引入注射肌肉的 MRI 或超声影像检查，或可提供更客观的安全性信息。在药物临床试验中，研究者和申办者应遵循药物临床试验质量管理规范，更新全部的安全性信息。

3. 处理痉挛状态时的治疗性无力 BoNT 注射痉挛肌肉可同时导致注射肌的肌张力降低和肌无力，拮抗肌无力可能促进主动肌的功能恢复，例如屈指肌的 BoNT 注射，可能易化伸指肌功能恢复，这种注射后的肌无力现象被称为“治疗性无力”。然而，近期的系统综述和荟萃分析表明，BoNT 注射可降低卒中后上肢痉挛状态患者的被动活动阻力、减轻护理负担，也可改善肢体疼痛或僵硬等症状，但尚缺乏证据显示其对主动活动的改善作用。

（侯一平　刘妍梅　张为西　阎俊
朱晓辰　李放）

参考文献

[1] Dressler D. Clinical pharmacology of botulinum toxin drugs. Handb Exp Pharmacol, 2021, 263: 93–106.

[2] Fabris F, Sostaric P, Matak I, et al. Detection of VAMP proteolysis by tetanus and botulinum neurotoxin type B in vivo with a cleavage-specific antibody. Int J Mol Sci, 2022, 23 (8): 4355.

[3] Pirazzini M, Montecucco C, Rossetto O. Toxicology and pharmacology of botulinum and tetanus neurotoxins: an update. Arch Toxicol, 2022, 96 (6): 1521–1539.

[4] Vitoopinyoparb K, Insin P, Thadanipon K, et al. Comparison of doses and injection sites of botulinum toxin for chronic anal fissure: A systematic review and network meta-analysis of randomized controlled trials. Int J Surg, 2022, 104: 106798.

[5] Schulze J, Neumann I, Magid M, et al. Botulinum toxin for the management of depression: An updated review of the evidence and meta-analysis. J Psychiatr Res, 2021, 135: 332–340.

[6] Binenbaum G, Chang M Y, Heidary G, et al. Botulinum toxin injection for the treatment of strabismus: A report by the American Academy of Ophthalmology. Ophthalmology, 2021, 128 (12): 1766–1776.

[7] Kosenina S, Martinez-Carranza M, Davies J R, et al. Structural analysis of botulinum neurotoxins type B and E by cryo-EM. Toxins (Basel), 2021, 14 (1): 14.

[8] Dong M, Masuyer G, Stenmark P. Botulinum and tetanus neurotoxins. Annu Rev Biochem, 2019, 88: 811–837.

[9] Choudhury S, Baker M R, Chatterjee S, et al. Botulinum toxin: An update on pharmacology and newer products in development. Toxins (Basel), 2021, 13 (1): 58

[10] Bellows S, Jankovic J. Immunogenicity associated with botulinum toxin treatment. Toxins (Basel), 2019, 11 (9): 491.

[11] Kanovsky P, Heinen F, Schroeder AS, et al. Safety and efficacy of repeat long-term incobotulinumtoxinA treatment for lower limb or combined upper/lower limb spasticity in children with cerebral palsy. J Pediatr Rehabil Medl, 2022, 15 (1): 113–27.

[12] Albrecht P, Jansen A, Lee JI, et al. High prevalence of neutralizing antibodies after long-term botulinum neurotoxin therapy. Neurology, 2019, 92 (1): e48–e54.

[13] 肉毒毒素治疗应用专家组, 中华医学会神经病学分会帕金森病及运动障碍学组. 中国肉毒毒素治疗应用专家共识. 中华神经科杂志, 2018, 51 (10):

779–786.

[14] Matak I, Bölcskei K, Bach-Rojecky L, Helyes Z. Mechanisms of Botulinum Toxin Type A Action on Pain. Toxins (Basel), 2019, 11 (8): 459.

[15] 姜丽, 贺涓涓, 窦祖林. A 型肉毒毒素治疗脑卒中后肢体痉挛状态的应用现状. 中华物理医学与康复. 2022, 44 (6): 560–563.

[16] Schulze J, Neumann I, Magid M, et al. Botulinum toxin for the management of depression: An updated review of the evidence and meta-analysis. J Psychiatr Res, 2021, 135: 332–340.

[17] Ledda C, Artusi CA, Tribolo A, et al. Time to onset and duration of botulinum toxin efficacy in movement disorders, J Neurol, 2022, 269 (7): 3706–3712.

[18] 中国康复医学会. 肉毒毒素治疗成人肢体痉挛状态中国指南 (2015). 中国康复医学杂志, 2015, 30 (1): 81–110.

[19] Kroumpouzos G, Kassir M, Gupta M, et al. Complications of botulinum toxin A: an update review J Cosmet Dermatol, 2021, 20 (6): 1585–1590.

[20] Chun B Y, Kim S Y. Acute visual loss after botulinum toxin A injection in the masseter muscle Int Ophthalmol, 2018, 38: 1339–1342.

[21] Borba A, Matayoshi S, Rodrigues M. Avoiding complications on the upper face treatment with botulinum toxin: a practical guide Aesthetic Plast Surg, 2022: 1–10.

[22] Nestor M S, Han H, Gade A, et al. Botulinum toxin-induced blepharoptosis: Anatomy, etiology, prevention, and therapeutic options J Cosmet Dermatol, 2021, 20 (10): 3133–3146.

[23] Sethi N, Singh S, DeBoulle K, et al. A review of complications due to the use of botulinum toxin A for cosmetic indications. Aesthetic plastic surg, 2021, 45: 1210–1220.

[24] Montes, J. R. Botulinum Toxin Complications. In: Hartstein M E, Burkat C N, Ramesh S, Holds J B.(eds) Avoiding and Managing Complications in Cosmetic Oculofacial Surgery. Springer, Cham, 2020.

[25] Auada Souto M P, Souto L R M. An unusual adverse event of botulinum toxin injection in the lower face. J Cosmet Dermatol, 2021, 20 (5): 1381–1384.

[26] 余稿婕, 陈子林. 干眼的定义与分类的研究现状. 中国临床新医学, 2019, 12 (7): 801–804.

[27] Alexander C, Elliott C, Valentine J, et al. Muscle volume alterations after first botulinum neurotoxin A treatment in children with cerebral palsy: a 6-month prospective cohort study. Dev Med Child Neurol, 2018, 60 (11): 1165–1171.

[28] Multani I, Manji J, Hastings-Ison T, et al. Botulinum Toxin in the Management of Children with Cerebral Palsy. Paediatr Drugs, 2019, 21 (4): 261–281.

[29] Nassif AD, Boggio RF, Espicalsky S, Faria GEL. High Precision Use of Botulinum Toxin Type A (BONT-A) in Aesthetics Based on Muscle Atrophy, Is Muscular Architecture Reprogramming a Possibility? A Systematic Review of Literature on Muscle Atrophy after BoNT-A Injections. Toxins (Basel), 2022, 14 (2): 81.

第2章　痉挛与肌张力障碍的干预策略

第一节　概　述

痉挛（spasticity）是脑卒中、颅脑损伤、脊髓损伤、多发性硬化、脑性瘫痪、神经退行性疾病以及其他中枢神经系统疾病的常见并发症。据统计，25% 的脑卒中患者在发病 2 周内出现痉挛，6 个月和 12 个月后该比例分别上升至 43%～50% 和 38%～44%；脊髓损伤患者痉挛的发生率为 71%～87%；多发性硬化患者下肢痉挛的发生率为 41%～66%，颅脑损伤患者和脑瘫患者该比率分别为 13% 和 75%～80%。痉挛可导致功能障碍，降低患者生活质量，增加社会经济负担。

痉挛（spasticity）不同于肌僵直（rigidity）和肌张力障碍（dystonia）。痉挛状态是上运动神经元损害的表现，牵张反射增强，肌张力呈折刀样增高，伴有腱反射亢进和病理反射阳性；肌僵直常见于帕金森综合征，以运动减少或运动迟缓为突出表现，肌张力呈铅管样或齿轮样增高；而肌张力障碍是主动肌和拮抗肌收缩不协调引起的扭曲运动和异常姿势，以运动增多为特点，本章侧重痉挛的评估与治疗干预。

一、定义

1. 痉挛的定义及其演变　有关痉挛的定义，国际上尚未统一。随着对痉挛认识的不断加深，大致经历了下列演变。

(1) Lance 的定义：Lance 于 1980 年提出了一个共识性的定义。痉挛是一种由于牵张反射亢进所致的、以速度依赖性牵张反射增强为特征的感觉运动系统紊乱，伴有过度的肌腱抽搐，是上运动神经元综合征的表现之一。这一定义虽然被广泛应用，但也受到了质疑，并有其他学者提出了不同的描述。

(2) Young 的定义：1994 年 Young 等将痉挛定义为“以速度依赖的牵张反射增强为特征的运动障碍，源于异常的脊髓内原始传入冲动过程”。然而，上述定义是相对狭义的，并不能涵盖痉挛的所有临床表现。

(3) Sanger 的定义：2003 年 Sanger 等将痉挛定义为出现以下一种或两种表现的肌张力过高。① 对外部施加运动的阻力随着拉伸速度的增加而增加，并随关节运动方向而变化；② 对外部施加运动的阻力迅速上升到阈值速度或关节角度以上。

(4) Pandyan 的定义：2005 年，Pandyan 等将痉挛的定义扩展并修订为“痉挛是一种感觉 - 运动控制障碍，由上运动神经元损害引起，表现为肌肉间歇性或持续的不自主活动”。该定义包含对痉挛病理生理和临床实践的理解。

(5) Dressler 的定义：2018 年，Dressler 等将

痉挛定义为“中枢性瘫痪时不随意的肌肉过度活动，包括由快速被动关节活动引发的不随意肌肉过度活动、由缓慢被动关节运动引发的僵硬性不随意肌肉过度活动、以及通常由感觉或听觉刺激诱发的肌张力障碍性不随意肌过度活动和痉挛性复杂不自主运动”。

(6) 李胜的定义：基于对脑卒中后痉挛的研究进展，在美国休斯顿 Hermann 医院长期致力于痉挛临床研究的中国学者李胜等于 2021 年提出，痉挛表现为速度和肌肉长度依赖性的肌肉被动牵拉阻力增加，由过度兴奋的下行兴奋性脑干通路和由此产生的牵张反射亢进所致。其他相关的运动障碍与痉挛共存，包括异常协同作用、不适当的肌肉激活和异常的肌肉协同激活，并与痉挛具有相似的病理生理起源。

2. 肌张力障碍的定义 2013 年国际肌张力障碍共识委员会提出肌张力障碍（dystonia）的新定义：肌张力障碍是一种运动障碍，其特征是持续性或间歇性肌肉收缩引起的异常运动和（或）异常姿势，常重复出现。肌张力障碍性运动一般为模式化的扭曲动作，可以伴有震颤，常因随意动作诱发或加重，伴有肌肉兴奋的泛化。肌张力障碍患者多以异常的表情、姿势或不自主的变换动作（伴或不伴有震颤）而引人注目。肌张力障碍所累及肌肉的部位、范围和异常收缩的强度变化很大，因而临床表现各异。其速度可快可慢，可以不规则或有节律，但在收缩的顶峰状态有短时持续，多累及头颈部肌肉（如眼轮匝肌、口轮匝肌、胸锁乳突肌、头颈夹肌等）、躯干肌、肢体的旋前肌、指腕屈肌、趾伸肌和跖屈肌等。发作间歇时间不定，但异常运动的方向及模式很少改变，受累的肌群较为恒定，肌力不受影响。往往在随意运动时加重，在休息睡眠时减轻或消失，晚期症状持续存在，可呈固定扭曲痉挛畸形。肌张力障碍存在主动肌与拮抗肌的共同收缩，模式化运动、运动范围扩大（overflow）、镜像运动、异态平衡等有助于肌张力障碍与其他形式的不自主运动进行鉴别。

二、临床类型

1. 痉挛 根据病变部位不同分为下列 3 种类型，它们的生理差异在于外周传入信息中枢处理的不同，见图 2-1。

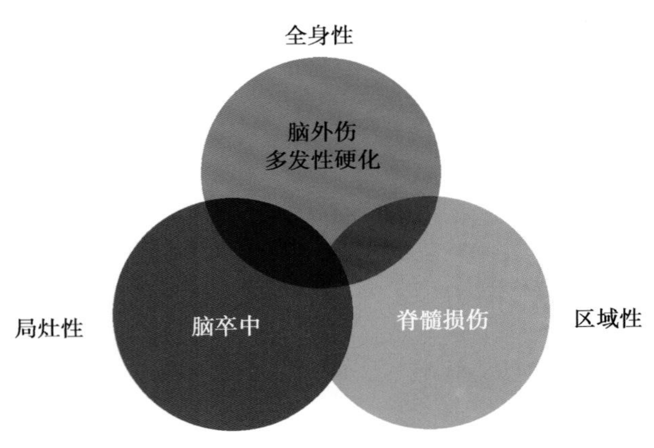

▲图 2-1 痉挛的类型

(1) 脑源性痉挛：多见于脑卒中、脑外伤、脑肿瘤和脑性瘫痪，一般在发病后 2～4 周出现。当病变损害到皮质、基底节、脑干及其下行运动通路的任何部位，均可出现瘫痪肢体的痉挛，主要特点有 3 个方面。① 单突触传导通路的兴奋性增强；② 反射活动快速建立；③ 抗重力肌倾向过度兴奋并形成偏瘫的异常姿势。

(2) 脊髓源性痉挛：可见于脊髓损伤、脊髓缺血、退行性脊髓病、横贯性脊髓炎、脊髓肿瘤、颈椎病等，痉挛一般在发病后 3～6 个月出现。脊髓损伤可波及上运动神经元和与之形成突触的中间神经元，以及下运动神经元。中间神经元以上损伤，可引起损伤平面以下的肢体痉挛。脊髓源性痉挛的主要特点表现如下。① 节段性的多突触通路抑制消失；② 通过对刺激和兴奋的积累，兴奋状态缓慢、渐进地提高；③ 从一个节段传入的冲动可诱发相连的多个节段的反应；④ 屈肌和伸肌均可出现过度兴奋。脊髓源性痉挛极易被皮肤刺激所诱发。有研究表明不完全性脊髓损伤的 ASIA 分级 B、C 级比完全性脊髓损伤的 A 级更易引起痉挛。

（3）混合型痉挛：多发性硬化引起的痉挛则

与上述不同，该病常累及脑白质和脊髓的轴突，从而出现运动通路不同水平的病变而导致痉挛的症状和体征，可表现为全身性（general）、区域性（regional）和局灶性（local）痉挛，具体视病情程度和侵犯部位而定。

2. 肌张力障碍　肌张力障碍的病因分型在临床上最为重要，分为以下几种类型。

(1) 遗传性：已明确致病基因。随着遗传学技术的发展，尤其是高通量测序技术的广泛应用，近百种肌张力障碍相关基因已被发现和报道，结合基因检测及家系、功能验证结果，越来越多病例已明确诊断为特定基因变异所致的遗传性肌张力障碍。

(2) 获得性：肌张力障碍已明确致病原因，可能是多种其他系统或神经疾病的伴随症状之一，如脑性瘫痪、脑外伤、自身免疫性脑炎、药物或化学物质中毒、神经变性病等。

(3) 特发性：病因未明的肌张力障碍，随时间、区域及诊断条件的变化，尚有可能进一步发现明确病因。

三、痉挛的病理生理机制

尽管上述定义有所不同，但所有定义都明确强调，痉挛和相关的现象由异常或过度兴奋的脊髓反射引起，见图 2–2。

1. 脊髓牵张反射调节异常和痉挛　脊髓牵张反射弧的兴奋性由抑制性的背侧网状脊髓束（reticulospinal tract，RST）和易化性的内侧 RST

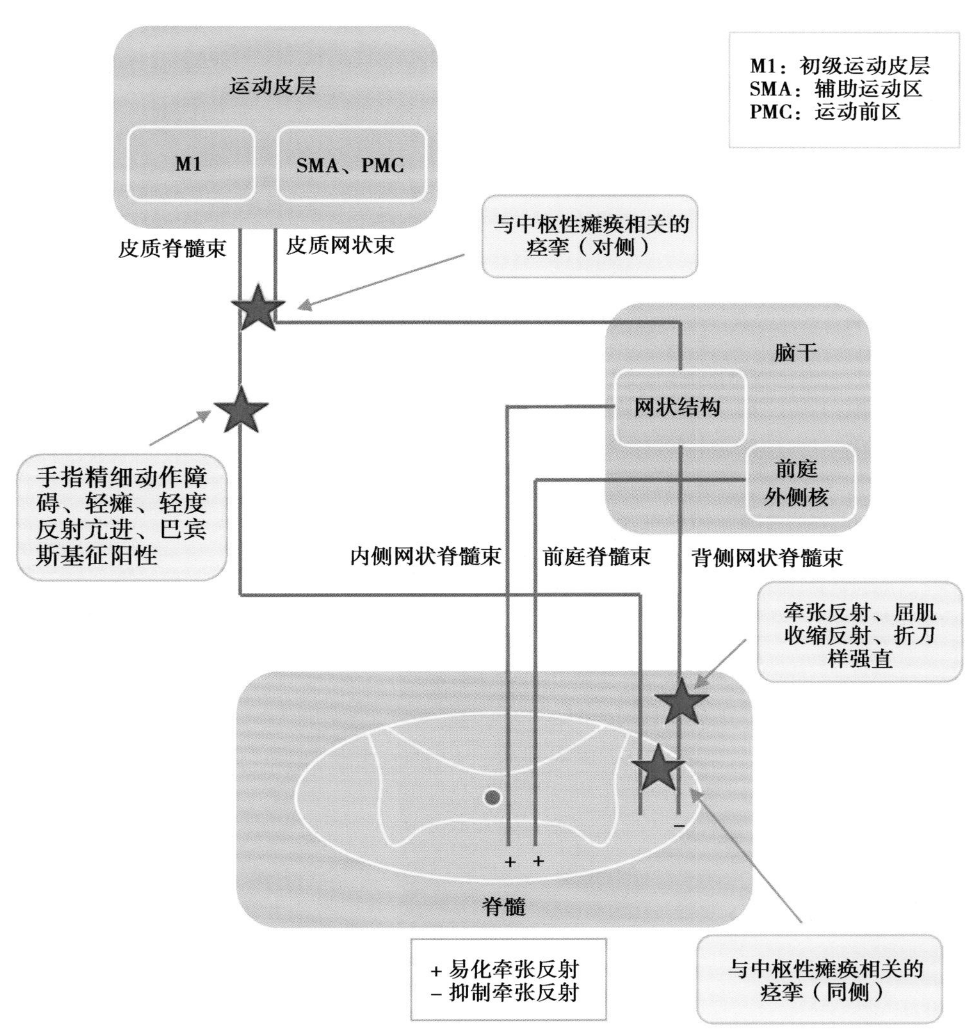

▲图 2–2　痉挛发生的病理生理机制示意

与前庭脊髓束（vestibulospinal tract，VST）的平衡性下行调节机制以及脊髓内的处理机制共同维持。

2. 牵张反射过度兴奋的脑干机制 目前尚未解决用于评估痉挛者脑干活动的技术难题，然而，使用间接测量法，如听觉惊跳反应（脑干通过网状脊髓通路调节的反射），研究发现RST过度兴奋在痉挛病理生理机制中发挥关键作用。

3. 牵张反射过度兴奋的皮层机制 由初级运动皮层（primary motor cortex，M1）调控的背侧RST兴奋性增加将抑制脊髓的反射活动，由运动前区（premotor cortex，PMC）及辅助运动区（supplementary motor area，SMA）调控的内侧RST和VST兴奋性增加则易化脊髓的牵张反射。由于M1损伤失去对背侧RST的抑制调控，抑制性的背侧RST兴奋性降低；病灶对侧PMC及SMA代偿性激活，兴奋易化牵张反射的内侧RST，上述病理生理学变化是脊髓上通路调控脊髓段兴奋性失衡的重要机制。

4. 外周机制 痉挛是引起肌张力增高的多种因素之一，肌肉被动牵伸时阻力的增加可能由于肌腱顺行性的改变和肌纤维的生理变化引起，肌肉性质的这些变化可能是适应瘫痪和继发于瘫痪的结果。

其他痉挛发生的理论包括中枢侧支发芽、突触后膜超敏反应和去神经感觉过敏等。神经递质也可能在痉挛中发挥作用，包括乙酰胆碱、5-羟色胺和P物质等。总体来讲，尚无某种理论可以完全解释痉挛的病理生理机制。

四、痉挛的异常表现

痉挛以不随意肌过度活动为特征，但与上运动神经元综合征不完全重叠。孤立的锥体/皮质脊髓束病变会导致手指精细运动障碍、轻瘫、轻度反射亢进、巴宾斯基征阳性，无痉挛，但肌肉张力降低。若病变累及上述痉挛相关的神经通路，则会出现：① 静息张力和速度依赖性阻力增加；② 对正常刺激（被动牵拉）或伤害性刺激（皮肤和疼痛）的过度反应；③ 动态张力（姿势和行走中的张力）改变，见视频2-1；④ 痉挛性同步收缩；⑤ 典型的协同模式。上肢表现为肩内收、内旋、肘、腕、手指屈曲（图2-3A）；下肢表现为髋屈曲、外旋或内旋、膝伸直、踝跖屈内翻、趾屈曲（图2-3B）。⑥ 联合反应；⑦ 肌张力波动（夜间和睡眠期间降低）；⑧ 某些因素存在时肌张力增高（如寒冷、情绪、咳嗽等）。

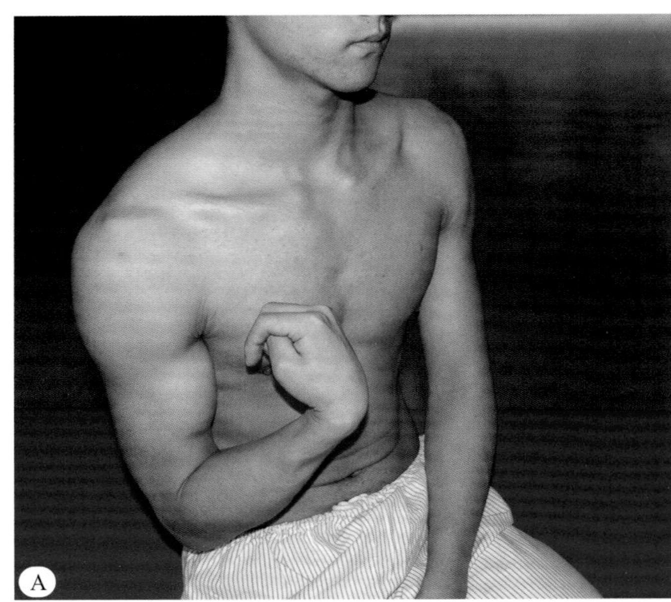

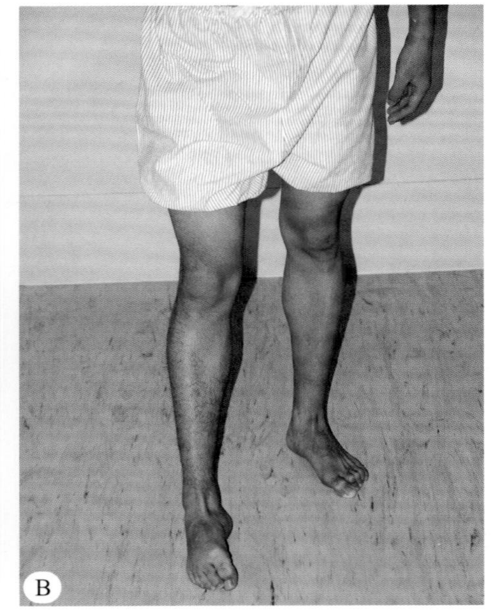

▲图2-3 典型异常运动模式

A. 上肢屈曲异常模式；B. 下肢伸展异常模式

视频 2-1
步行状态下肌张力障碍表现

五、痉挛状态对患者的影响

1. 有利影响　不是所有的痉挛对患者都有害，有时痉挛是有利的。下肢伸肌痉挛的患者可以依靠增高的肌张力来保持姿势，帮助其站立或行走；在负重下预防失用。此外，痉挛能维持骨的矿化、保持肌肉的质量；痉挛可使瘫痪肢体的下垂性水肿减轻；痉挛可使肌肉对静脉发挥泵的作用，从而减少深静脉血栓形成的危险。

2. 不利影响　痉挛对患者的不利影响较多，常见的有以下几个方面。

(1) 运动功能：运动功能受影响后，出现异常运动模式，使随意运动减慢，选择性运动控制丧失，患者可出现姿势异常，行走困难，平衡障碍，吃饭、穿衣困难等问题。随着时间的推移，进一步产生肌肉、骨骼、皮肤和其他软组织的不良后果，出现骨折、脱位、异位骨化、骨质疏松、关节挛缩及由此产生的关节畸形、皮肤损伤、溃烂、皱褶处汗液浸渍发臭、压疮。

(2) 患者的外观和心理状态：痉挛使患者形象、自尊心受损，家庭关系也因此大受影响。

(3) 活动和参与：世界卫生组织 2001 年制订了“国际功能、残疾和健康分类”（International Classification of Functioning Disability and Health，ICF），ICF 作为一个模型说明某一疾病或与疾病相关的状态对身体、活动能力以及参加社会活动能力的影响。损害描述了对身体结构和功能的影响，如瘫痪、挛缩或畸形。活动是指完成一项任务的能力，如日常生活活动。参与是指一个人参加社会活动的能力。对于描述疾病的影响，ICF 是一个有效的分类系统，在描述痉挛时，ICF 不但可以说明损害层面的变化，而且还可以说明功能层面的改变。表 2-1 按照 ICF 分类描述了痉挛的影响。

表 2-1　痉挛的影响

ICF 层面	问题	影响
损害（impairment）	肌肉痉挛	疼痛 难以坐下，难以保持姿势 疲乏
	躯干和肢体姿势异常	挛缩 压疮 畸形
	疼痛	痛苦，情绪低落 睡眠类型差
活动（activity）	主动功能丧失	活动能力下降 不能用肢体完成功能 难以进行性交
	被动功能丧失	难以进行自理，难以保持个人卫生 护理人员的负担加重
参与（participation）	以上任何一方面影响或以上全部影响	自尊心差，自我形象差 社交减少 对家庭关系的影响

（万新华　窦祖林）

第二节　痉挛状态的评估

痉挛状态的评估应综合考虑多方面因素，除需要直接评估痉挛状态的程度，还需要间接评估痉挛状态对患者功能、活动、社会参与和生活质量等各方面的影响。

一、直接评估

1. 临床评估　临床评估方法主要依靠检查者进行徒手操作及观察，来判断患者的痉挛状态，它们包括 Ashworth 量表（Ashworth scale，AS）、改良 Ashworth 量表（modified Ashworth scale，MAS）、基于 AS 的被动活动抵抗量表（resistance to passive movement，REPAS）评分、Tardieu 量表及改良 Tardieu 量表、三倍痉挛状态量表（triple spasticity scale）、临床痉挛状态指数（clinical spasticity index，CSI）等。

MAS 简单易用，是目前临床上应用最广的肌张力评定方法。但是，AS、MAS、REPAS 等方法由于评估时只使用一种牵张速度，因而不能体现痉挛状态“速度依赖性”的特点。它仅能反映肌肉被动牵张阻力水平，而难以区分被动牵伸时的阻力是来源于牵张反射、肌肉自发收缩等神经成分，抑或是肌肉和其他软组织黏性、弹性等非神经成分。

Tardieu 量表和改良 Tardieu 量表则在评估时使用两种不同的牵张速度，较能反映痉挛状态“速度依赖性”的特点。Gracies 等参考 Tardieu 量表的，进一步发展出五步评估法，其评估内容依次包括慢速和快速牵张时关节角度、主动活动 ROM、关节快速转换主动活动最快频率及上下肢主动功能，来综合评估痉挛状态、痉挛型肌张力障碍和痉挛型共同运动。三倍痉挛状态量表是合成型量表，它的三个亚组分别是两种牵张速度下的阻力差、反应角度差，以及阵挛程度，这个量表对反应角度进行了分级转换，使整个量表成为一个典型的分级量表，反映痉挛状态“速度依赖性”的特点（视频 2-2，视频 2-3）。

视频 2-2
偏瘫上肢痉挛临床评估

视频 2-3
偏瘫下肢痉挛临床评估

在脑性瘫痪儿童中，常使用关节角度来反映痉挛状态和肌肉短缩程度，如用髋外展角反映髋内收肌、用腘窝角反映腘绳肌。

2. 客观评估　客观评估依靠测量仪器，从肌肉的电生理、机械特性、反射特性等方面，定量测试患者痉挛状态，可分为神经电生理学评估和生物力学评估两大类。

(1) 神经电生理学评估：此类评估常通过记录并分析目标肌肉对刺激的肌电反应，来评估痉挛状态相关神经环路。按刺激类型可归为四类，见表 2-2。

(2) 生物力学评估：生物力学评估通过测量不同运动过程中的活动阻力，以及关节位置、速度等指标来评估痉挛状态，如评估神经成分和非神经成分的 NeuroFlexor 系统。生物力学评估方法往往可结合肌电图反映肌肉活动，如张力性牵张反射阈值（tonic stretch reflex threshold）的测定。

二、间接评估

临床上为适应个体需求，还需要对痉挛状态进行间接评估，即评估痉挛状态对活动、社会参与及护理者负担等方面的影响。

1. 结构和功能水平的评估　疼痛或肌肉僵硬是痉挛状态的常见症状，使用视觉模拟量表（visual analogue scale，VAS）或其他文字表述和图示量表，有助于对其进行分级评价。对于 VAS，垂直方向的标尺可避免因单侧忽略而造成的评价失真。有些患者可能觉得用文字描述的评定量表较容易报告自己的疼痛情况，如“无—轻度—中度—重度”，或诉说疼痛“相同、好些还是加重”。

2. 活动水平的评估　痉挛状态可以影响患者活动，因此评估可涉及上下肢活动功能和 ADL。常用的评估方法，见表 2-3。

表 2-2　神经电生理学评估分类

刺激类型	评估手段	具体指标
电刺激	H 反射	Hmax/Mmax、同源突触抑制等
	F 波	F 波波幅、F 波出现率、F/M、F 波时间离散度等
机械刺激	腱反射	肌电波幅、潜伏期等
运动	牵张反射	肌电波幅、潜伏期等
	钟摆试验	肌电波幅、潜伏期等
其他	运动诱发电位	运动诱发电位波幅、潜伏期等
	前庭诱发电位	前庭诱发电位波幅、潜伏期等
	听觉惊跳反射	听觉惊跳反射出现率、听觉惊跳反射波幅及潜伏期等

表 2-3　活动水平常用的评估方法

评估内容	评估方法
上肢	上肢动作研究量表（action research arm test）
	Fugl-Meyer 量表上肢部分
	Wolf 运动功能测试
	Frenchay 手臂试验
	九孔柱试验（nine-hole peg test）
	Jebsen-Taylor 手功能测试
下肢	功能性步行等级评分（functional ambulation category）
	Fugl-Meyer 量表下肢部分
	定时（2min、6min 等）步行试验
	10m 步行试验
	Berg 平衡量表
	生理消耗指数（physiological cost index）
	步态分析
日常生活活动	功能独立性评定（functional independence measure）
	Barthel 指数

3. 社会参与水平的评估 在社会参与水平上，可采用健康调查量表36（36-Item Short Form Health Survey，SF-36）、欧洲五维生存质量量表（Euro Qol-5 Dimension，EQ-5D）等工具，对患者的生活质量进行综合评估。SF-36包括总体健康知觉、生理功能、躯体疼痛、角色功能、社会功能、活力、认知功能和心理健康8个维度；EQ-5D则包括行动能力、自我照顾、日常活动、疼痛与不适、焦虑与抑郁5个维度。

4. 环境因素和护理负担评估 痉挛状态患者的护理负担是环境因素中的一个重要方面，评价护理负担的方法包括用文字描述或直观模拟的方法评定"减轻护理困难"的情况；确定护理工作所需时间及需要辅助人员的人数，如穿衣/清洗所需时间；佩戴夹板所需时间；坐到轮椅上所需时间；用护理负担评分评价患者的依赖性或护理人员的负担，见表2-4。在重度挛缩的情况下，保持皮肤皱褶区域（如手掌、腋窝或肘部）的卫生比较困难，可用数码相机拍摄皮肤浸渍情况，进行比较。

三、治疗效果评估

在评价痉挛状态的治疗效果，尤其是BoNT注射改善痉挛的疗效方面，目标达成量表（goal attainment scale，GAS）是一个较成功的方法。它能记录患者是否成功实现至关重要的治疗目标，能反映对患者有重要意义而其他量表未能反映的微小变化。康复目标应符合专业的、可测量的、可完成的、可实现的、可预期的SMART（specific，measurable，attainable，realistic，timely）标准，目标内容可从康复活动目录（rehabilitation activity profile，RAP）或疾病相关ICF区域中选取。对于需要采用多维度、个体化策略制订治疗计划和评价治疗效果的一些临床问题，用这个量表比较合适。GAS的评估过程包括以下步骤。

1. 与患者及家属充分沟通合作，制订明确的康复治疗目标，通常设定1～4个目标。

2. 针对每个治疗目标，界定目标完成度分级。通常将目标完成度分为5级（另有增加敏感度的6级法），即-2级（远未达到预期目标）、-1级（未达到预期目标）、0级（达到预期目标）、1级（超过预期目标）、2级（远超过预期目标）。

3. 在治疗初始及治疗过程中，根据患者的表现，评定每个治疗目标的完成度，然后用标准公式将各项目标完成度合并成一个GAS总分。

由于GAS不仅取决于治疗效果，还取决于治疗人员准确预测治疗效果的能力，因此，GAS应与其他标准化的评价方法联合应用，一般不单独使用。

表2-4 环境因素和护理负担评估

评估内容	评估方法
使用矫形器或夹板	戴矫形器或夹板所需时间/需要辅助人员的人数
	护理人员用数字图示评定量表或口述评分法，评定戴矫形器或夹板的难易程度
	矫形器或夹板固定总时间
保持个人卫生	清洗所需时间/需要辅助人员的人数
	护理人员用数字图示评定量表或口述评分法，评定保持卫生的难易程度
穿衣	穿衣所需时间/需要辅助人员的人数
	护理人员用数字图示评定量表或口述评分法，评定穿衣难度
坐姿	坐到轮椅上所需时间/需要辅助人员的人数
	摄影记录，由独立的评定人员评定

（李 放）

第三节　痉挛状态的康复治疗

肌痉挛的康复治疗比较复杂，需要多学科综合治疗小组与患者及其家人/护理人员合作进行。多学科综合治疗小组人员包括：① 专科医生，如康复专科医生、神经内科医生、老年病科医生；② 护士/专业护理人员；③ 治疗师，如理疗师、作业治疗师；④ 其他人员，如康复工程师、矫形器制作师。

物理干预治疗是肌痉挛的基础治疗，功能再训练以功能活动作为目标，旨在克服痉挛对患者功能的影响，药物治疗与肌张力障碍用药基本一致，详见本章第四节。临床上将主动运动训练与理疗、按摩、针灸、矫形器及药物等措施合理结合，对痉挛进行综合治疗，见图 2-4。

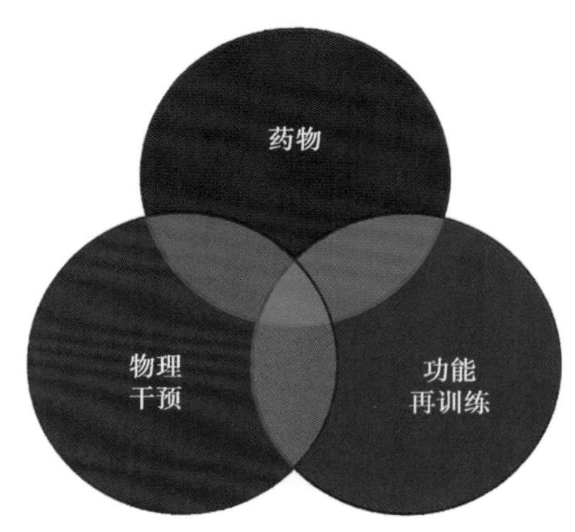

▲图 2-4　痉挛综合治疗方式

一、康复治疗目标

通常，痉挛的康复治疗包括 3 个目标。

1. 患者与照护者希望达到的目标　确定患者和照护者的目标，如生活自理，独立步行，痉挛减轻等。

2. 功能性目标　被动的目标有助于穿戴夹板、减少异常姿势和肌痉挛相关性疼痛、改善护理；主动的目标旨在改善步态、日常生活能力；其他包括改善身体外观形象、自尊等。

3. 技术性目标　降低肌张力、改善关节位置及其活动范围；降低痉挛频率和严重程度。

三个目标分别有不同的内容，根据患者及照护者希望达到的目标，专业人员通过实施其治疗技术，达到医患双方比较一致的功能性目标（表 2-5）。

表 2-5　痉挛治疗应达到的功能性目标

改善功能	容易照顾
活动（行走，正常的步态模式）	进食
转移	穿衣
坐起及体位	个人卫生及洗澡
平衡	床或椅上体位摆放
轮椅使用及灵活性	减轻疼痛，增加舒适度
性功能	疼痛减少
减少并发症的危险	睡眠改善
预防或治疗肌肉骨骼并发症	矫形支具舒适性的改善
延迟或预防挛缩	改善形象
防止半脱位	修饰
减少压疮	
防止痉挛	

上下肢痉挛表现各异，有不同的异常痉挛模式，针对所产生的功能障碍，其具体的预期目标见表 2-6。

二、康复干预方法

痉挛的治疗是多学科的综合治疗，在适当的时间，针对合适的患者，选择正确的药物和治疗方法。痉挛的治疗可形象地比作上阶梯，按其处理程序可归纳为五个方面，即相当于五级阶梯，结合近年来在痉挛治疗方面的进展，简述如下。

表 2-6　常见的上下肢痉挛模式对患者的影响和预期目标

异常模式	受累及的肌肉	功能障碍	预期目标
肩内收 内旋 后缩	胸大肌 背阔肌 大圆肌 肩胛下肌 菱形肌 肩胛下肌	取物困难，可能影响穿衣、个人卫生等；可能出现肩痛、皮肤溃烂及腋臭	改善坐姿 减轻穿衣困难 有助于腋窝卫生 提高平衡能力和步态的对称性，有助于减轻肘和手的痉挛
肘屈曲	肱二头肌 肱肌 肱桡肌	伸手、穿衣和伸手取物困难 如果严重的话，影响个人卫生，皮肤溃烂、破损及肘前窝发臭	改善屈曲畸形 改善伸展功能
前臂旋前	旋前圆肌 旋前方肌	影响日常生活活动，如取物、洗脸、使用汤匙等	改善前臂旋后功能
屈腕和握拳	尺侧腕屈肌 桡侧腕屈肌 指浅屈肌 指深屈肌 拇长屈肌	导致抓握或操纵物件困难 有可能影响穿衣及个人卫生	保持手掌皮肤卫生 提高抓握、放松能力
拇指内收 骨间肌僵硬强直	拇对掌肌 拇收肌 拇短屈肌 蚓状肌 骨间肌	限制了手掌的清洁和干燥，限制了指甲的修剪，可导致皮肤溃烂、发臭 在抓握时拇指功能受限；可能影响手套及休息位手夹板的使用	提高抓握能力
髋内收肌痉挛	大收肌 长收肌 短收肌	支撑面变窄导致重心不稳 影响会阴部卫生及性交	改善“剪刀步态” 便于保持会阴部卫生 便于插入导尿管 减轻性交困难
髋屈曲畸形 / 痉挛	腰大肌 髂肌 股直肌	步长短，步行无效率，能耗大 影响会阴部护理及步态	改善负重、承重能力、改善步态模式和坐姿
膝伸肌群痉挛	股四头肌	影响坐姿、上下楼梯	坐姿（注意，可能会使坐站转移以及站立能力变差）
膝屈曲畸形 / 痉挛	半腱肌 半膜肌 股二头肌	步行时能耗增加 影响脚趾清洁、坐姿 使体位转移困难	改善负重、承重能力 改善步态模式
跖屈曲 足内翻	腓肠肌 比目鱼肌 胫骨后肌	导致足外侧缘疼痛，胼胝形成，可能使皮肤破损 步行时影响肢体稳定性，使体位转移困难	纠正马蹄畸形和足内翻，允许足跟着地
跖屈内翻	踇长屈肌 趾长屈肌	妨碍穿鞋，可能导致足趾底部鸡眼及槌状趾畸形	减轻穿鞋袜的困难，提高穿鞋袜的舒适度
踇趾过伸	踇长伸肌	妨碍穿鞋	减轻穿鞋袜的困难，提高穿鞋袜的舒适度

1. 减少伤害性刺激，维持功能　这是痉挛处理的第一阶梯，包括减少伤害性刺激和健康教育两个方面。

(1) 减少伤害性刺激：包括压疮、嵌甲、导尿管扭折、泌尿系结石、泌尿系感染、深静脉血栓、便秘、异位骨化、骨折、焦虑、气温下降等各种因素，都可能诱发或加重痉挛，应尽量避免。

(2) 健康教育：对患者的教育是实施治疗方案、巩固疗效至关重要的方面，这方面常被忽视。对患者应采取因人而异的施教措施。

① 针对日常生活活动、坐位、转移、睡眠和符合身体力学等方面的理想体位。医生、治疗师要让患者理解良好的体位可以改善身体的对线和对称性，使护理和治疗更为容易，最大程度地改善患者的功能。避免可能使痉挛加重的代偿方式和体位，如下肢的剪刀姿势（双侧伸髋、内收、内旋）、蛙腿姿势等。通过这种教育使患者明白什么样的活动方式和体位能够促进功能、抑制肌张力和维持灵活性。学会在日常生活中抑制 / 控制痉挛的技巧，并学会利用痉挛进行转移等日常生活活动。

② 针对每个患者不同情况制订用于改善活动能力和减少不适当代偿的家庭训练任务。应预先告知患者痉挛减轻后的功能变化，教会患者知道治疗后运动平衡、体位和身体表现方面的变化，使患者能够迅速适应这种肌张力的改变，并在此基础上进一步改善功能。

③ 要及时教育患者所有的注意事项，并及时给予辅助用具、适应性设备、矫形器来保证患者功能和适应。

2. 关节被动活动和牵伸技术　牵伸，又称为牵张，是一种作用于局部、风险小、疗效确切的痉挛治疗方法。在痉挛治疗程序中，牵张可视为第二阶梯。被动牵张作为一种局部治疗手段具有对抗上述肌肉短缩的优势，是物理治疗缓解痉挛技术中最常用的手法，它不但可以起到暂缓痉挛及保持痉挛肌群肌纤维的长度，而且还可以维持关节的活动范围，防止关节挛缩变形。牵张的方式因人、因痉挛程度、所处环境而不同。

(1) 徒手牵张：临床上利用一些特殊的手法进行局部痉挛的缓解。借助人工力量给予痉挛肌收缩相反方向缓慢、持续、反复、多次的牵张，使痉挛肌张力降低。这种牵张效果维持时间短暂，除作为检查评估手段外，通常是器械牵张，配戴系列夹板 / 支具的准备工作，可教会患者陪护此项技术协助治疗。

(2) 器械牵张：相对徒手牵张而言，采取器械与器具牵张使痉挛肌张力降低的方法，均属于器械牵张范畴。目前临床上所用的器械包括 CPM、Motormed 卧、坐位下训练器、各种站立斜床、各种站立行走架、各种系列支具 / 夹板、石膏等。由于牵伸时间长、省力被广泛应用。动静态结合的器械牵张，如 Motormed 训练器、各种悬吊下减重装置等，不仅降低肌张力，缓解肌痉挛，对改善功能活动更有益。

Parapodium 站立行走架是利用被动牵张和肢体关节负重的方法来缓解患者肌痉挛。这种牵张对主动肌和拮抗肌的主动运动均有帮助。关节负重可使患者的躯干或肢体关节在外力或自身肢体的重力下，关节间隙变窄，从而激活了关节内的感受器，引起关节周围的肌肉收缩，达到稳定关节的目的，而长时间的关节负重又有牵张和缓解痉挛的作用。如，Tremblay 等通过让脑瘫患儿站立 parapodium 站立支架后，发现仅一次 30min 被动站立就可有效地缓解小腿三头肌的痉挛程度，使患儿的足背屈动作成为可能。有报道采用弹力服装（Lycra garment）对躯干进行 3h 的牵张，具有改善痉挛的作用，且患者的耐受性良好（图 2-5）。

(3) 系列夹板：通常把上肢使用的矫形器称为夹板，使用夹板的目的是纠正和防止屈曲挛缩和给痉挛的肌肉提供持续的牵张作用，可以改变反射活动并降低牵张反射。

夹板可以长期牵张肌肉，旨在改善肌力，纠正和预防挛缩，使功能最大化。如果小心使用，应针对患者具体情况进行调整。过去用过的“现成”矫形器有时也很有用。但是，在有畸形存在的情况下，常常需要定做。

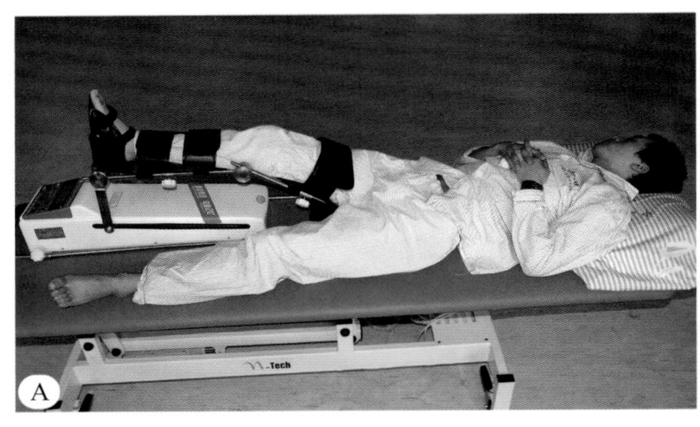

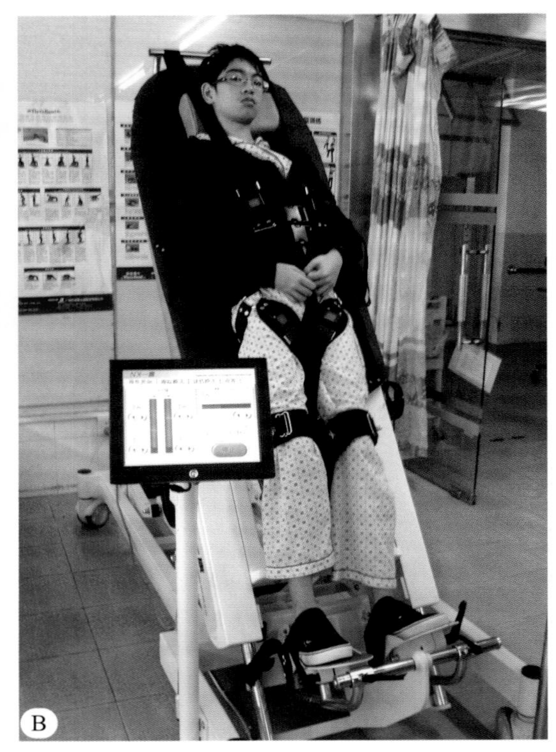

▲图 2-5 痉挛的器械牵张
A. 持续被动活动（CPM）；B. 站立斜床

夹板只是物理治疗的一部分，不能单独使用，与 BoNT 注射结合应用可改善痉挛的治疗效果。

目前，还不清楚夹板用多长时间最好。有些证据显示每天应至少穿戴 6h，耐受性也常需要慢慢建立。要定期调整，每隔 1～4 天比每隔 5～7 天调整一次证明并发症明显减少。但是，戴夹板的持续时间和频率取决于患者个人的痉挛特征，要听取负责治疗的治疗师意见。

矫形器的制作只能由受过培训的专业人员进行，这些人员具有放置和校准肢体位置的知识，了解肌张力的评估方法，具备装配相应装置的技能。

(4) 系列支具：通常把下肢使用的矫形器称之为支具，足内翻是痉挛患者常见的问题。如果痉挛不是很严重，可考虑应用踝足矫形器（AFO）来矫正异常，恢复正常的步行模式。踝足矫形器可用于控制踝关节的痉挛，可加上内侧或外侧 T 形带或前侧弹性带帮助控制内翻或外翻。可调式的金属 AFO 有很多优点，其可调节的角度能逐步改善踝关节的活动度，而且对于较严重的痉挛，其硬度也可有效对抗痉挛。膝 - 踝 - 足支具可用于帮助站立或克服髋、膝关节的屈曲痉挛。

常用系列抗痉挛夹板和支具见图 2-6。

必须教会患者和（或）照护者怎样穿脱夹板。佩戴支具 / 夹板时一定要经常检查，避免在这些情况下发生压迫性损伤：① 皮肤脆弱；② 对夹板材料过敏；③ 受压区域有水肿；④ 其他肢体疾病（如类风湿关节炎）；⑤ 血管障碍；⑥ 认知和交流障碍、沟通困难；⑦ 感觉和知觉障碍；⑧ 用于测量生命体征或给药的肢体。

(5) 系列石膏：对于严重痉挛所致马蹄足畸形、手腕屈曲畸形等伴有肌腱短缩者，可使用石膏固定。一般 1～2 周固定后调整一次角度，逐步达到降低痉挛，缓解挛缩的作用。这与系列夹板 / 支具的硬度不同，系列石膏固定后保持在一定的体位下，在一定强度下达到持续恒定牵张的作用。

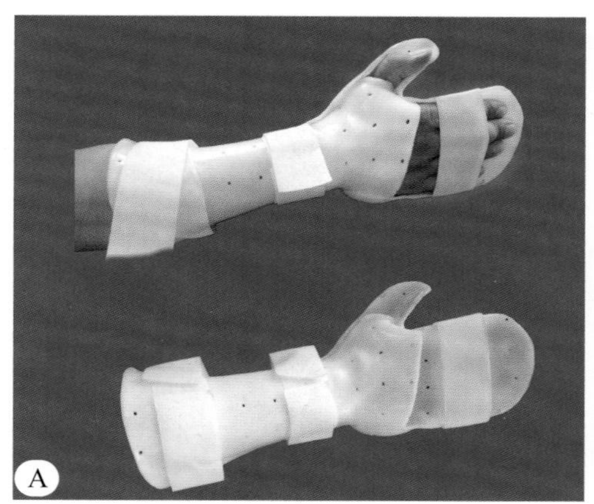
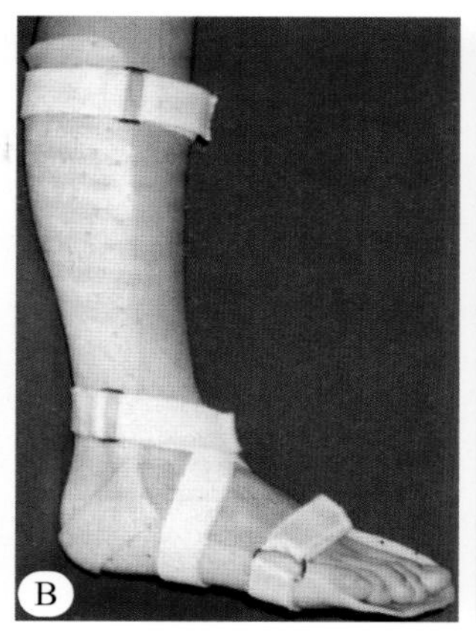
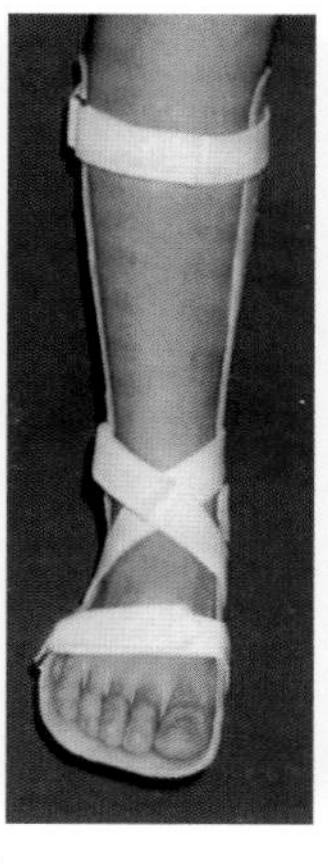
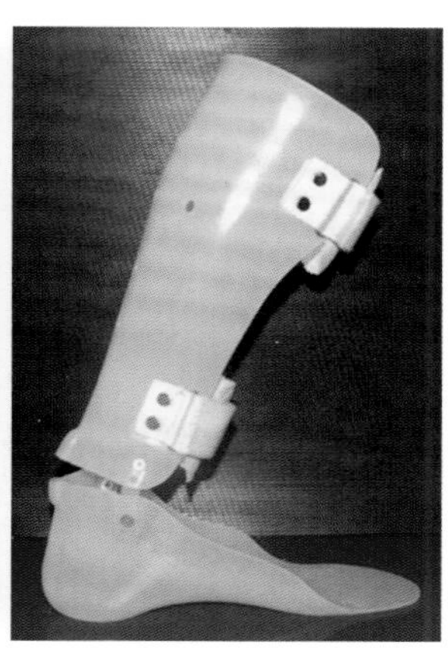

▲图 2-6　系列抗痉挛夹板和支具

A. 手抗痉挛夹板；B. 踝－足支具（AFO）

3. 物理治疗　在痉挛的治疗中，物理治疗应是必不可少的阶段，被认为是痉挛治疗的第三阶梯，侧重于治疗性的主动运动训练，配合电刺激、水疗、按摩、针灸等。有关痉挛的物理治疗方法可参见已出版的各种康复专著，如《痉挛评估与治疗》(窦祖林主编.北京：人民卫生出版社，2004)。

近年来，笔者对有关痉挛患者肌力训练或抗阻训练有了一些新认识。传统的Bobath理论认为，应避免对上运动神经元损伤患者进行高强度抗阻训练。从运动控制原理来看，运动控制涉及皮质、脑干、小脑、脊髓等多个环路，骨骼肌的肌力只是最后的一环，对于主要表现为肌张力增高的上运动神经元综合征，应重点解决肌张力问题，而不是肌力下降的问题，不能一概而论。近年来，研究者对痉挛状态下不能进行肌力训练的观念提出了质疑，并对痉挛和肌力的相关性进行了探讨，提出了三种观点：① 痉挛肌是强壮肌，拮抗肌是无力肌，主动肌和拮抗肌之间不平衡；② 痉挛肌是无力肌，且肌无力程度与痉挛严重性呈正相关；③ 痉挛和肌力无明显关系，但在痉挛异常模式下肌肉用尽全力活动，易致过度疲劳。如果拮抗肌或痉挛肌是无力的，那么从理论上讲，进行肌力训练是可行的。

(1) 研究现状：多项研究显示，脑卒中患者偏瘫手进行分离运动的肌力训练，可使肌力提高，不加重痉挛。对脑卒中患者进行患侧伸屈膝的等速肌力训练，训练后肌力改善不伴痉挛加重。对脑瘫患儿进行功能性渐进抗阻肌力训练，发现下肢内收、伸屈膝和跖屈肌群肌力改善，痉挛无明显变化。不同的运动形式对痉挛的影响具有差异性，脑卒中患者向心性收缩等速肌力训练（角速度120°/s 和 180°/s）可以增强异常的牵张反射，加重痉挛；相反，离心收缩训练和角速度为 60°/s 时的向心收缩训练并不加重痉挛。

关注肌力训练对痉挛影响的研究并不多，17 篇运动控制障碍后肌力训练的文献中，只有 8 篇对肌张力或痉挛进行量化评估。目前文献中患者进行肌力训练均未增加痉挛及异常模式（无论抗阻训练、渐进性抗阻训练，无论阻力是由器械、自身体重、重物还是由橡皮筋提供，无论阻力训练的强度是高还是低)。病程＜ 6 个月的研究只有 1 篇，但该篇研究为随机对照试验，仍可证明早期进行肌力训练也不影响肌张力。但是文献中入选的患者均已具备一定的活动能力，所以对于病情较重、肌力较弱的患者进行肌力训练是否影响肌张力还有待进一步研究。

(2) 肌力训练的适应证

① 在无痉挛或轻度痉挛情况下进行肌力训练：上述研究入组患者均是无痉挛或轻度痉挛的，在这种情况下肌力训练有效提高肌力，并不加重痉挛甚至可减轻痉挛。

② 在抗痉挛模式下进行肌力训练：对无力的肌群在抗痉挛模式下进行抗阻训练（肌力训练）。如 Bobath 技术采用反射性抑制模式进行抑制，待痉挛被控制后，让患者逐步体验正常运动模式的感觉，随之诱发其在小范围内进行主动的、不太用力、不引起痉挛的活动，随后，运动的活动范围逐步扩大，最终使患者能自主地控制痉挛，以正常的运动模式独立地完成日常生活的动作。

③ 在降低痉挛的基础上进行肌力训练：采用手法、康复治疗技术、口服药物或 BoNT 注射等降低痉挛后再进行肌力训练。缓解痉挛的手法包括手法接触、时序、口令交流与视觉刺激、节律性发动、慢逆转与慢逆转 - 保持、收缩 - 松弛技术等。Rood 方法主要采取皮肤感觉刺激、关节负重、体位的摆放、痉挛肌肉的牵张和反复运动等技术。

④ 肌力训练模式的选择：采用慢速的等速肌力训练或离心收缩肌力训练可抑制牵张反射，缓解痉挛。

(3) 不适宜做肌力训练的情况

① 中、重度痉挛模式：研究显示，在痉挛严重情况下，不能完成肌力训练，肌力训练也不能解决痉挛问题，如果采用肌力训练的方法去强化肌肉，会加强一些存在的异常增高的反射，增加痉挛；导致临床上常见的误用综合征和过用综合征，强化异常的运动模式；导致错误的神经重塑，反而不利于功能的恢复。

② 解除痉挛抑制后，肌力恢复：在某些情况下，降低拮抗肌痉挛后，主动肌的肌力会自然提高，而无须做肌力训练。研究显示，脑卒中患者 BoNT 注射后上肢肌张力降低，上肢易于主动活动，1/3 的患者可以进行强制性使用训练；下肢肌张力下降后，能够进行平衡和步态训练，改善行走能力，从反方面提示直接对痉挛肌进行肌力训练效果不佳，降低痉挛后再行康复训练事半功倍。

(4) 肌力训练的类型：① 单纯性肌力训练，如向心收缩与离心收缩肌力训练、开链运动与闭链运动训练、等速或等长肌力训练。② 以任务为导向的功能性肌力训练，如综合功能导向性训练、有氧运动、平衡及耐力训练等。

痉挛的治疗方案应从最简单的、最保守和不良反应最小的方法开始。如果低一级的方法无效，可考虑使用更高级阶梯方案，但是级别越高，侵害性和不可逆性损害越强，不良反应越多。因此，阶梯式治疗方案的基本原则是如果能使用低一级阶梯方法控制痉挛，就尽量不用高一级阶梯的方法。

（窦祖林　温红梅）

第四节　肌张力障碍干预策略

肌张力障碍何时介入、何种治疗，对患者的生活质量影响显著。目前对肌张力障碍的治疗决策及方法与其诊断分类密切相关，主要包括一般治疗、病因治疗、药物对症治疗和外科治疗。一般治疗包括心理治疗、功能锻炼及中医按摩理疗等，适用于所有肌张力障碍患者，是临床治疗的基础内容。病因治疗主要是针对遗传代谢、原始缺陷、获得性肌张力障碍的特定方式治疗，是精准治疗的方向。对症治疗仍是目前大部分肌张力障碍治疗的核心内容。本节重点阐述肌张力障碍临床治疗的主要方法及应对策略，部分内容可参考中华医学会神经病学分会帕金森病及运动障碍学组 2020 年发表的肌张力障碍诊断和治疗中国专家共识。

一、一般治疗

一般治疗临床上主要是药物治疗、物理治

疗和功能康复训练，与肌痉挛康复治疗一致（图 2-4）。此外，心理支持也十分重要，对患者进行心理疏导，充分与患者及家属沟通，让其理解疾病的性质，建立对疗效的合理预期，避免过度焦虑、紧张、情绪波动，提高患者的自我控制能力。佩戴墨镜、眼镜支架或颈托，使用矫形器械等可以强化缓解技巧，有助于减轻症状，改善功能。有经验的治疗师采用制动、感觉训练等康复手段，对于手部肌张力障碍有一定疗效。重复经颅磁刺激、生物反馈治疗等也可以用于辅助治疗。

临床治疗前应尽可能确定肌张力障碍的病因，为患者和家属提供相关的医学教育知识及遗传咨询。由于对多数肌张力障碍尚无有效的病因治疗手段，因此，对症治疗、长期管理、综合康复成为临床医生的现实策略。临床治疗目标主要是缓解症状，减少不自主运动，纠正异常姿势，减轻疼痛，考虑并发症和共病（挛缩、抑郁等），改善功能和提高生活质量。临床上应根据患者的具体情况，充分考虑不同治疗方法的同比优势和患者意愿，权衡风险 / 收益比，在病程不同阶段选择支持和康复治疗、口服药物、BoNT 注射和手术干预等综合措施，实现个体功能和生活质量的最大改善。

二、病因治疗

对于确切病因导致的获得性肌张力障碍，可以采用病因治疗。如药物诱发的病例可及时停药并应用拮抗剂治疗，由抗精神病药物引起的急性肌张力障碍主要使用抗胆碱能药物。与 Wilson 病相关的肌张力障碍综合征可用 D- 青霉胺或硫酸锌促进铜盐排泄及阻止肠道吸收。尼曼 - 匹克病及脑腱黄瘤病要尽可能减少有毒物质摄入，葡萄糖转运体缺乏症（SLC2A1 基因突变导致）、芳香族 L- 氨基酸脱羧酶缺乏症、BH4 缺乏性高苯丙酮尿酸血症等明确病因的遗传代谢病可针对代谢途径进行膳食干预、维生素 / 辅助因子补充剂及特效药物，早期治疗可预防、逆转或减轻症状。新近上市的氘丁苯那嗪可用于迟发性运动障碍的治疗。

三、药物治疗

1. 给药途径 常用的给药途径有四种（图 2-7）。痉挛患者采用哪种药物治疗的决策受许多因素的影响，包括病因、病程、预后、社会和个人的支持能力、合并症、认知状态、经济能力等。所有这些方面都很重要，在决策前应该充分考虑。

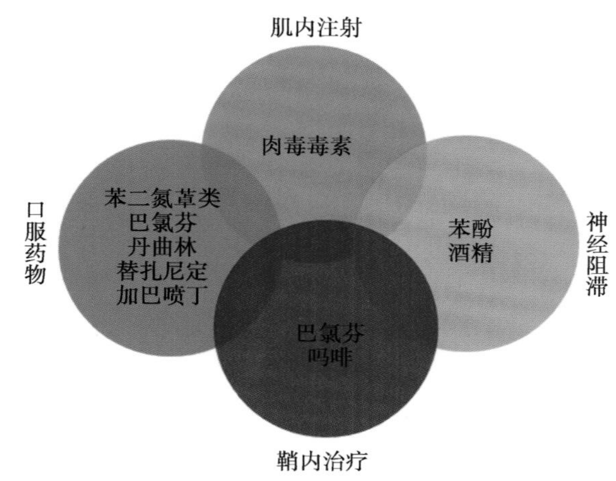

▲图 2-7 肌张力障碍给药途径

(1) 口服药：最传统的给药方式，或变通经肠道系统给药，经口、鼻胃管、胃造口管给药，药物包括巴氯芬、苯二氮䓬类或替扎尼定。这些药物经过胃肠系统吸收，在全身发挥作用。

(2) 经皮给药：与口服药相比，经皮药物输送不受“首过效应”支配，并且不会引起药物浓度频繁的改变，这可减少所需的给药剂量。同时，也容易使给药停止，只需将贴剂揭掉即可。

(3) 鞘内给药：将药物放在鞘内邻近的作用点，降低药物的总剂量，减少全身性不良反应，巴氯芬、吗啡、可乐定常用于鞘内给药。

(4) 化学去神经药物局部肌内注射：如苯酚、乙醇以及 BoNT，这种方法最适合于解决局部痉挛，对全身的影响最小。

2. 常用药物举例

(1) 口服全身性抗痉挛药物：全身性的抗痉挛药物适用于全身多部位的肌肉活动亢进，在受累肌群较多、局部治疗效果不佳的情况下，可以作为首选方法，以口服为主。临床上常用的全身性抗痉挛药物主要有四类。① 神经递质抑制剂，如巴氯芬（氯苯氨丁酸）、甘氨酸及其前体物质等。② 苯二氮䓬类，如地西泮（安定）、氯硝安定、氯氮䓬等。③ 影响离子外流的药物，如丹曲林、拉莫三嗪等。④ 单胺类药物，如替扎尼定、可乐定等。上述药物中只有巴氯芬、地西泮、丹曲林钠、替扎尼定这四种药物被美国 FDA 批准用于中枢神经系统疾病所致痉挛的治疗，而且巴氯芬和替扎尼定只能限于成人使用。常用口服抗痉挛药物的比较见表 2-7。

抗癫痫药如卡马西平、苯妥英钠主要用于治疗发作性运动诱发性运动障碍。左旋多巴和多巴胺受体激动药可以用于多巴反应性肌张力障碍的替代治疗，疗效显著，儿童起病的全身型和节段型肌张力障碍患者治疗应首选多巴胺能药物进行诊断性治疗。抗胆碱能药物（如苯海索）可用于全身型和节段型肌张力障碍，对儿童和青少年更为适合。苯二氮䓬类药物、多巴胺受体拮抗药、γ- 氨基丁酸受体激动药（巴氯芬）虽然有一定临床用药经验，但尚缺乏对照研究证据。抗癫痫药物佐尼沙胺可用于肌张力障碍合并肌阵挛的治疗。其他肌松药、氧酸钠、唑吡坦、金刚烷胺等也可试用。

(2) 局部神经化学阻滞药物：常用局部注射神经化学阻滞抗痉挛药物可分为以下三类。① 局部麻醉药物，如利多卡因、依替卡因和布比卡因等。② 乙醇类化合物，如乙醇、苯酚等。③ 肉毒毒素，如 Botox（保妥适，美国 Allergan 公司出品）、BTXA（衡力，中国兰州生物制品研究所生产）等。各种局部抗痉挛药物的比较见表 2-8。

BoNT 作为一种局部注射应用的高选择性肌松药，须结合患者的病因、症状部位、治疗预期及可能发生的不良反应制订合理的治疗目标，在具体的实施过程中，在适应证掌握、注射剂量选择、靶肌肉精准定位、并发症预防等治疗技能方面对操作者有较高的要求，并且需要重复注射以维持疗效。应注重患者及疾病本身的个体化差异和演变，对症状特征及承载的效应器官或组织进行精细化分析，不断优化治疗方案以提升疗效。因市面上存在假药，还须了解掌握 BoNT 中毒的识别及处理方法，重视防范可能的风险。一般而言，BoNT 的长期治疗安全有效，目前认为大剂量、频繁注射是产生抗体的主要危险因素，可能造成后续治疗疗效下降，长期治疗应合理延长治疗间隔（原则上不应少于 3 个月）。

表 2-7　常用口服抗痉挛药物的比较

药物	剂量	作用部位	不良反应	疗效
地西泮	开始剂量 4mg/d，最大剂量 40mg/d	增加突触前、后抑制，经轴索节段和节段上水平，以降低多突触传导为主	嗜睡、困倦、共济失调、依赖性、戒断发作	脊髓病变、多发性硬化、脑卒中、脑性瘫痪
丹曲林	25～50mg/d，最大剂量 400～600mg/d，疗程 45～60d	直接作用于骨骼肌	乏力、腹泻、恶心、头晕、肝毒性，治疗剂量即产生全身无力	脑卒中、脑性瘫痪、创伤性脊髓病变、MS、
替扎尼定	逐步加量，由 4mg/d 开始至 24mg/d，需数周时间才能调好剂量	具有 α_2 肾上腺素激动剂性质，能抵制天冬氨酸释放，可能增加肌力	嗜睡、眩晕、低血压，系可乐定衍生物，与降血压药物合并应用，要特别注意	脑与脊髓性痉挛
巴氯芬	15mg/d 渐调整至 75mg/d	传入神经超极化，抑制谷氨酸、天门冬氨酸释放，降低单突触与多突触传导	头晕、恶心、嗜睡、口干等，撤药太快可致癫痫、幻觉等	创伤性脊髓病变、多发性硬化、脑性瘫痪、脑卒中、肌张力障碍

表 2-8　各种局部抗痉挛药物的比较

药物	机制	注射部位	不良反应
局麻药	离子通道阻滞	外周神经或者肌肉内	中枢神经和心血管毒性、过敏反应
乙醇（> 50%）	组织破坏血循环损害	外周神经或者肌肉内	注射部位疼痛（肌注＋）、慢性感觉减退和疼痛（神经周围＋）、血管并发症、永久性外周神经麻痹
苯酚（> 3%）	组织破坏血循环损害	外周神经或者肌肉内	注射部位疼痛（肌注＋）、慢性感觉减退和疼痛（神经周围＋）、血管并发症、永久性外周神经麻痹
肉毒毒素	突触前乙酰胆碱释放的阻滞	肌肉内	过敏反应

(3) 鞘内注射抗痉挛药物：鞘内注射治疗最初尝试用于下肢肌肉活动亢进，不能步行的患者，如脊髓源性的屈肌痉挛，后来才有鞘内给药用于大脑源性痉挛。约 30% 的患者用口服药不能有效控制痉挛，或不能耐受其不良反应，鞘内植入泵给予巴氯芬则是一个很好选择。

许多研究证实，巴氯芬鞘内给药对脑瘫、脑外伤、多发性硬化所致痉挛的有效性，并且巴氯芬鞘内给药已经被批准治疗儿童，最小的 4 岁。通过外科手术将治疗泵植入腹壁的皮下，导管经 L_3～L_4 进入鞘内，导管顶端呈喙状形式止于 T_{10} 水平。每隔 4～12 周，泵需要重新补充，更换的频率取决于存储的容量和药物的使用。置入手术的并发症包括伤口感染和泵的腐蚀。泵和导管的机械故障一旦发生将导致痉挛的恶化。鞘内泵入巴氯芬的不良反应包括直立性低血压、嗜睡和阳痿，也有巴氯芬过量发生癫痫的报道。毒扁豆碱可以逆转鞘内巴氯芬过量所致的呼吸抑制和嗜睡。突然的撤药可致痉挛恶化、抽搐，严重的可致发烧和精神失常。约 5% 的患者出现获得性耐药（不得不增加巴氯芬的剂量），可能与 GABA 受体的下调作用有关。短暂的停药可能诱发耐受性的发生。

吗啡可以通过作用于鸦片受体抑制脊髓的多突触反射。鞘内吗啡单独泵入或联合巴氯芬泵入已被研究证明可以改善脊髓损伤患者的疼痛和痉挛。由于耐药发生的潜在性，鞘内吗啡的用法应该权衡利弊。但是对于难控制性的痉挛尤其是合并有严重疼痛的患者使用吗啡是合理的选择。

四、手术治疗

1. 常见手术　痉挛常见手术有选择性背根切断术、周围神经切除手术，以及肌腱延长、肌腱切开等矫形外科手术；还有脑、脊髓切开、脊髓前侧柱切断等破坏性更大的手术。限于篇幅及读者对象，不再赘述。各种外科手术治疗痉挛的部位和效果比较见表 2-9。

表 2-9　各种外科治疗痉挛的部位和效果比较

手术方式	靶器官	效果
脑切开术	苍白球、腹丘脑核或小脑	不定或较差
脑刺激器	小脑	较差
脊髓纵切术	圆锥	不定
颈髓后根切断术	C_1～C_3	略微改善，潜在的严重并发症
选择性脊神经后根切断术	L_2～S_2	不定、令人鼓舞
周围神经切断术	受累神经	不定、高复发、感觉改变
肌腱延长、松解或转位术	挛缩或痉挛的肌肉	不定但有效

2. 脑深部电刺激 脑深部电刺激（deep brain stimulation，DBS）可用于口服药物或BoNT注射等非手术治疗效果不佳的中、重度肌张力障碍患者的症状控制，术前应尽可能明确病因并进行相应的神经精神及全身状态评估。建议采用标准化的运动症状视频录制方案，结合问卷进行相关量表评分，全面、客观、可溯，有助于临床诊断、疗效随诊、学术交流及科研记录。随着人工智能技术的发展，对运动模式的自动识别及分析装置在不远的将来可能会更便捷地应用于临床评估。

对苍白球（GPi）或丘脑底核（STN）的持续电刺激已应用于多种肌张力障碍的治疗。诊断明确的DYT1、DYT28、DYT11等全身型或节段型肌张力障碍患者DBS手术获益明显，可以优先考虑。DBS还可用于治疗中重度药物性迟发性肌张力障碍。对于复合型和复杂型肌张力障碍，由于临床病例较少，尚属于临床探索阶段。发作性运动障碍和绝大多数多巴反应性肌张力障碍不适合手术治疗，手术前应注意排查。选择性痉挛肌肉切除术和周围神经切断术、射频毁损术等由于疗效不确切或不良反应发生率高，已经较少在临床应用。

肌张力障碍DBS术前的严重程度与术后疗效并不直接相关，但关节挛缩变形不能通过DBS手术改善，需要骨科手术进行矫形。目前普遍认为，患者年龄轻、病程短、无骨骼固定畸形往往手术疗效更好。

(1) 遗传性或特发性全身型肌张力障碍：首选口服药物治疗，如对左旋多巴疗效显著则提示多巴反应性肌张力障碍的可能。抗胆碱能药物（如苯海索）可能有效，并且在儿童中耐受良好。如果单独应用抗胆碱能药物疗效不足，可联合应用肌松药或苯二氮䓬类药物。对于不能耐受口服药物或不能获益的单纯型患者，适合DBS治疗。康复治疗是重要的辅助治疗手段，在预防和治疗肌肉挛缩、优化功能和减轻局部症状方面发挥重要作用。

(2) 遗传性或特发性局灶型或节段型肌张力障碍：大多数局灶型和节段型肌张力障碍口服药物疗效欠佳，可首选BoNT注射。口服药与BoNT联合应用可能增加疗效、延长注射间隔。BoNT治疗效果欠佳的单纯型累及节段和颈部的肌张力障碍适合DBS手术。康复治疗是局灶型或节段型肌张力障碍有效的辅助治疗手段。

某些基因突变所致特定代谢环路异常有助于对某种治疗方法反应的选择预判。如多数*TOR1A*、*KMT2B*、*SGCE*等基因相关肌张力障碍往往对DBS治疗呈现出良好反应。而以*GCH1*、*TH*、*SPR*或*DDC*为代表的基因变异主要影响纹状体突触前多巴胺能信号通路，这些患者往往对多巴胺能类药物（包括左旋多巴、多巴胺受体激动药，单胺氧化酶B抑制药）呈现出良好的治疗反应。

临床医师应通过深入了解肌张力障碍不同病因的诊断、治疗全貌，了解各种缓解和加重临床症状的诱因，在医学实践过程中遵循个体化、精准化的诊治原则，在疾病不同阶段选择应用口服药物、BoNT注射、经颅磁刺激、外科手术、康复治疗等综合手段以谋求最佳疗效，有望达到减少不自主运动、纠正异常姿势、减轻疼痛、改善功能和提高生活质量的治疗目标。

（万新华）

参考文献

[1] Francisco GE, LI S. Spasticity//Braddom's Physical Medicine and Rehabilitation. Philadelphia, PA: Elsevier: 2021. e6.

[2] Pandyan A, Hermens HJ, Conway BA. Neurological rehabilitation: spasticity and contractures in clinical practice and research. Boca Raton, FL: CRC Press/Taylor & Francis Group. 2018.

[3] Gracies JM. Coefficients of impairment in deforming

spastic paresis. Ann Phys Rehabil Med, 2015, 58 (3): 173–178.

[4] Li F, Wu Y, Xiong L. Reliability of a new scale for measurement of spasticity in stroke patients. J Rehabil Med, 2014. 46 (8): 746–753.

[5] Lindberg PG, Gaverth J, Islam M, et al. Validation of a new biomechanical model to measure muscle tone in spastic muscles. Neurorehabil Neural Repair, 2011, 25 (7): 617–625.

[6] Calota A, Levin MF. Tonic Stretch Reflex Threshold as a Measure of Spasticity: Implications for Clinical Practice. Top Stroke Rehabil, 2009, 16 (3): 177–188.

[7] 励建安等, 肉毒毒素治疗成人肢体痉挛状态中国指南. 中国康复医学杂志, 2015, 30 (01): 81–110.

[8] 秦文婷, 李放. 痉挛状态量化评定方法的进展. 中华物理医学与康复杂志, 2017, 39 (11): 870–872.

[9] 甄丽君, 李放. 目标达成量表在肉毒毒素治疗脑卒中后痉挛状态中的应用. 中华物理医学与康复杂志, 2021, 43 (8): 752–754.

[10] 中华医学会神经病学分会, 中华医学会神经病学分会帕金森病及运动障碍学组. 肌张力障碍诊断中国专家共识. 中华神经科杂志, 2020, 53 (1): 8–12.

[11] Zech M, Jech R, Boesch S, et al. Monogenic variants in dystonia: an exome-wide sequencing study. Lancet Neurol, 2020, 19 (11): 908–918.

[12] 马俊, 王琳, 万新华. 肌张力障碍基于临床特征分类的遗传学进展. 中华神经科杂志, 2018, 51 (10): 839–845.

[13] 中华医学会神经病学分会帕金森病及运动障碍学组, 中华医学会神经外科学分会功能神经外科学组, 中国神经科学学会神经毒素分会, 等. 肌张力障碍治疗中国专家共识. 中华神经科杂志, 2020, 53 (11): 868–874.

[14] 肉毒毒素治疗应用专家组, 中华医学会神经病学分会帕金森病及运动障碍学组. 中国肉毒毒素治疗应用专家共识. 中华神经科杂志, 2018, 51 (10): 779–786.

[15] Dressler D, Altavista MC, Altenmueller E, et al. Consensus guidelines for botulinum toxin therapy: general algorithms and dosing tables for dystonia and spasticity. J Neural Transm (Vienna), 2021, 128 (3): 321–335.

[16] Simpson DM, Hallett M, Ashman EJ, et al. Practice guideline update summary: botulinum neurotoxin for the treatment of blepharospasm, cervical dystonia, adult spasticity, and headache: report of the guideline development subcommittee of the American Academy of Neurology. Neurology, 2016, 86 (19): 1818–1826.

[17] Menozzi E, Balint B, Latorre A, et al. Twenty years on: Myoclonus-dystonia and ε-sarcoglycan-neurodevelopment, channel, and signaling dysfunction. Mov Disord, 2019, 34 (11): 1588–1601.

[18] Albanese A, Di Giovanni M, Lalli S. Dystonia: diagnosis and management. Eur J Neurol, 2019, 26 (1): 5–17.

[19] Lance J. Discussion. In Lance J, Feldman R, Young R, Koella W. eds. Spasticity disordered motor control. Chicago: Year Book, 1980: 51–55.

[20] Pandyan AD, Gregoric M, Barnes MP, et al. Spasticity: clinical perceptions, neurological realities and meaningful measurement. Disabil Rehabil, 2005, 27 (1–2): 2–6.

[21] Li S, Francisco GE, Rymer WZ. A new definition of poststroke spasticity and the Interference of spasticity with motor recovery from acute to chronic stages. Neurorehabil Neural Repair, 2021, 35 (7): 601–610.

[22] van den Noort JC, Bar-On L, Aertbeliën E, et al. European consensus on the concepts and measurement of the pathophysiological neuromuscular responses to passive muscle stretch. Eur J Neurol, 2017, 24 (7): 981–e38.

[23] Swash M, Czesnik D, de Carvalho M. Muscular cramp: causes and management. Eur J Neurol, 2019, 26 (2): 214–221.

[24] Kheder A, Nair KP. Spasticity: pathophysiology, evaluation and management. Pract Neurol, 2012, 12 (5): 289–298.

[25] Li S, Chen YT, Francisco GE, Zhou P, et al. Unifying Pathophysiological Account for Post-stroke Spasticity and Disordered Motor Control. Front Neurol. 2019, 10: 468.

[26] Li Sheng, Francisco Gerard E, 李旭红, 等. 脑卒中后痉挛的病理生理机制新见解. 中华物理医学与康复杂志, 2018, 40 (1): 73–78.

第 3 章　定位注射技术与设备的应用

第一节　注射前准备

BoNT/A 注射的两个核心问题是打得准和打得狠。打得准即注射部位的定位准确，打得狠是指所使用药物的剂量准确。理论上，BoNT/A 最佳的注射位置是位于靶肌的终板区域，俗称运动点。动物实验已经证实当 BoNT/A 肌内注射位点靠近运动终板时所获得的效果最大。在大多数的骨骼肌中，运动终板常聚集于特定的区域中（神经分布带内，参见本书第 1 章第四节）。刺激运动点有助于 BoNT/A 的定位注射，其目的是尽可能将 BoNT/A 注射到邻近神经肌肉接头的终板区域，但实际上 BoNT/A 可从注射部位向周围扩散。因此，一些国际知名的专家们均认为仅需将 BoNT/A 注射到靶肌肉的肌腹即可。

为了打得准（定位），打得狠（定量），本章侧重 BoNT/A 定量和定位注射技术操作规范的介绍。

一、靶肌肉选择

在临床实践中，独立的肌肉痉挛并不意味着患者需要 BoNT/A 注射治疗，只有当运动能力、体位摆放、照顾或舒适度等受痉挛影响达到一定程度时，才需要进行以降低肌张力为目的的治疗。从功能恢复角度考虑，BoNT/A 注射主要是选择引起异常模式的靶肌，从而使其恢复有益的功能活动。前述功能评估的目的即是为治疗痉挛以及积极实施 BoNT/A 注射提供依据。

根据临床和实验室评估情况，从功能活动考虑，BoNT/A 注射拟选择的靶肌见表 3–1。

二、患者的准备

BoNT/A 注射的对象是痉挛导致功能障碍的患者，为了使治疗达到预期效果，注射前与患者充分沟通至关重要，应遵循如下原则。

1. 让患者对 BoNT/A 有一定的正确认识。通过不同途径了解 BoNT/A 的性质、作用、有哪些潜在受益和不良反应，注射后可能达到的效果，克服其恐惧心理及片面认识。

2. 使用 BoNT/A 治疗前，临床医生要与患者及其家人沟通患者存在的痉挛，造成了哪些障碍，以及障碍对功能的影响；讨论 BoNT/A 注射的治疗目标和预期效果，并达成一致。在治疗前与患者充分沟通非常重要，使其能对治疗目标有客观和现实的认识。

3. 临床医生要向患者、患者家人或其陪护人员说明治疗会产生什么结果。要让患者及其家人明白 BoNT/A 治疗在减轻痉挛、减轻疼痛、易化护理工作等方面的作用较为肯定，但在日常生活能力、步态、行走速度及手功能改善方面则受许

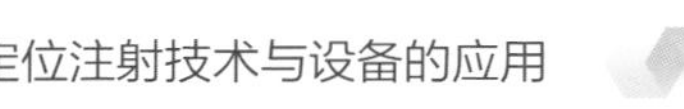

表 3-1 BoNT 注射靶肌的选择

部位	异常模式	靶肌肉
面部	面肌痉挛	降眉间肌、眼轮匝肌、鼻肌、提鼻肌、提口角肌、颧大肌、口轮匝肌、颊肌、笑肌、降口角肌、降下唇肌、颏肌
	眼睑痉挛	眼轮匝肌、降眉间肌、额肌、皱眉肌
	颞下颌肌张力障碍	咬肌、颞肌、口轮匝肌、翼内肌、翼外肌、二腹肌、颏舌骨肌、下颌舌骨肌
颈部	痉挛性斜颈	同侧头夹肌、颈夹肌、下斜角肌长头、肩胛提肌、对侧胸锁乳突肌
肩部	内收 / 内旋畸形	胸大肌、大圆肌、背阔肌、肩胛下肌
肘部	屈曲畸形	肱桡肌、肱二头肌、肱肌
前臂	旋前畸形	旋前圆肌、旋前方肌
腕部	屈曲畸形	桡侧腕屈肌、尺侧腕屈肌、指深屈肌、掌长肌
	伸展畸形	桡侧腕长伸肌、桡侧腕短伸肌、尺侧腕伸肌
手部	握拳畸形	指深屈肌、指浅屈肌
	拇指屈曲在掌畸形	拇长屈肌、拇短屈肌、拇收肌、第一骨间背侧肌、拇对掌肌
	拇指内收畸形	拇收肌
	固有肌痉挛畸形	骨间背侧肌、蚓状肌
髋部	屈曲畸形	髂腰肌、股直肌、长收肌、短收肌、臀大肌
	内收畸形	大收肌、长收肌、短收肌
膝部	屈曲畸形	内侧腘绳肌、外侧腘绳肌、腓肠肌
	伸展畸形	股中间肌、股直肌、股内侧肌、股外侧肌
足部	内翻畸形	比目鱼肌、腓肠肌、趾长屈肌、胫骨后肌、胫骨前肌、趾短屈肌、踇长屈肌
	外翻畸形	腓骨长肌、腓骨短肌、腓肠肌、比目鱼肌
	踇趾上翘畸形	踇长伸肌
	足趾屈曲畸形	趾短屈肌、趾长屈肌、踇长屈肌

多因素的影响，这是由于许多患者的功能障碍是由于阴性症状（无力和不灵活）而非阳性症状（痉挛状态等）所致。

4. 根据临床功能评估，要注射哪些肌肉，注射几次，使用国产药还是进口药，药物的总剂量、费用，医保还是自费，注射后的康复治疗及其重要性等均要充分说明。

5. 在充分沟通的基础上，负责治疗的临床医生与患者签署知情同意书，此外，还一定要考虑到相应的伦理问题。

三、知情同意书

获得患者同意并签署知情同意书十分必要。负责治疗的主管医生一定要先征得患者的知情同意，然后才能注射。知情同意书的内容应包括治疗的目标，治疗中及治疗后可能出现的不良反应，患者及家属的意见，签名及日期。知情同意书应妥善保管并按规定归档入患者病历。

下面是中山大学附属第三医院康复医学科使用肉毒毒素治疗的知情同意书，供读者参考。

A 型肉毒毒素注射治疗知情同意书

姓名　　　　性别　　　　年龄　　　　医院 / 科室　　　　住院号 / 门诊号

临床诊断：

痉挛对功能的影响：

注射治疗的目的：缓解肌痉挛，改善症状和功能。

注射 A 型肉毒毒素药物商品名：□保妥适□衡力

拟注射部位：□上肢□下肢□面部□颈部

注射总量及分配：

可能发生的不良反应：

本项治疗经多年的临床应用及严格的临床实践已证实有较高安全性，但因患者健康状况、个体差异及某些不可预测的因素，在 A 型肉毒毒素局部注射治疗中，可能出现注射无效，或需要重复注射的情况。还可能发生以下不良反应：

1. 注射区域酸胀不适，局部麻木感、疼痛（可短期缓解）；
2. 注射部位局部出血、感染；
3. 注射周围肌群无力（此不良反应全部或大部分可逆转）；
4. 皮肤过敏，产生皮疹；
5. 流感样症状，极少数患者出现严重的过敏性反应；
6. 注射后痉挛缓解不明显；
7. 其他少见及难以预测的问题。

负责医师已将治疗的目的及可能发生的不良反应向患者及家属作了详细说明，患者及家属已经充分理解其含义，同意接受 A 型肉毒毒素治疗。

同意

患者签字：

患者家属签字：　　　　（与患者关系：　　　　）　　　　医师签字：

日期　　　　日期

第二节　药品的准备

目前国内被批准使用的 BoNT/A 产品只有 Botox®（保妥适®美国 Allergan 公司出品），BTXA®（衡力®，中国兰州生物制品有限公司出品）。BoNT/A 的剂量用单位（U）表示，尽管临床上使用的 BoNT/A 规格多数为 50U/ 支、100U/ 支的冻干粉剂，但由于每个产品的生产工艺、配方、结构及均匀程度不同，不能认为两种 BoNT/A 是相同的，各产品的剂量、效价相互之间不能换算。

一、药品的配制

BoNT/A 药品配制时，最好在工作台上铺一块塑料布，以防操作中液体的外溅，配制步骤如下。

1. 选用 12# 无菌配药注射针，遵医嘱用 2ml 注射器抽取 0.9% 氯化钠溶液（生理盐水）1ml 或 2ml，见图 3-1。

2. 以 45° 的角度将针头插入安剖瓶内，瓶内真空会将生理盐水自动吸入。为避免产生过多泡沫，操作者需用手控制住注射器芯杆，使生理盐水缓慢进入。这一过程有助于检查瓶内是否真空，若为非真空则该瓶药不能使用。见图 3-2。

3. 生理盐水全部吸入安剖瓶后，将注射针筒从针头上拔下，让空气通过针头进入瓶内，中和负压。轻摇药瓶，使冻干粉剂在生理盐水中充分溶解，注意不要翻转震动安剖瓶，见图 3-3。

4. 用 1ml 无菌皮试针筒接上针头，从瓶底一角缓慢抽出稀释液，勿将药瓶翻转，抽出剩液见图 3-4。

5. 将配药的 12# 针头拔下，换上与所注射适应证相应的针头。如眼睑痉挛、面肌痉挛使用 6#

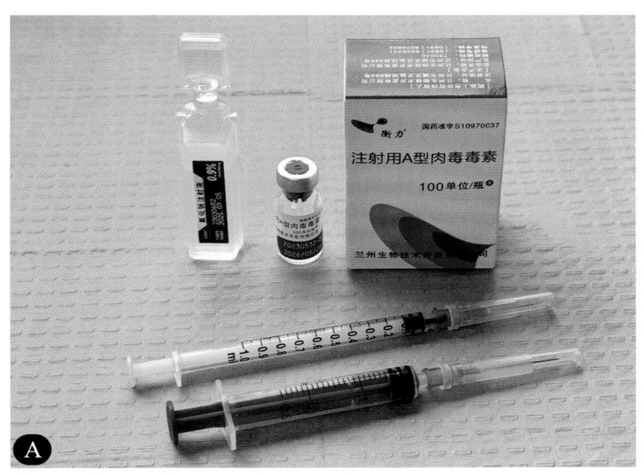

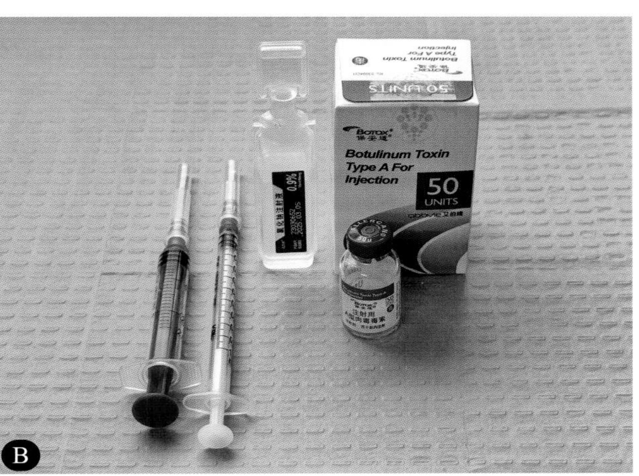

▲图 3-1　药品和稀释准备

A. BTXA®（衡力）；B. Botox®（保妥适）

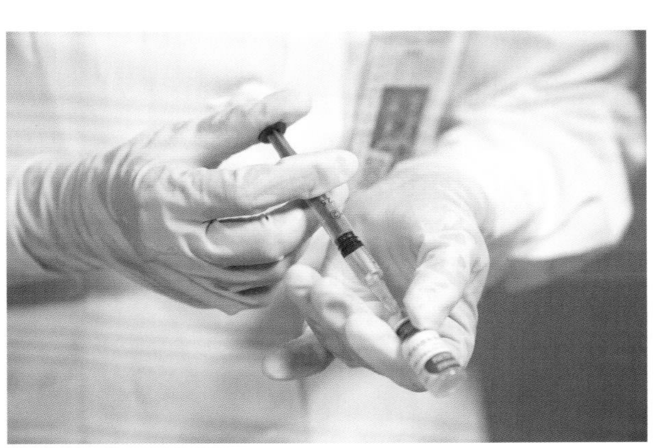

▲图 3-2　药品稀释

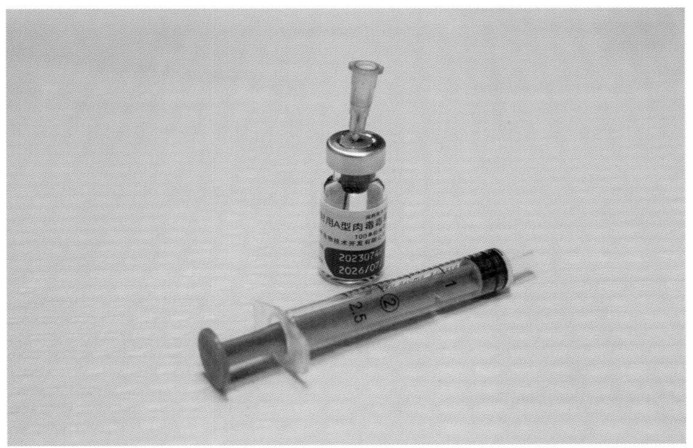

▲图 3-3　充分溶解的方法

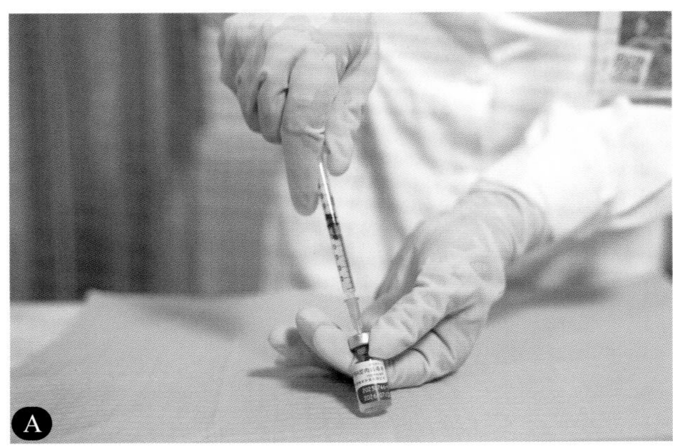

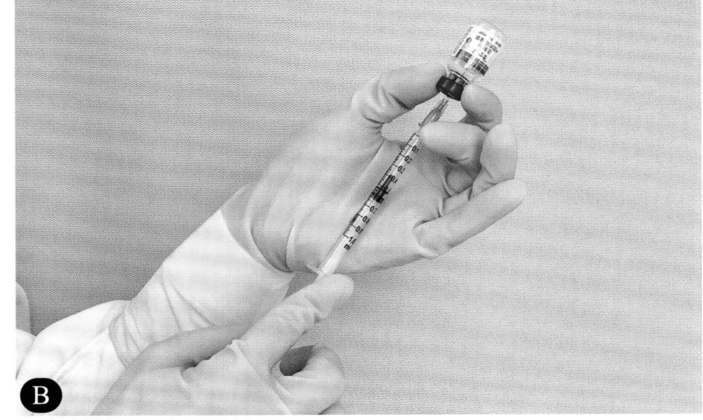

▲图 3-4　抽出稀释液

A. 正确方法；B. 错误方法

皮试针头或美容针头；如需肌电图引导定位，使用涂有特氟龙的针头等，见图 3-5，视频 3-1。

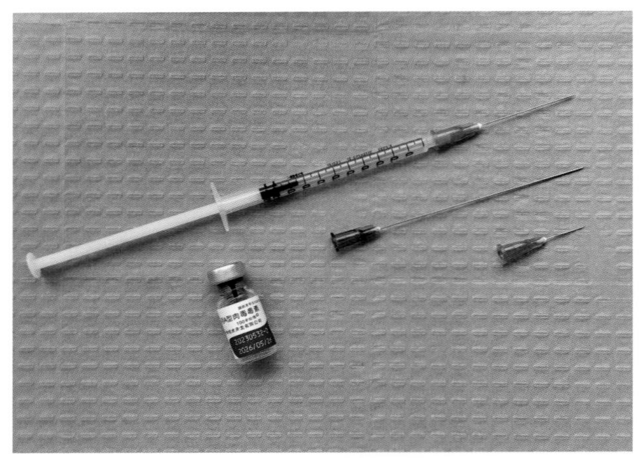

▲图 3-5　更换注射针头

视频 3-1
A 型肉毒毒素配药操作

配制好的溶液应是无色至淡黄色的液体，不含任何颗粒。使用配制溶液之前应肉眼检查澄明度及有无杂质，本品配制后只能单次使用。

二、稀释浓度

BoNT/A 冻干粉剂根据临床需要，可稀释为各种浓度。稀释浓度取决于靶肌的大小、对扩散的关注及疗效要求。对大多数一般大小的肌肉来说，标准的浓度是 5～10U/0.1ml，注射容量为每点 0.1～0.2ml，最高为 1.0ml 或 50U。对于那些非常微小的肌肉，如环咽肌则适合高浓度低容量的方法。对于面肌痉挛患者，适合高浓度低容量，如 5U/0.1ml。对于肢体痉挛的成人患者，康复医学科基本采用 50U/ml，总量在 200～600U/ 人次。单次最大剂量控制在 600U，儿童最大剂量为 12U/kg 体重。

动物实验表明，同等剂量时增加注射容积可增加疗效。这可能是因为通过降低药物浓度的方式增加注射容积将有利于 BoNT/A 在组织中更广泛的扩散，从而作用于更大的范围，但应警惕较大容量的注射有可能造成靶区域的远处扩散，对非靶区造成影响。

BoNT/A 的稀释浓度见表 3-2。

表 3-2　BoNT/A 的稀释浓度

BoNT/A 剂量（U）	加入的稀释液量（ml）（0.9% 氯化钠溶液）	稀释后每 0.1ml 毒素含量（U）
50	0.5	10
	1.0	5
	2.0	2.5
	4.0	1.25
100	1.0	10
	2.0	5
	4.0	2.5
	8.0	1.25

三、保存

BoNT/A 经生理盐水稀释后不能长期保存。常温下，美国 FDA 推荐 BoNT/A 应在稀释后 4h 内完成注射，否则应处理掉。

未开封的保妥适®应保存在 2～8℃的环境中，而衡力®应在 -20～-5℃及以下冰箱中避光保存。

四、注射记录

记录内容应包括：① 治疗目标；② 功能评定，包括与目标相对应的治疗效果测评指标的基线值、对目标达成情况和重复测定值及其评价；③ BoNT/A 的商标名、剂量、稀释情况以及注射的靶肌肉；④ 后续治疗计划和不良反应；⑤ 用药者满意度问卷调查等。

第三节　定 位 技 术

迄今为止，国内外有 4 种比较常用的定位方法注射 BoNT/A。一般而言，对于表浅大块的肌肉可采用徒手定位注射技术；而对于躯干、细小的肢体或颈部等复杂动作的肌肉进行徒手定位注射有较高的难度，需要肌电图或电刺激引导的定位注射技术；对于深部肌肉、手部等精细复杂的肌肉也可采用超声引导定位注射，在条件许可情况下，采用超声影像技术与针极肌电图联合定位则更理想。但无论采用哪种定位方法，应以确保能够准确找出注射部位为原则。

一、体表定位法

体表定位法是定位注射技术的关键，注射者必须熟练掌握肌肉骨骼解剖及关节运动学，明确靶肌的起止点、分布及痉挛表现，并预测注射后可能产生的治疗效果及不良反应。常用下列 4 种方法进行定位。

1. 反向牵张指压法　沿注射靶肌肉长轴牵拉，诱发出肌张力增高、痉挛或阵挛，治疗者以一个或多个手指指腹触摸或按压靶肌肉痉挛的肌腹部，选择痉挛最明显位置，进行注射前定位。反向牵张指压法是一种经济、方便而有效的方法，特别适用三角肌、肱二头肌、股四头肌、腓肠肌等大肌肉进行定位，也是其他定位方法的基础（图 3-6）。该方法需 2 人或以上操作者完成，按下列步骤实施。

(1) 取适当体位，暴露注射部位，方便助手对靶肌进行反向牵张。

(2) 助手沿靶肌长轴反向牵张靶肌，同时诱发痉挛或肌张力增高，注射者触摸按压痉挛肌肌腹。

(3) 以每 1～3cm^2 一个位点为原则，在痉挛最明显的肌腹或隆起部位用记号笔定点，标记为注射点。

2. 连线定位法　上下肢浅表肌肉均可采取连线定位法进行定位。上肢以掌长肌为例，患者体位取仰卧位或坐位，前臂充分旋后，以肱骨内侧髁与手腕中点连线的上 1/3 中点即为注射点，用记号笔标记，见图 3-7A、B。下肢以比目鱼肌为例，腓骨小头与外踝连线的长度即为小腿的长度，股骨内外髁之间连线的距离即为小腿的宽度。两连线在腓骨小头与外踝之间连线中点垂直交叉，股骨内外髁之间连线的中点即为比目鱼肌注射位点，用记号笔标记，见图 3-7C。体表连线定位法标记上下肢相关肌肉靶点详见第 4 章、第 5 章，在此不再赘述。

3. 手指定位法　此方法适合注射者与患者身高相仿，不适合儿童体表注射位点的选择。对上下肢浅表部位的肌肉，以注射操作者 1 个或几个手指并指的宽度和示指的长度为测量单位，以邻近注射位点的骨性标志作为起点，测量选定靶肌拟要注射的位点。以上肢尺侧腕屈肌徒手定位为

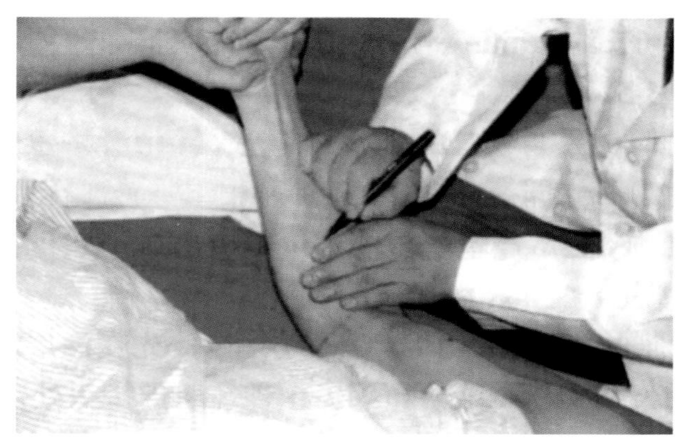

▲图 3-6　反向牵张指压法

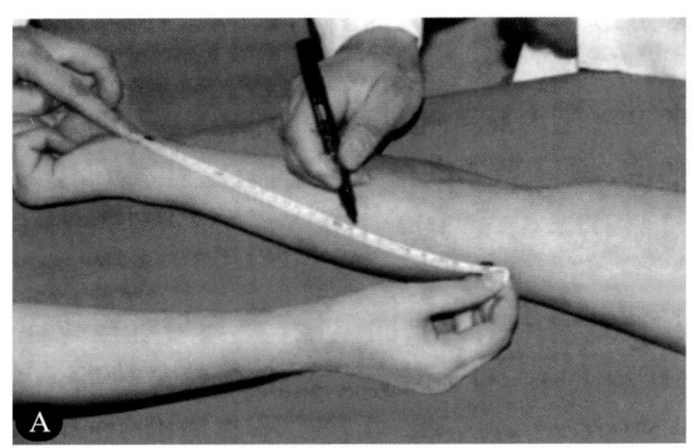

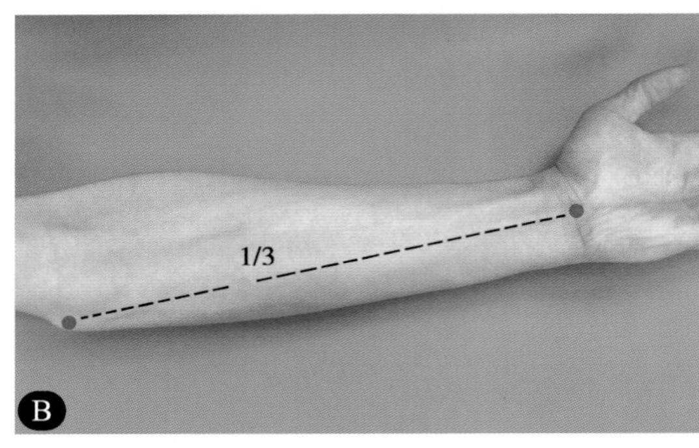

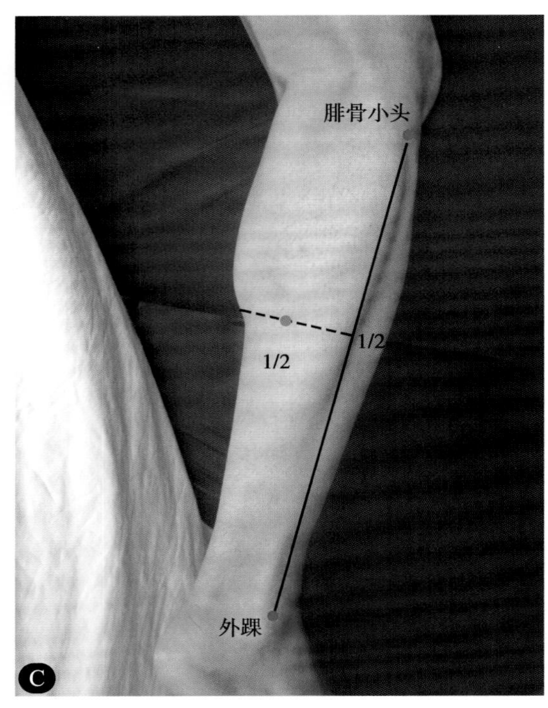

▲图 3-7　连线定位法

A. 掌长肌测量连线定位工具（皮软尺）；B. 掌长肌测量连线定位标记点示意；
C. 比目鱼肌测量连线定位标记点示意

视频 3-2
尺侧腕屈肌徒手定位技术

视频 3-3
注射观察定位法

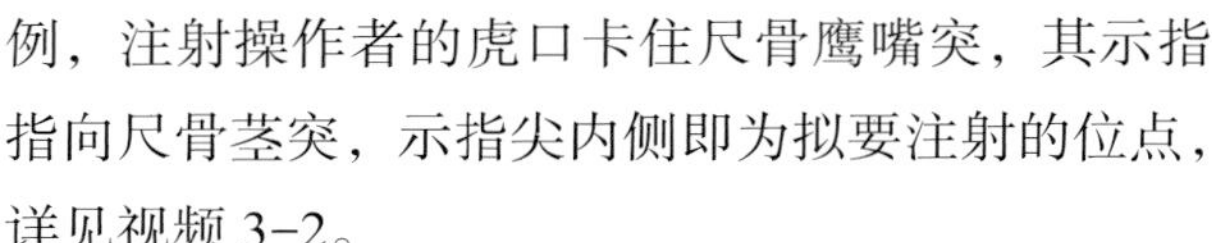

例，注射操作者的虎口卡住尺骨鹰嘴突，其示指指向尺骨茎突，示指尖内侧即为拟要注射的位点，详见视频 3-2。

4. 注射观察法　进针后牵拉靶肌肉收缩，观察注射器是否随着靶肌拉长收缩发生摆动，从而判断注射针头所处部位。此方法可针对一些较长或肌腹较薄的肌肉，如手指、脚趾的肌肉进行定位，在临床上也是行之有效的。治疗者以解剖基本定位后进针，当进针到肌腹时，靶肌肉受针刺激后本身会出现主动收缩，从而使肌肉长度发生了变化，然而皮肤是相对静止的，这种差异性移动就会出现注射器的倾斜，进而确认已进针至靶肌肉。如果进针后靶肌肉未出现主动收缩，穿刺者可给予靶肌肉相关关节被动牵拉，促使肌肉长度变化（视频 3-3）。

二、肌电引导 + 电刺激定位注射技术

1. 设备　BoNT/A 注射的肌电引导设备类似肌电图仪。该仪器利用肌电信号所转换成的视听信号探测肌肉异常放电部位，帮助精准定位，用以引导 BoNT/A 定位注射，缓解靶肌肉痉挛。

国内现常用的有两款 BoNT/A 定位注射用电刺激设备。其中一款由丹麦一家公司提供的 Clavis 产品。Clavis 电刺激仪兼有肌电图及神经肌肉电刺激两种功能。操作者进行 BoNT/A 注射时，可借助该设备准确快速定位靶肌注射位点，见图 3-8A。该产品还具有仪器面板简洁、操作简单易学、小巧方便等特点。目前在国内较多使用的另一款是由上海诺诚电气股份有限公司与加拿大合作生产的神经肌肉刺激仪 MyoVoice-Aow，见图 3-8B。该刺激

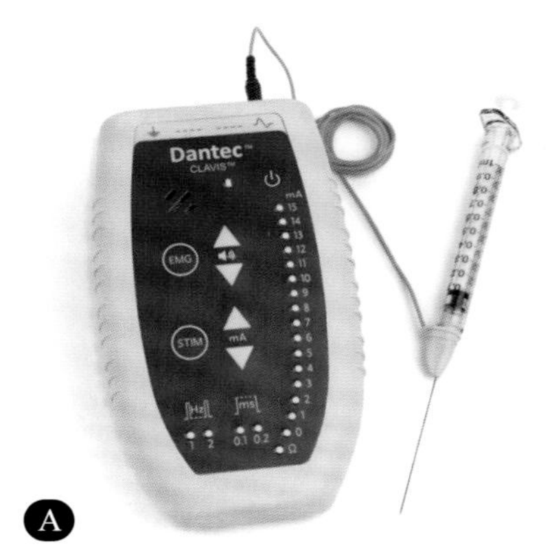

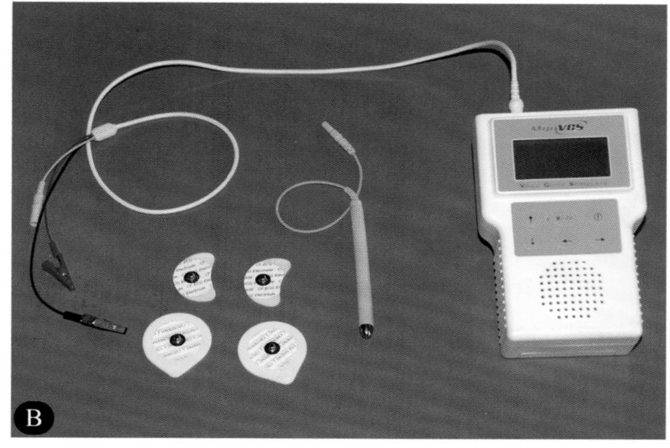

▲图 3-8　肌电引导电刺激仪
A. Clavis（丹麦）；B. MyoVoice-Aow（中国）

仪是利用肌电信号所转换成的视与听两种信号来探测痉挛肌，进行精确定位，并实施定量电刺激确定靶肌肉。该产品用于肉毒毒素、神经阻滞注射等，临床上很好用，见图 3-8。

(1) 工作原理：肌痉挛是上运动神经元损伤后的阳性体征，采用肌电检测仪可以记录到痉挛肌局部高水平的肌电信号。该仪器可通过把肌电信号转为视听信号来帮助临床医生确定信号异常位置，进而起到引导注射定位的作用。当注射针电极越接近异常部位时，发出声音的频率越高。也可运用该设备的电刺激模式来诱发肌肉收缩以确定注射位点。肌电引导定位设备具备肌电引导作用，须采用特氟龙涂层的空心电极注射针与肌电引导刺激仪相连接。

(2) 功能特点：肌电引导电刺激仪通常具备以下特点。① 刺激，可调频率、脉宽的电刺激，根据肌肉反应，随时调整频率，有助于寻找肌电信号异常的位点。② 声音，实时监听提示功能，操作者无须观察屏幕，即可了解痉挛肌肉放电情况。③ 引导，实时显示的各肌电指标及视听信号，有助于引导电极准确定位。

(3) 技术参数：以国产肌电引导电刺激仪为例，其基本技术参数如表 3-3。

表 3-3　肌电引导电刺激仪技术参数

输入阻抗	≥1000MΩ
幅频特性	0.2～10kHz
放大倍数	50、500、2500 可切换
电压噪声（RMS）	≤0.4μV
共模抑制比	≥110dB
工频陷波	50Hz 或 60Hz
音量控制	8 档音量调节
电流强度	0～100mA
脉冲输出频率	0.1～120Hz
脉冲输出宽度	50～1000μs
工作模式	连续工作
LCD 屏幕分辨率	160 × 64

2. 注射操作方法　以下操作方法使用的是国产肌电引导电刺激仪（MyoVoice-Aow）进行定位注射，肌电引导电刺激控制面板操作及屏幕显示参数调整详见该产品使用说明书。

(1) 参数设置：将工作模式更改为肌电模式，打开 EMG 波形显示及 RMS 值显示，调整声音增益及 EMG 波形扫描速度，打开背光显示。

(2) 电极放置：参考和接地电极采用表面电极，贴在邻近靶肌体表皮肤上，将其与电极线连接，刺激电极与注射针电极或刺激笔相连，注射针电极通常用特氟龙涂层的空心注射刺激两用针（见后述）。

(3) 体表定位：刺激电极采用刺激笔，电极固定后，打开电源，设定刺激参数后，调节电流输出强度，在体表定位选择的注射点上向周围移动刺激笔，寻找最小刺激能引起肌肉明显收缩的电刺激点，即在最小刺激即能诱发肉眼可见的肌肉收缩部位，此处表明刺激点在运动点的附近，是良好的注射位置。此时稳定电流输出强度，找到最小刺激强度下的最佳反应点，用记号笔进行标记，见视频 3-4。

依次类推，根据肌肉大小确定不同数量的注射位点。寻找拟要注射的其他位点。

视频 3-4
尺侧腕屈肌体表电刺激定位技术

(4) 体内定位：电极针刺入痉挛靶肌后，显示屏上可见异常的 EMG 波形及异常增高的 RMS 值，同时可闻及“嗒嗒嗒”的肌肉异常放电声。根据需要，穿刺针可垂直、斜行或水平进入靶肌肉。寻找靶肌肉内最小刺激即能诱发目标动作或目标肌肉收缩的注射位点。电刺激的基本操作方法类似于表面定位。最初的刺激是强烈的，以引起明显收缩或肌束“颤搐”为度，初始强度通常是 1～3mA，在这些点的目标是重置针尖以成功地减小强度，以便最小刺激引起最大颤搐。当靶刺激强度调整为 0.25～0.5mA 能引起较明显收缩时，此处可视为理想的注射位点。此时关掉电源，推注药物。依肌肉大小，按同样方法定位其他注射位点，并完成 BoNT/A 注射，如胫骨后肌注射位点刺激产生的是踝跖屈内翻，见视频 3-5。

视频 3-5
电刺激肌肉体内定位注射技术

3. 注意事项

(1) 对不能合作或不能忍耐的患者，可考虑注射治疗前给予短效镇静药。有鉴于此，注射者只能进行被动关节活动技术的操作，因为麻醉下患者不能主动活动。这种情况下，电刺激可能是更适合的选择方法。

(2) 肌电图引导定位的关键是测试时可通过主动和被动的关节活动，有效区别靶肌或代偿肌活动引出的动作电位。然而，肌张力障碍的患者，主动肌和拮抗肌的联合收缩可能会影响评价，决定注射哪块肌肉更合适，定位不仅是一项临床决策，操作者的临床经验也很重要。

(3) 某靶肌注射点注射完毕后，拔出注射针电极，将电流输出强度置零。重复上述步骤，选择另一注射点，直至完成全部靶肌位点注射后，关闭设备电源，取下电极片。电极片与注射针电极均为一次性使用产品，用后应弃之，不可用于其他患者。

三、超声引导定位注射技术

1. 设备 彩色多普勒超声诊断仪。其中，超声探头的选择至关重要。因肌肉的厚度个体差异大，需根据要注射靶肌肉的深度选择探头的频率。一般选择 5～12MHz 的线阵探头；若患者较肥胖或肌肉位置深，可选择 5MHz 的凸阵探头，增加穿透力，有关设备及应用介绍详见本章第四节。

2. 注射前准备

(1) 医生工作：除与患者或家属谈话，签署特殊治疗知情同意书及毒麻药品知情同意用表外，主管医生还需要做以下准备。① 肌骨超声或与 B 超室预约注射时间；② 开具注射前、后医嘱，包括注射总剂量、稀释容积、注射肌肉及位点数量等；③ 必要物品准备，如痉挛肌群肉毒毒素注射定位图谱等。

(2) 护士工作：① 遵医嘱稀释 BoNT/A 药品；② 操作用物品准备，包括普通外科口罩（2～3 个）、无菌手套（3～4 双）、一次性治疗巾；③ 无菌透明贴膜，通常是固定留置针用，贴敷超声探头上可替代探头的消毒，无菌超声耦合剂、注射针头数枚（牙科注射针或肝胆穿刺注射针）；④ 消毒用品（棉签、安尔碘）；⑤ 其他，如标记笔、胶圈、剪刀等。需要准备的物品详见表 3-4。

3. 使用彩色多普勒超声诊断仪的操作技术

(1) 首先应熟悉所用超声诊断仪操作面板及所有功能按键的用途，仪器设置所需参数，除频率、深度及增益外，一般设置好的参数不必随意变动。操作面板及功能键的调节方法详见仪器操作手册。

(2) 开机，输入患者信息。

表 3-4　中山大学附属第三医院康复医学科肉毒毒素注射物品准备登记表（人次）

名称	型号 / 规格	数量	确认	备注
备好的肉毒毒素	U/1ml	按需		按医嘱配制
肌电引导电刺激仪	台	1		
B 超机	台	1		
碘伏	瓶	1		
75% 乙醇溶液	瓶	1		
小棉签	包	5		
胶布	个	1		
输液贴	块	2		
无菌巾	条	2		
一次性治疗碗	个	2		
纸巾	包	1		
生理盐水	5ml/ 支	2		
粘贴电极	块	2		
电极针	长度 3.8cm；内径 0.5mm	1（按需）		红色 /0.5
注射针头	长度 1.5cm；内径 0.3mm	3（按需）		黄色 /0.3
注射针头	长度 3.8cm；内径 0.5mm	3（按需）		橙色 /0.5
注射针头	长度 8.0cm；内径 0.7mm	1（按需）		黑色 /0.7
治疗盘	个	1		
无菌耦合剂	条（袋）	2（按需）		
3M 贴膜	张	4		
清洁手套	盒	1		

(3) 根据检查部位选择探头，一般选择 5～10MHz 的线阵探头，见图 3-9A。若患者较肥胖或肌肉位置深，可选择 5MHz 的凸阵探头，以增加穿透力。选择 B 模式进行探查。

(4) 操作者戴无菌手套，进行操作。

(5) 在探头上贴大小合适的无菌透明贴膜，如自粘型薄膜敷料，规格通常在 6cm × 9cm，探头与皮肤接触面被贴膜全覆盖，注射靶肌肉体表消毒后需涂抹适量无菌超声耦合剂，或将无菌超声耦合剂直接涂在探头贴膜上（视频 3-6）。

如果没有无菌超声耦合剂，建议选择下述方法替代。① 涂适量耦合剂于超声探头上，用消毒胶套套住探头，当探头在皮肤表面移动时，去掉针头的注射器注射适量无菌生理盐水在探头和皮肤之间，用无菌生理盐水代替超声耦合剂。② 以无菌手套套住涂有耦合剂的超声探头，无菌利多卡因凝胶作为耦合剂涂于探头上，既能代替耦合剂，又可麻醉局部皮肤，减轻穿刺的疼痛。③ 用无菌指套装上 2～3ml 水，制作成水囊，其截面积略大于超声探头面积，置于探头和拟注射位点旁

视频 3-6
超声探头无菌使用的创新性方法

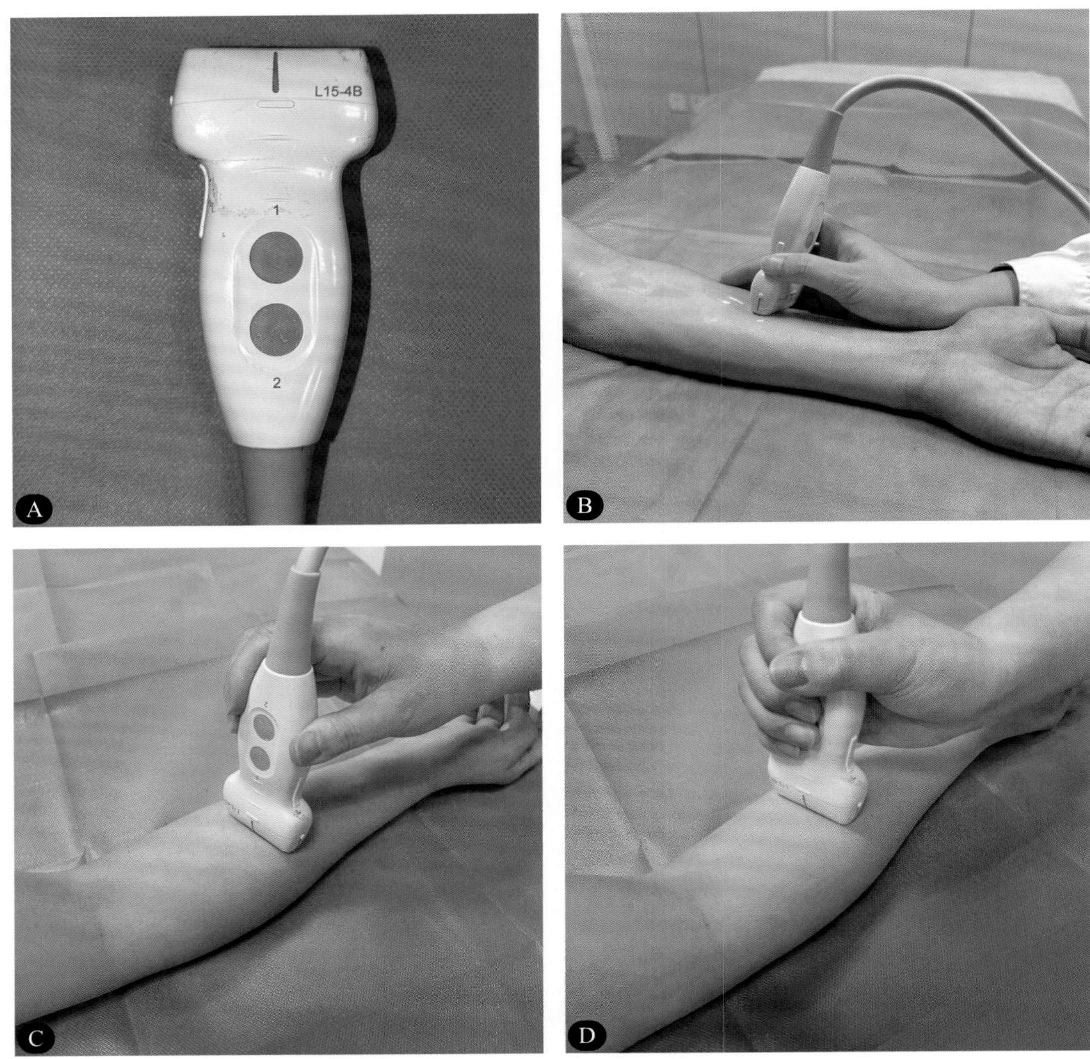

▲图 3-9　超声探头选择及握持方法
A. 矩阵线性探头；B. 正确握持方法；C、D. 错误握持方法

皮肤之间，可代替超声耦合剂，但需注意做好防漏水措施。

(6) 探头握持方法以轻松自然为原则，建议用“握笔法”，即以第一、二、三或第一、二、三、四指指尖握住探头，以第五指及小鱼际肌固定在皮肤上，既可保持探头与皮肤的良好接触，也可固定探头于拟注射平面，以免注射时探头滑开，正确握持方法见图 3-9B，错误握持方法见图 3-9C、D。

(7) 探头左侧有记号显示，与屏幕的左侧相对应。操作习惯上将探头有记号标志侧置于检查者左侧。

4. 超声引导注射操作程序

(1) 摆放体位：上肢取坐位或仰卧位；下肢取俯卧位；对于痉挛性斜颈等取坐位。

(2) 确定靶肌：可先用超声探头常规方法扫查靶肌位置，毗邻关系，确定靶肌及选择注射位点。对于四肢靶肌，一般选择上、中、下三个切面，并作记号标记，见图 3-10。常规碘伏消毒注射部位皮肤，选择合适的线阵探头（频率选择见前述）。将涂有灭菌超声耦合剂的贴膜探头置于拟注射靶肌表面，对于不同层次的靶肌，为获取更清晰图像，可通过调节深度、增益、分段增益、焦点位置等参数，使靶肌显像清晰。同时观察其周围是否有神经、血管，避免注射时误注或损伤。如果不熟悉解剖定位，可借助 BoNT/A 注射定位图确认靶肌肉及其毗邻关系。在彩色定位图的指导下，通过超声影像确认拟注射肌肉及横截面积，估计该肌肉的长度和体积，确定注射点数及注射剂量（视频 3-7）。

(3) 注射：选择适当长度的注射针头，以适当的进针角度，将针头刺入皮肤。在超声实时引导下将 BoNT/A 准确注入靶肌肉。进针时应注意几点。① 针头长度选择，对于上肢、头颈部，一般要求针头长 20～30mm，6# 穿刺针是首选。对于下肢，一般要求针头长度 50～80mm，肝胆穿刺针符合此要求。② 进针角度选择，有两种方式（图 3-11）。其一，平面外进针法。进针位点相距超声探头长轴中点 1.0~1.5cm，注射器与体表成 60° 角刺入皮内，操作者一手握持超声探头，另一手渐进性将针头刺入靶肌，通过调整探头角度追踪针尖位置，直至看到针尖到达靶肌适当位置后注药，此方法适用于深层靶肌（图 3-11A、B）。其二，平面内进针法。注射针在超声探头长轴正下方进针，整个针头在超声探头视野内可视，与体表倾斜的角度

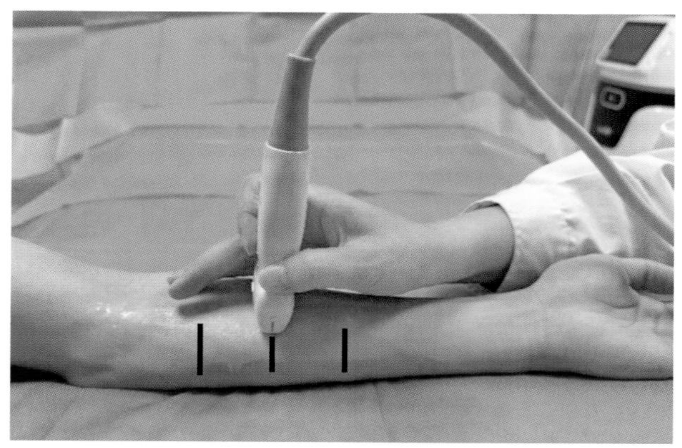
▲图 3-10　超声定位体表标记

视频 3-7
超声定位下前臂肌肉声像图的识别

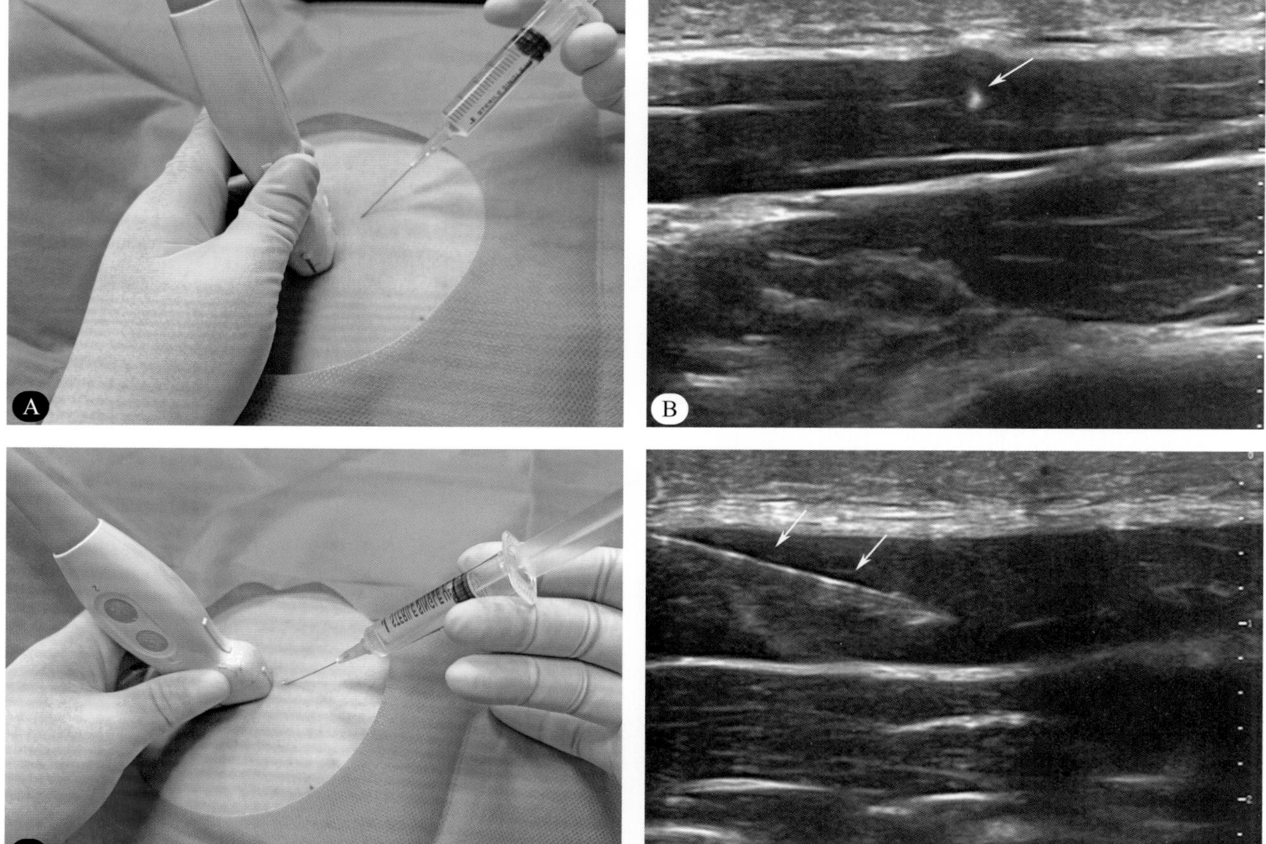
▲图 3-11　超声引导定位注射进针方式
A. 平面外进针位点与超声探头关系；B. 针尖在靶肌位置的声像：↑. 针道路径
C. 平面内进针位点与超声探头关系；D. 针尖在靶肌位置的声像：↑. 针道路径

视靶肌深浅决定，此方法适用于表浅靶肌肉注射（图 3-11C、D），具体操作见视频 3-8。③ 进针速度，进针速度不能太快，以边进边推方式向纵切面深刺，通过显示屏上实时显像，可见注射针头刺入肌肉的动态图像。进针的同时，超声探头可在原位置上改变方向，追踪针头到达的位置，通过光标标示拟要注射的位点，见视频 3-9。④ 进针过程中避免其他组织损伤。超声引导注射过程中，对深层部的肌肉，除要求针头准确到达指定位置外，进针过程中应设法避开血管、神经，避免刺入大血管引起出血或注射损伤。

视频 3-8
超声探头握持方法与定位注射进针角度选择方式的关系

视频 3-9
趾长屈肌超声引导定位注射技术

四、超声联合电刺激引导定位注射技术

采用超声联合电刺激定位引导注射，两者结合，优势互补。定位引导注射方法简述如下。

在超声影像引导下，按解剖结构探测到靶肌后，根据超声测得的肌肉长度、厚度（横切面积）决定注射的位置和深度，并做标记。取电刺激仪，连接特氟龙涂层的空心注射针头，靶肌周围皮肤贴上参考和接地电极并与电刺激仪连接。然后在超声显示屏声像图引导下，从标定的注射位点刺入特氟龙涂层的空心注射针，进一步确认位置的正确性后，调节电刺激器至最小电流引起肌肉最大收缩时，即可注射（视频 3-10）。

视频 3-10
胫后肌超声加电刺激引导定位技术

五、各种定位注射技术比较

肉毒毒素注射定位方法包括按解剖徒手定位、电刺激定位、肌电引导定位、超声引导定位以及 CT 定位等，每种方法均有其优缺点。结合文献及临床观察，下面对各种定位技术略作比较，供读者临床实践中视自身具体情况选择比较适合的定位方法。

1．总体评价

(1) 徒手定位注射：对于表浅、大肌肉定位相对有利，简单实用，是其他定位方法的基础，但无法对深部肌肉进行精准定位。

(2) 电刺激定位注射：能准确定位于神经肌肉较密集的区域，即运动点。但体表电刺激也只能对表浅肌肉的运动点进行定位，当运动终板因为肌肉形状不同而呈现不同的分布形态时，体内电刺激不失为很好的补充。电刺激更适合不愿意或不能随意收缩肌肉的患者。

(3) 肌电引导定位注射：是通过运动单位电位数判断受累的肌肉及痉挛的程度，确定针电极应该放置的靶肌位置。但是在被动活动的靶肌和非靶肌的随意主动活动中缺乏运动单位的活动，而主动肌和拮抗肌的共同收缩可能混淆肌电图对痉挛肌的评定和判断。

(4) 超声引导定位注射：能够在实时动态显像下进行穿刺，尤其对深部和较小肌肉的定位有明显优势。超声纵切位时可探及肌肉长轴影像，横切时可探及肌肉短轴影像。确定所选肌肉及与周边神经血管关系、进针方向和预定位置，准确避开周边神经血管，避免药物误注入血管和邻近其他的非靶肌，减少出现意外或非预期的后果。注射中可观察到针尖所在靶肌内的位置，能观察到药物弥散的情况。但是因为不同肌肉重叠、且非平行排列，超声与注射针之间角度的问题（除非超声的探头上可嵌入注射器，始终保持与探头平行），尤其当不熟悉解剖位置的情况下，以普通注射针穿刺仍有可能误将邻近肌肉作为靶肌进行注射。超声对靶肌及层次定位较好，但不能确定运动终板的具体部位，即对肌肉具体运动点的定位仍有局限。超声设备成本较高，需要超声专业医师参与并协助，经过规范培训过肌骨超声诊疗技术的康复专业医生，也可以独立操作超声引导定位注射。

(5) 超声联合肌内电刺激引导定位注射：不失为比较理想的定位技术。超声可直观显示肌肉等组织的形态，属于解剖学范畴，而电刺激可客观探测肌电信号，属于生理学手段，两者结合，优势互补。当实施肌内电刺激时，超声显示屏上直观可见靶肌收缩。若刺中其他肌肉，亦可见相应的肌肉收缩，电刺激可增加定位靶肌的准确性。在超声影像辅助下可正确找到靶肌的同时，肌肉内电刺激能定位到运动终板，即最小刺激引起最大肌肉收缩的位置，此处注射后能达到较好的治疗效果。此外，超声加电刺激定位比单独用电刺激器注射定位疼痛程度轻，因为超声定位可减少穿刺的次数及时间，避免对其他组织的误刺造成损伤而引起的疼痛。这有利于不能配合及对疼痛耐受差的儿童患者的治疗。但此种定位方法费时，需要设备多，不利于临床推广应用。

2. 不同定位技术的应用选择　BoNT/A 注射治疗的效果取决于准确的定位及使用的剂量。人们希望 BoNT/A 在阻断突触前神经末梢的同时其扩散性在能够允许的范围内。在目前常用的定位注射技术中，徒手定位并不能保证注射位点的准确性，Chin 等的研究报告表明，即使是表浅的肌肉，通过解剖标志及反向牵张的徒手定位法，在桡侧腕屈肌、尺侧腕屈肌注射的准确率分别只有 12%、16%，胫骨后肌准确率也只有 12%，即使是肱二头肌的注射准确率也只能达到 62%。普遍认为肌电引导定位是 BoNT/A 注射的“金标准”，可通过肌电信号提供靶肌的痉挛程度，识别残存功能，据此分配注射剂量，如为治疗足内翻和改善步态通常需要选取胫骨后肌，由于这块肌肉位置较深，鉴于徒手定位有很大的局限性，若不用肌电或电刺激引导，有可能放弃注射这块肌肉，影响康复治疗的整体效果。所以在有条件情况下仍应推荐在肌电或电刺激引导下进行定位注射。但肌电引导定位不能很好地区分靶肌与毗邻肌肉的解剖位置关系，最好还要通过主动、被动牵伸，不断调整进针位置来判断注射位点的准确性。除此之外，当肌电或电刺激定位针触碰的神经不能产生感觉或电刺激反应时，容易误导。因此，这些定位法取决于检查者的经验，具有不可复制性。相比之下，超声影像技术具有实时、动态显像的优势，提供了肌肉的形态学变化，不仅能提高 BoNT/A 注射位点的准确性，还能保存图像进行研究、比较、分析。特别是对于一些无法控制运动或有关节畸形、不能听从指令配合注射的患者，以及一些在体表难以触摸的深层肌肉（如梨状肌、髂腰肌、胫骨后肌），通过超声影像引导定位可以准确地注射 BoNT/A，并能避免损伤血管、神经以及其他结构组织。在一些高度危险的注射部位（如斜角肌、肋间肌），通过超声定位还可以避免损伤肺组织，对于因流涎需要对面部的腮腺或下颌下腺进行 BoNT/A 注射的患者而言，超声影像引导定位更具其他定位技术无法替代的优势。

在某种情况下，肌内电刺激技术定位比肌电引导更优越。在经典的“被动”肌电图引导技术中，注射器的针头作为一个探测电极去检测运动单位电位的本能信号活动，通过随意的指令产生的电活动或通过选择性被动伸展肌肉之后产生反射性活动。而电刺激性技术中注射器针尖会反复地将单电极——记录电极的刺激传递到靶肌肉中。阳极是表面电极，通常放置在肢体的对侧，以避免由阳极造成的混杂收缩。当一个极小的刺激电流引发靶肌肉的收缩而邻近的肌肉没有出现收缩，那么针尖正是位于靶肌肉中而不是其他肌肉。可以通过肉眼观察或触摸肌腱证实。虽然两种方法都能确定针尖在肌肉内，但是电刺激技术能更可靠地证实针尖是否位于特定的肌肉内。

几种定位方法的比较见表 3-5。

3. 不同定位技术对肌痉挛的治疗效果　前文已述及，超声影像引导定位对深层肌内注射比肌电图引导明显优越，髂腰肌、胫骨后肌就是一个实例。通常情况下，由于这些肌肉位置深，很难达到准确进针定位。国内外有一些应用超声定位的文献报道：Westhoff 等选取因脑瘫、遗传性

表 3-5　几种定位方法的比较

方法	优点	缺点	适用对象
超声影像引导定位	对注射部位性质及其周围结构（神经、血管）均有良好的识别度；可实现精准定位，能有效减少注射误差，也具诊断作用	对仪器和技术要求较高，需要有相应技术培训	对不同部位痉挛肌肉适用，且可应用于唾液腺、下颌下腺、环咽肌肉等注射
肌电引导定位	通过肌肉放松时探及的阵发性肌电募集现象（运动单位点位数），判断肌肉痉挛程度，确定累及的肌肉及分布范围，能准确找到神经肌肉结合点	有一定创伤，但特殊人群（儿童），由于配合程度差，肌电定位与肉毒毒素注射点一致性不高，对专业操作技术要求高	深层、小肌肉，如痉挛性斜颈，面肌痉挛等
电刺激引导定位	比较准确定位靶肌肉运动点，使注射接近神经肌肉接头处	刺激反应因人、因刺激强度而异	适合随意运动少，严重痉挛患者；孤立的肌群或肌束，如手、前臂肌肉
徒手定位	经济、便捷，适合基层应用，减少 EMG 给患者的痛苦及不配合带来的定位误差	深层、小肌肉无法准确定位，难以定位主要痉挛点	四肢、表浅大肌群如肱二头肌、股四头肌、腓肠肌等

痉挛性偏瘫、Perthes 病所致髂肌功能性短缩患者 13 例，采用超声定位技术，实施 BoNT/A 治疗，获得较好效果。超声探头的频率 5～7.5MHz，置于腹股沟前下方，以股骨头作为标志取纵切面，在股骨头上方，超声下可见髂肌直接与关节囊相毗邻，选用注射针长度为 120mm，在超声实时显像引导下直接穿刺进针达髂腰肌，按体重 10～20U/kg 计算剂量，每块肌内注射剂量 500U（Dysport），常规随访 3～6 个月。在注射时及随访中，所有接受治疗的患者没有出血、感染、神经血管性意外等情况发生，注射后运动功能获得明显改善。显而易见，对于深层、解剖结构复杂的部位，进针位置及注射部位在超声实时监控下安全有效。Depedibi 采用多项功能评分也充分证明超声引导下髂腰肌注射肉毒毒素可明显改善脑瘫患儿的运动功能，可有效地避免因肌痉挛可能产生的坐位平衡及步态异常甚至关节半脱位的发生。但也有研究表明，髂腰肌注射 BoNT/A 未能改善与帕金森病有关的躯干前屈表现。

理论上，肌电图提供的是肌肉电生理特征变化，超声影像可获得肌肉的形态学特征，两者若结合应用，可优势互补，定位注射毫无疑问将更加精准。Willenborg 报道，采用上述联合定位方式对 28 例伴髂腰肌痉挛的脑瘫患者实施肉毒毒素注射，获得了更为理想的治疗效果。TO 等将这种联合定位方法引导肉毒毒素注射治疗咬肌肥大，同样收到明显的疗效。

脑卒中后足内翻常与胫骨后肌痉挛有关，在临床实践中，我们采用超声引导下 BoNT/A 注射胫骨后肌、长屈肌、趾长屈肌，注射后 2 周及 4 周，分别采用步态分析、动态平衡检测，结果表明患者的步行功能明显改善。杨远滨等为对比超声影像联合电刺激与单独电刺激两种定位方法的疗效，将 40 例脑卒中患者随机分为 2 组，A 组 20 例用联合方法定位，B 组 20 例用单独电刺激定位，注射靶肌为腓肠肌、比目鱼肌和胫骨后肌。注射 BoNT/A 总量每位患者 < 500U，注射后无论是疼痛评分（VAS）还是 2 周后的步行速度及改良的 Ashworth 评分，A 组的疗效都显著优于 B 组，差异有显著性（$P < 0.05$），与国外的报道结果一致。该文作者认为对于不熟悉解剖位置、在超声引导下有可能误将邻近肌肉作为靶肌进行注射的操作者而言，若以肌内电刺激针穿刺，超声直视下刺中靶肌，这样将有助于增加定位靶肌的准确性。该研究也证实，超声联合肌内电刺激定位可实现更加精准的注射。其研究者发现，超声定位的肌肉层次内，并不是针尖到达视屏所见的中心部位就引起肌肉收缩，而是要在附近区域适当寻

找后才能得到最佳注射位点，考虑这可能与肌肉的不同形态造成不同的运动终板分布有关。

4. 值得注意的问题　无论选择何种定位注射方法，在注射时，有必要再强调下列几点。

(1) 最佳注射部位理论上是位于肌肉深部的运动终板，由于 BoNT/A 可从注射部位向周围充分弥散，往往可“自行找出”活跃的神经肌肉接头处，进而达到最佳疗效，因此，没有必要强调一定在运动终板处注射。实际上在临床实践中也很难做到。

(2) 对于由几块边界清楚的小肌肉组成的大肌肉，如股四头肌、肱二头肌、胸锁乳突肌、腓肠肌等则需要对每块小肌肉的主要部分进行分别注射，才能达到比较理想的效果。反之，由于 BoNT/A 药液的弥散，邻近的肌肉也可能会受累，产生肌肉无力，如胸锁乳突肌注射，可能导致吞咽肌肉受累，产生吞咽困难，对此提前要向患者解释。

(3) 对于肌纤维横向平行排列的肌肉，只有横着在肌腹的多个部位注射，才能比较有效地降低肌张力，但是，对于肌纤维纵向排列的肌肉，则可能要沿着纵轴方向在多个部位注射才能有效。

(4) 在一块肌肉上如何进行分层和（或）多位点注射？应视肌肉的横截面积、体积确定。即使是中等大小的肌肉也可以这样注射，以便增加药物弥散，阻滞更多的神经肌肉接头。但应注意，过多的注射位点会延长注射时间、可能增加患者的不适感，出现疼痛诱导的一过性肌张力升高。

(5) 做好记录至关重要，注射后及时填写 BoNT/A 注射记录表，记录的内容包括 BoNT/A 剂量和稀释情况、类型和注射部位，以及每块肌肉的注射位点数量。由主管医师将每位患者所有有关的 BoNT/A 注射资料（知情同意书、B 超报告单、肉毒毒素注射记录单、注射前后各种评估单）汇总归档。

鉴于上述，康复医师和其他专业的临床医师应根据患者的实际情况，选用不同的定位方法，有条件的单位可采用超声与电刺激方法的结合，以达到使用尽量小的药物剂量，取得最佳的治疗效果。

（窦祖林　温红梅　姜　丽）

第四节　超声引导设备

随着科学技术的发展，越来越多的高新技术应用于超声设备中。因此，超声诊断仪的发展也由起初的一维超声扫描及其显示方式发展为二维甚至三维的超声扫描和显示方式，大大增加了回波信息量，使生物体内的病灶清晰、易辨，在临床上被越来越广泛地应用在各专科疾病的诊断、评估和治疗中，作为介入治疗的主要引导工具，超声诊断仪成为与 CT、同位素扫描、磁共振并列的四大医学成像技术之一。超声成像具有三个特点：① 超声波为非电离辐射，在诊断用功率范围内对人体无伤害，可经常性地反复使用；② 超声波对软组织的鉴别力较高，在对软组织疾病诊断时具有优势；③ 超声成像设备使用方便、价格便宜，以上特点使得医学超声成像具有强大的生命力和发展前途，是其他成像技术所无法替代的现代影像诊断技术（本书中如未加特指，超声描述均为 B 型超声）。

一、概述

1. 超声波　属于声波的一种。但其每秒的振动次数（频率）甚高，超出了人耳听觉的上限（20 000Hz），人们将这种听不见的声波叫作超声波。超声波具有良好的方向性，当在人体内传播过程中，遇到密度不同的组织和器官，即有反射、折射和吸收等现象产生。

2. 超声波检查　超声波检查是利用超声产生

的波在人体内传播时，通过示波屏显示体内各种器官和组织对超声的反射和减弱规律来诊断疾病的一种方法。根据示波屏上显示的回波的距离、弱强和多少，以及衰减是否明显，可以显示体内器官组织的功能状况。医用超声波常用的频率范围为 2～10MHz。

3. 超声诊断仪 超声诊断仪有各种档次，种类繁多，先进的高档仪器结构复杂，具有高性能、多功能、高分辨率和高清晰度等特点。超声诊断仪通常由一个主机、一个控制面板、一个显示屏、多个探头组成，见图 3-12。

4. 分类 按图像信息显示的成像方式，超声诊断仪可分为 A 型超声诊断仪、B 型超声诊断仪、M 型超声诊断仪、D 型超声诊断仪、三维超声诊断仪等。

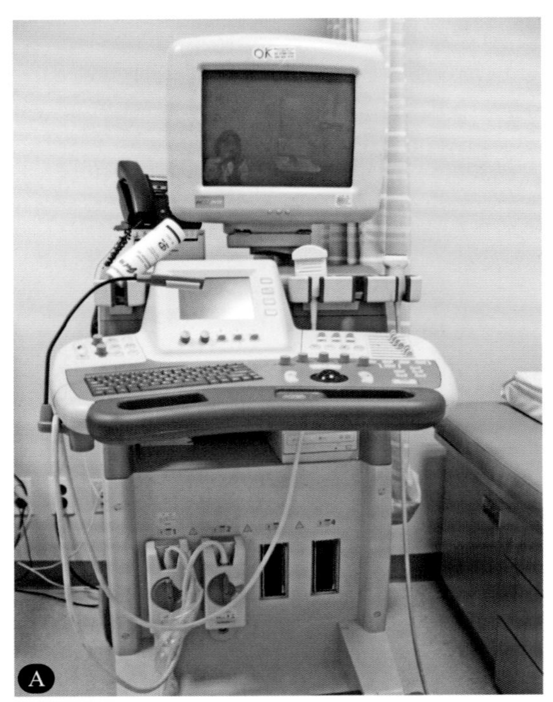

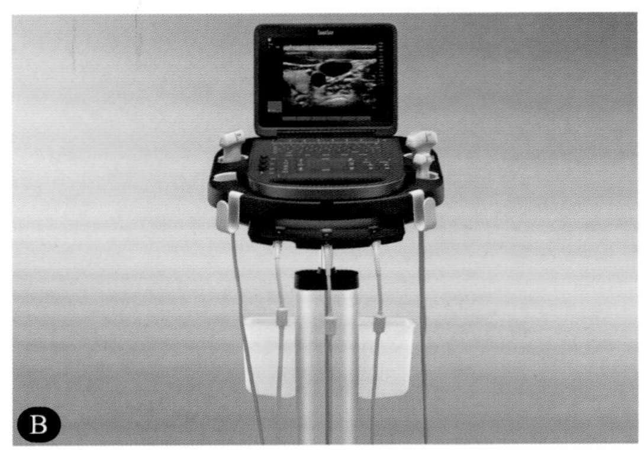

▲图 3-12 超声引导设备
A. 台式；B. 便携式

5. 多普勒效应 所谓多普勒效应，就是当一定频率的超声波由声源发射并在介质中传播时，如果遇到与声源作相对运动的界面，则其反射的超声波频率随界面运动的情况而发生变化，这种现象称为多普勒效应。界面向着声源运动，反射波频率增高；界面背着声源运动，反射波频率降低。

进行肌骨系统超声检查的超声诊断仪与检查内脏器官的超声诊断仪并无不同。但超声引导下进行肌内注射时，由于靶组织表浅，需要配以高频的线性探头（5～10MHz）。且因常需观察组织血流情况，故需具有多普勒功能。

二、工作原理

1. B 超成像的基本原理 其基本原理是将一束高频超声脉冲发射到生物体内，再接收来自生物体内各组织之间界面处反射的回波，经电子电路和计算机的放大、处理、显示，形成了 B 超图像。可观察内脏器官的形状、大小及各器官的相互位置、器官的活动以及器官内的异物等，从而判断器官的是否正常。

2. B 超工作过程 B 超的关键部件是超声探头，犹如人体的眼睛一样。探头内部有一组超声换能器，是由一组具有压电效应的特殊晶体制成。这种压电晶体具有特殊的性质，就是在晶体特定方向上加上电压，晶体会发生形变，反过来当晶体发生形变时，对应方向上就会产生电压，实现了电信号与超声波的转换。当探头获得激励脉冲后发射超声波（同时探头受聚焦延迟电路控制，实现声波的声学聚焦），然后经过一段时间延迟后再由探头接收反射回的回声信号，探头接收回来的回声信号经过滤波、对数放大等信号处理。然后再经过数字扫描转换器电路变换形成数字信号，在 CPU 控制下进一步进行图像处理，合成视频信号送给显示器形成我们所熟悉的 B 超图像。事实上，就是 B 型超声诊断仪将接收的回声信号以光点的形式显示出来（回声强则光点亮，回声弱则光点暗），当探头声束按次序移动时，示波屏上的点状回声与之同步移动。扫描形成与声束方向一致的切面回声图，属于二维图象，故也称作“断层图像”。一种称为口袋超声的设备，CPU 内置与探头内，可放在口袋里随身携带，超声显像软件可安装在手机里，使用更方便。

3. B 超应用优点　B 型超声诊断仪应用于肌骨系统检查，具有如下优点：① 无创伤、无痛苦，方便经济；② 分辨率高，靶肌及其周围神经血管清晰可见；③ 实时动态显像；④ 真实性强、直观性好、容易掌握和操作方便等优点。鉴于上述，B 型超声诊断仪是肉毒毒素注射比较理想的定位工具。

三、B 型超声下不同组织声像特征

1. 正常肌肉的声像特征

(1) 肌纤维与肌膜的声像特点：肌肉由肌纤维构成，肌纤维在超声声像图上呈低回声。骨骼肌的每条纤维外包裹有一层薄的结缔组织膜，为肌内膜（endomysium），多条肌纤维构成一束肌肉，外由结缔组织包绕，称肌束膜（perimysium），多个肌束构成整块肌肉，其外包裹有肌外膜（epimysium），相邻的肌肉之间，由筋膜分隔，称肌间隔。正常的肌束膜、肌外膜和肌间隔均呈强回声（图 3-13）。

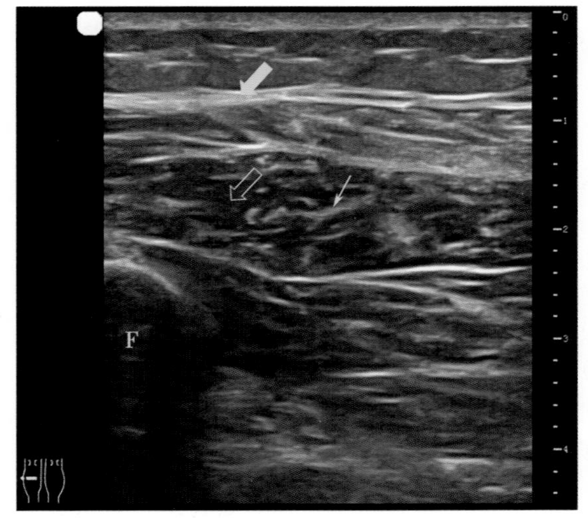

▲图 3-13　腓肠肌正常声像

肌肉纤维为低回声（黄色空心箭头所示），内可见强回声的肌束膜（黄色细箭头所示），外有强回声的肌外膜和两块肌肉之间的肌间隔（黄色实心箭头所示）；F. 骨骼

(2) 纵切面与横切面的声像特点：在超声声像图上可以真实而清晰地显示不同肌肉的肌束排列方式的差异。肌束的走行与肌肉纵切面平行时，若探头沿整块肌肉长轴纵切，纵切面可见在低回声的背景下，平行分布均匀的线状高回声，后者为肌束膜，如肱二头肌就属于这种类型（图 3-14），横切面呈现为在低回声背景上的均匀分布的点状高回声（图 3-15），这些点状高回声是肌束膜和肌外膜的横断面回声。

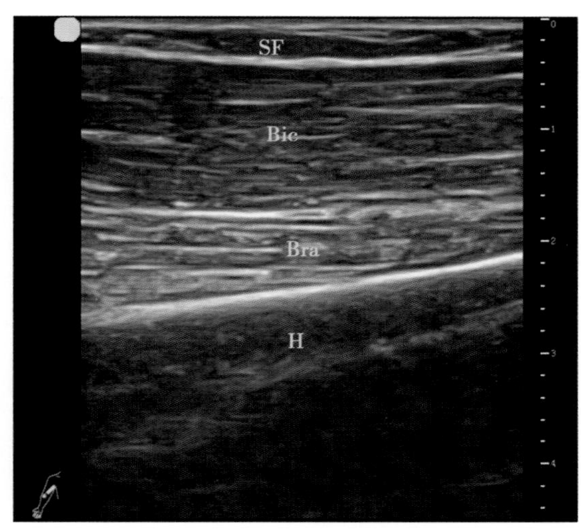

▲图 3-14　纵切面声像的特点

纵切面显示肌束长轴与整块肌肉长轴平行排列

SF. 皮下脂肪层；Bic. 肱二头肌内侧头；Bra. 肱肌；H. 肱骨

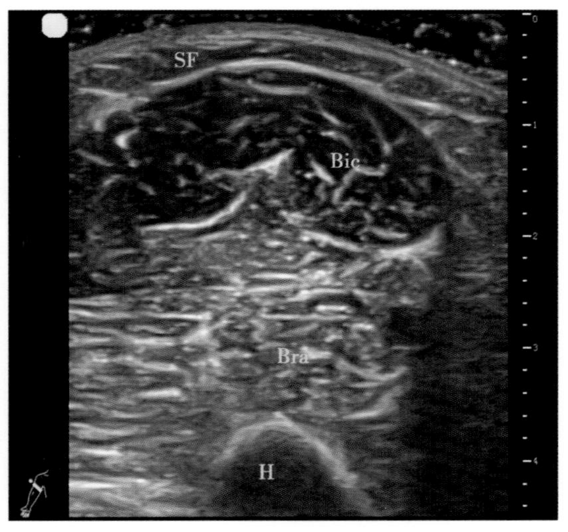

▲图 3-15　横切面声像的特点

横切面显示肌束膜和肌外膜为均匀分布的点状高回声

SF. 皮下脂肪层；Bic. 肱二头肌内侧头；Bra. 肱肌；H. 肱骨

2. 周围神经的声像特征 在高频超声声像图上，周围神经在其纵切面方向表现为多发的、相互平行的、管状低回声束，被不连续的强回声线条分隔；在横切面方向表现为多发小圆或椭圆形、低回声束，被强回声线包绕形成网状结构（图 3-18）。低回声束代表神经结构中的神经纤维束，强回声线为包裹在神经纤维束周围的神经束膜，由于每一束内神经纤维的含量不同，故声像图上低回声束的粗细也不相同，而超声所能显示的神经纤维束的数量要明显少于组织学检查中所实际观察到的数量。神经的这种束状结构在大多数的周围神经均可见到，探头频率越高，其束状结构越清晰（图 3-16）。

在肌肉内识别周围神经及其显像特征，其意义在于超声引导下 BoNT/A 注射进针时应避开神经，避免误注。

3. 血管的一般声像图特征 彩色超声可观察到肌肉内的血管信号，血管声像在能量血流图下很容易看到肌肉内动、静脉位置及血流状态。动脉无回声，有搏动；静脉无回声，可压缩（图 3-17）。

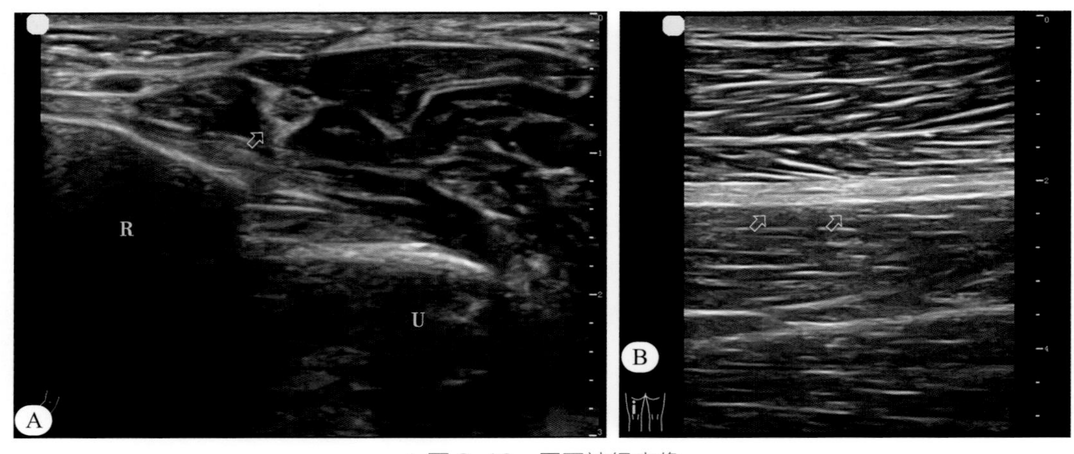

▲图 3-16 周围神经声像

A. 横切面所示正中神经多发小圆形低回声束被强声线包绕形成网状结构，黄色空心箭头所示；R. 桡骨；U. 尺骨

B. 纵切面所示在股二头肌下方，坐骨神经呈线状强回声影，黄色空心箭头所示

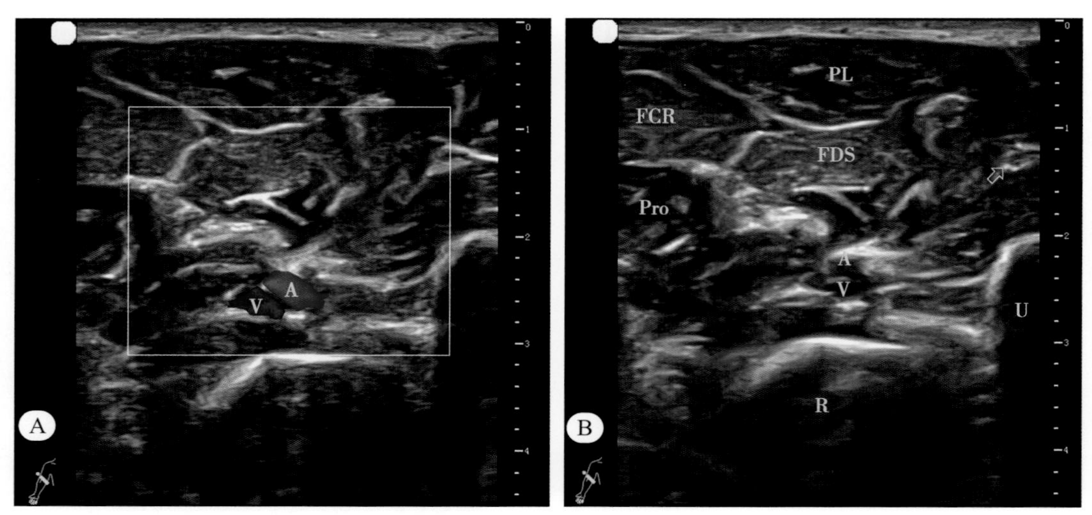

▲图 3-17 尺动、静脉声像

A. 超声显示尺动、静脉位于指浅屈肌下，实时动态显像可见动脉的搏动。A. 尺动脉；V. 尺静脉

B. 声像：Pro. 旋前圆肌；FCR. 桡侧腕屈肌；PL. 掌长肌；FDS. 指浅屈肌；

FDP. 指深屈肌；U. 尺骨；R. 桡骨；⇧（空心箭头）. 尺神经

4. 皮肤及皮下组织的声像图特征　正常声像图上，皮肤为位于人体最表浅的厚度和回声均匀一致的一层强回声。皮下脂肪为较均匀的低回声（图 3-18），有些皮下脂肪内可见散在的线状强回声，称为纤维膈，再下方的强回声为筋膜。

5. 骨骼的声像特征　声像图显示骨表面为线状的强回声，后方有黑色声影。正常骨骼声像图应为连续、光滑，局部无碎片的隆起（图 3-19）。

熟悉骨骼声像图特征，可作为寻找和辨认靶肌肉的参照标志。如在前臂中段横切面下，可见指深屈肌位于尺骨前外侧，包绕着尺骨。根据其解剖学横切面间的关系，可判断指浅屈肌、桡侧腕屈肌、掌长肌的相应位置及不同肌肉间的毗邻关系，见图 3-20。以此类推，胫骨后肌位置虽然较深，超声下在小腿近端横切面下可见，胫骨后肌位于胫腓骨之间；卧位下检查可见趾长伸肌位于胫骨外上方，而踇长伸肌位于腓骨偏内侧，与胫骨后肌毗邻，见图 3-21。

6. 注意事项

(1) 肌纤维只有采用线阵探头才能清晰显示，根据要检查的深度选择探头的频率。检查下肢肌肉一般选择 5～7MHz，如股四头肌、小腿三头肌等。上肢肌肉可选用 10～12MHz，如检查肱二头肌、前臂肌群等。

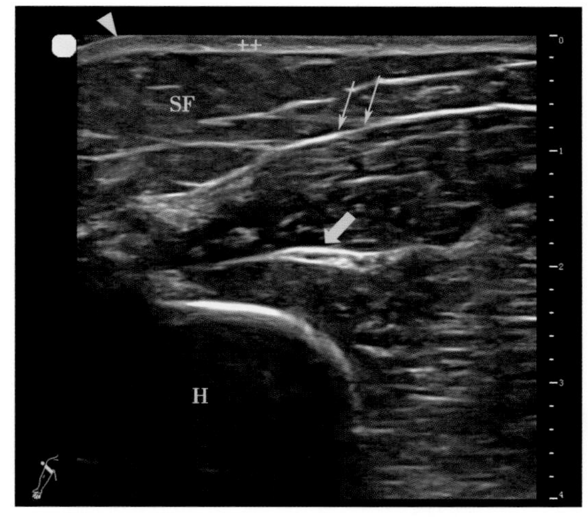

▲图 3-18　正常皮肤、皮下组织声像

▼. 皮肤；＋＋. 表皮；↑（细箭头）. 筋膜；⬆（粗箭头）. 纤维膈；SF. 皮下脂肪；H. 肱骨

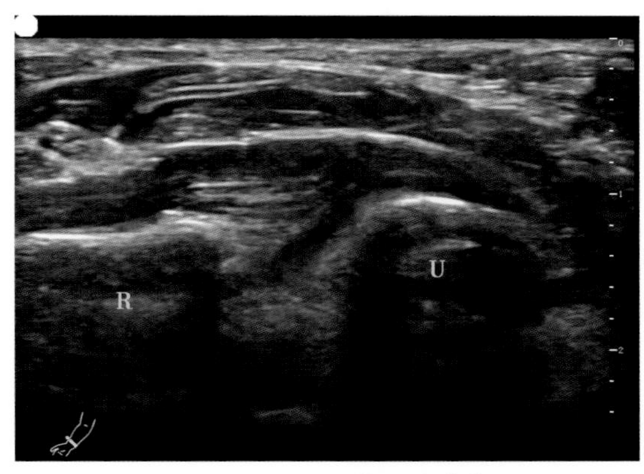

▲图 3-19　正常骨骼声像

U. 尺骨；R. 桡骨

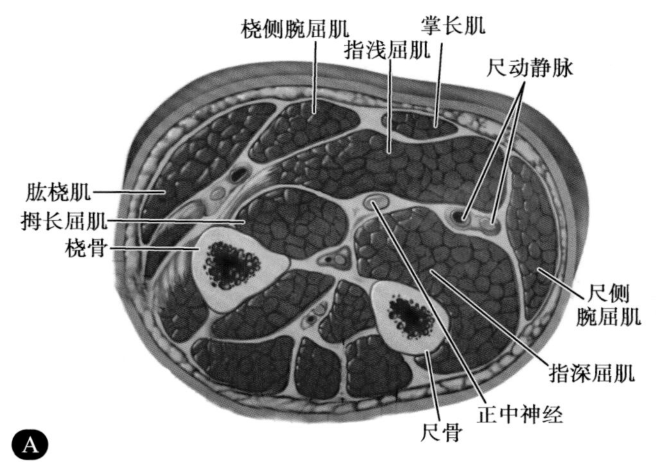

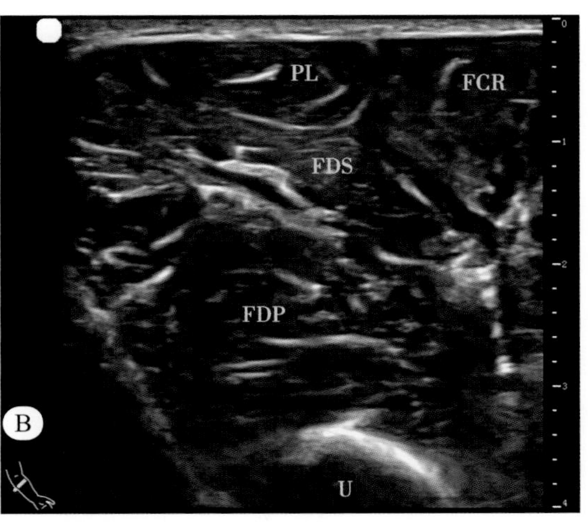

▲图 3-20　前臂中段横截面与声像

A. 前臂中段横截面。B. 声像：PL. 掌长肌；FDS. 指浅屈肌；FCR. 桡侧腕屈肌；FDP. 指深屈肌；U. 尺骨

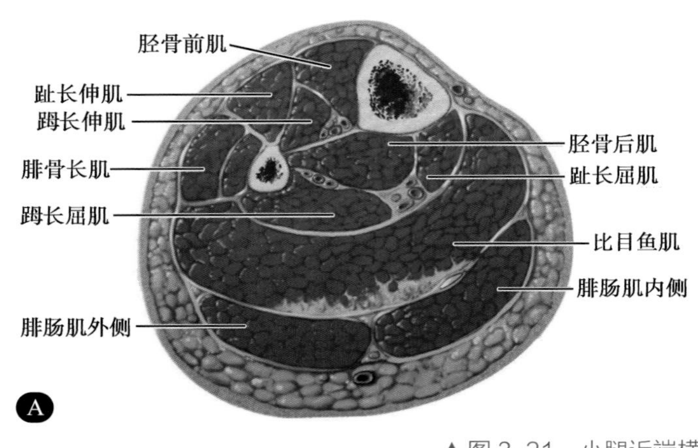

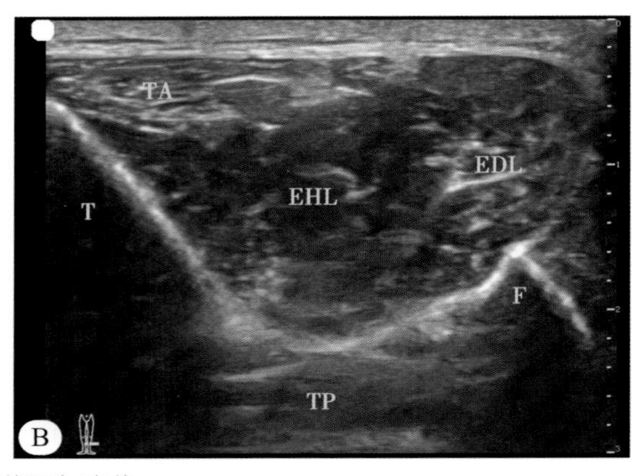

▲图 3-21 小腿近端横截面与声像

A. 小腿中段横截面。B. 声像：T. 胫骨；F. 腓骨；TA. 胫骨前肌；EDL. 趾长伸肌；EHL. 踇长伸肌；TP. 胫骨后肌

(2) 应掌握所要检查肌肉的功能，采用相应的体位，给予反向牵张，使肌肉处于紧张状态更能清晰显示其内的纤维结构。如小腿后群肌有屈膝和屈踝（跖屈）功能，检查时应使患者伸直膝关节和踝足背屈。

(3) 肌肉的厚度个体差异极大，双侧对比检查更有意义。

(4) 在注射前打开多普勒成像模式对拟注射靶肌肉进行查看，确认血管位置。扫查时注意探头不要加压（避免静脉压闭），并多置耦合剂使图像更清晰。

四、B 型超声诊断仪常用技术参数

一般来说，只要符合下列技术参数的 B 型超声诊断仪，均可满足 B 超引导定位注射的要求，详见表 3-6。

表 3-6 全数字化 B 型超声诊断仪技术参数

扫描方式：电子线阵
显示模式：B
超声频率：5.0～10.0MHz（可视可调）
探头规格：宽频、变频探头
显示深度：≥240mm
数字化二维超声灰阶成像单元
扫描速率：全视野，18cm 深度时，帧频≥30 帧 / 秒
数字式声束形成器：全数字全程动态聚焦；发射声束聚焦：≥8 段
放大功能：18 段实时声学放大；局部放大：画中画局部放大功能（动态滤波和对数压缩）
灰阶：≥256 级
聚集方式：声透镜、可变孔径
增益范围：0～90dB 连续可调
分段增益调节：8 段
横向分辨率：≤2mm；纵向分辨率≤1mm
图像倍率：16 级图像倍率可调
显示器：≥15 寸液晶显示器

续表

图像处理：具有前处理、相关处理、内插、伽马校正、边缘增强、穿刺引导、帧相关
存储功能：图像可永久存储
声功率：8 级可调
灰阶曲线：自定义灰阶曲线，曲线可视可调
注释图像：添加、修改注释，添加箭头
电影回放：≥1000 帧，可自动回放，手动回放，单帧回放，回放帧数可视可调。
B 模式基本测量：距离、角度、周长和面积（椭圆法 Ellipse、轨迹法 Trace）、体积、狭窄率等
语言功能：具有中英文切换、中英文输入功能
探头接口：大于或等于 2 个接口
输出接口：DVD-ROM；VGA 输出接口；USB 接口；复合视频输出并行通信接口；串行通信接口；辅助网电源输出接口
彩色多普勒功能，动态范围

五、超声图像处理程序

出于教学或科研目的，对于获得的超声图像需要进行处理。可按仪器操作说明，予图像添加中英文注释，添加体位图，添加箭头等编辑处理。也可通过电影回放功能再现操作过程及对目标的动态观察过程。

（姜　丽　窦祖林　谢梦姝）

第五节　肉毒毒素注射针的选择

一、特氟龙涂层电极注射针

在正常情况下，由于肌肉纤维动作电位的干扰，终板电位不易观察。因此，目前尚未有可靠的临床方法进行终板电位的定位，现仍采用空心外涂聚四氟乙烯或称为特氟龙（TeflonTM）的注射针作为肌电探测针去寻找静息肌肉中特定的终板电位。

终板电位包括终板噪音和释放的单相波峰。终板噪声是位于基线上不规则的低电压（10～40μV）波。如有时遇到“海贝壳”的声音可能是神经肌肉接头的微型终板诱发电位的反映。单相波峰是当集中的针头轻微的从终板噪音的位置上移开时才出现的。它们几乎表现为阴性的征象（可能是双相记录电极发生），并且随机释放，与规律的纤颤电位不同。当针头接触到终板区域时会出现疼痛，操作时探测针的移动应当缓慢而平滑。

有鉴于此，特氟龙涂层的空心电极针与单纯的针式肌电图检查所用的同心圆针是两种针，前者是用于肌电引导电刺激定位注射两用针，而后者是单纯用于肌电图检查或单纤维肌电图检查的针状电极，不具有注射针头的功能。

二、常用电极注射针的选择

目前，国内外通用的有 6 种型号电极注射两用针，部分见图 3-22，直接与注射器相联的电刺激针均由不锈钢加特氟龙涂层制作而成。这些注射针的区别在于针身直径、长度不同。操作时须慎重选择，以便注射时针头能达到拟注射部位。电极注射针规格、型号及用途见表 3-7。

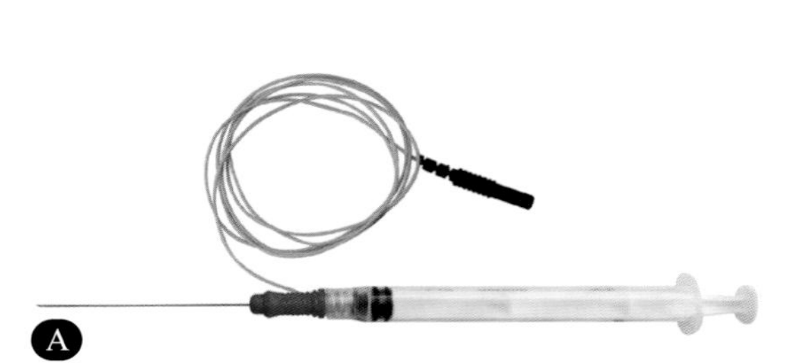
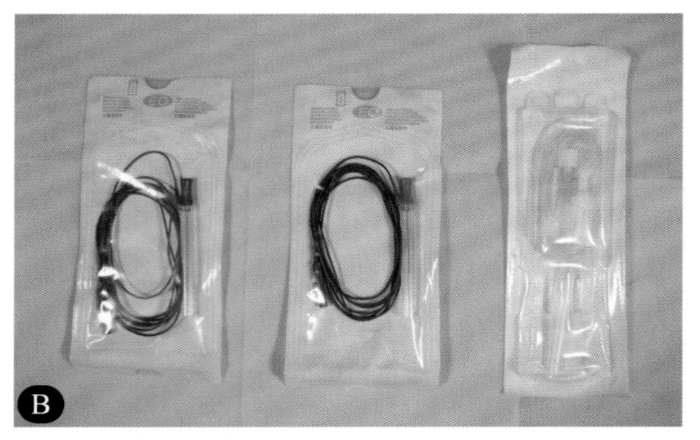

▲图 3-22　不同型号电极注射两用针

A. 直接与注射器相联的电刺激针；B. 各种型号电刺激针

表 3-7　TeflonTM 涂层空心电极注射针规格及用途

编号	规格	型号	用途
1	一次性肉毒注射 / 肌电监测用针，25mm × 0.3mm（30G），1.5mmTPC	9013s0421	用于浅层肌肉
2	一次性肉毒注射 / 肌电监测用针，25mm × 0.41mm（27G），1.5mmTPC	9013s0431	用于浅层肌肉
3	一次性肉毒注射 / 肌电监测用针，37mm × 0.41mm（27G），1.5mmTPC	9013s0441	用于上肢、躯干肌肉 如肱二头肌，胸大肌
4	一次性肉毒注射 / 肌电监测用针，37mm × 0.46mm（26G），1.5mmTPC	9013s0471	用于上肢 / 下肢表浅大肌肉 如腓肠肌、股四头肌、肱二头肌等
5	一次性肉毒注射 / 肌电监测用针，50mm × 0.46mm（26G），1.5mmTPC	9013s0451	用于下肢大肌肉 如股四头肌、髋内收肌
6	一次性肉毒注射 / 肌电监测用针，75mm × 0.64mm（23G），1.5mmTPC	9013s0461	用于深层肌肉 如胫骨后肌、髂腰肌

（姜　丽　卫小梅）

参考文献

[1] Matak I, Lacković Z, Relja M. Botulinum toxin type A in motor nervous system: unexplained observations and new challenges. J Neural Transm (Vienna), 2016, 123 (12): 1415-1421.

[2] Bonikowski M, Chrościnska-Krawczyk M, Pyrzanowska W. Functional improvement of young children with cerebral palsy treated with integrated/intensive rehabilitation and botulinum toxin injections. Neurol Neurochir Pol, 2023, 57 (2): 183-188.

[3] Khan A, Hazart A, Galarraga O, et al. Treatment Outcome Prediction Using Multi-Task Learning: Application to Botulinum Toxin in Gait Rehabilitation. Sensors (Basel), 2022, 22 (21): 8452.

[4] Kaya Keles CS, Ates F. Botulinum Toxin Intervention in Cerebral Palsy-Induced Spasticity Management: Projected and Contradictory Effects on Skeletal Muscles. Sensors (Basel), 2022, 22 (21): 8452.

[5] 何飞平, 陈立峰. 杜继萍. 不同定位方式进行 A 型肉毒毒素注射对脑瘫患儿疗效的影响. 吉林医学, 2021, 42(8): 1964-1965.

[6] 欧海宁, 沈建虹, 陈红霞. 超声引导和徒手肌肉定位法用于 A 型肉毒毒素治疗脑卒中患者痉挛性足下垂内翻的临床效果. 中国康复医学杂志, 2011, 26 (8): 728-733.

第 4 章　上肢痉挛定位注射技术

第一节　肩关节内收内旋

一、典型异常表现

肩关节内收内旋是常见的上肢屈曲异常模式的主要表现，累及的肌肉包括胸大肌、大圆肌、背阔肌和肩胛下肌（图 4-1）。

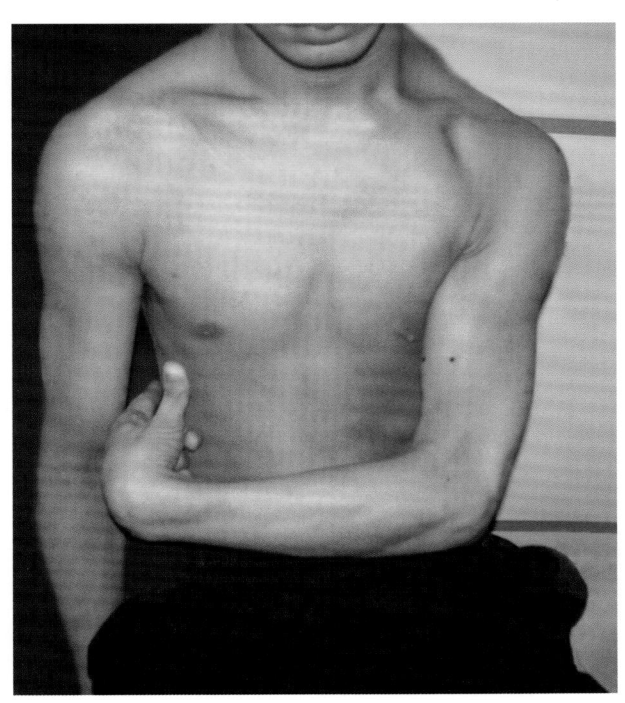

▲图 4-1　肩关节内收内旋

二、涉及肌肉及解剖

1. **胸大肌**（pectoralis major）（图 4-2）

［起点］ 锁骨内侧半、胸骨、第 1～6 肋软骨。

［止点］ 肱骨大结节嵴。

［作用］ 肩关节前屈、内收、内旋。

［神经支配］ 胸外侧神经、胸内侧神经。

2. **大圆肌**（teres major）（图 4-3）

［起点］ 肩胛骨下角背面。

［止点］ 肱骨小结节嵴。

［作用］ 肩关节后伸、内收、内旋。

［神经支配］ 肩胛下神经。

3. **背阔肌**（latissimus doris）（图 4-4）

［起点］ 下 6 个胸椎棘突、全部腰椎棘突、髂嵴。

［止点］ 肱骨小结节嵴。

［作用］ 肩关节后伸、内收、内旋。

［神经支配］ 胸背神经。

4. **肩胛下肌**（subscapularis）（图 4-5）

［起点］ 肩胛下窝。

［止点］ 肱骨小结节。

［作用］ 肩关节内收、内旋。

［神经支配］ 肩胛下神经。

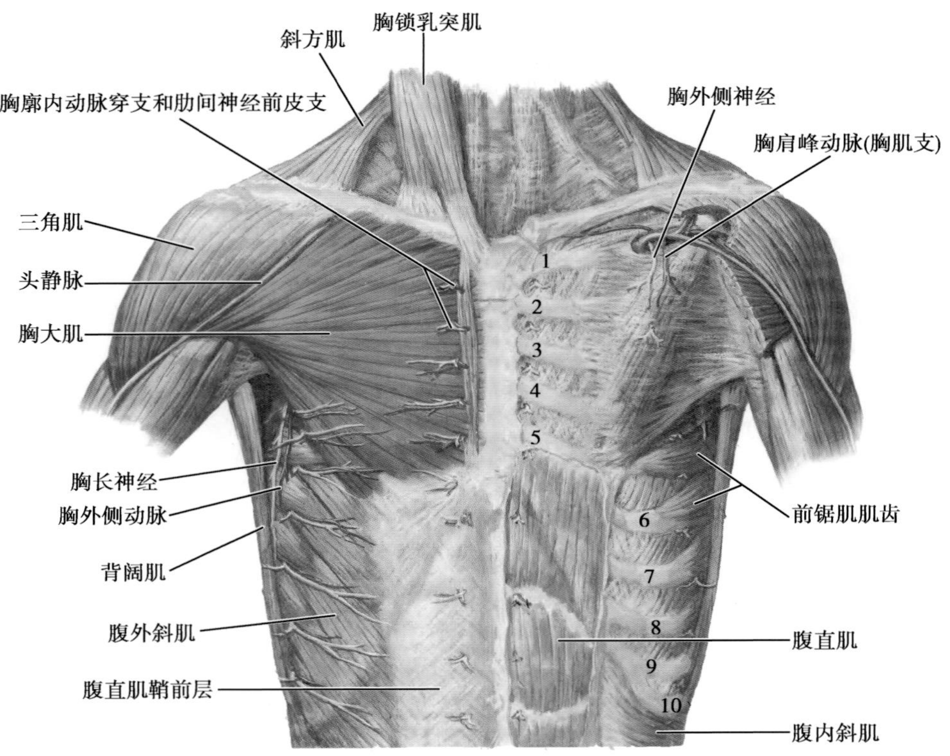

▲图 4-2　胸大肌解剖

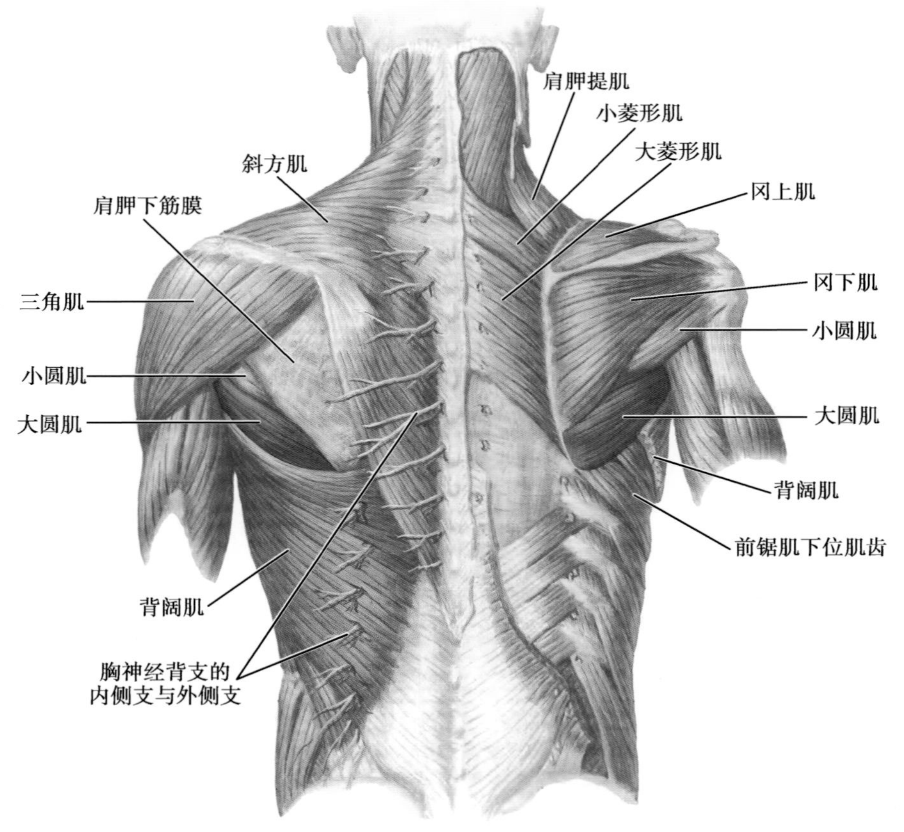

▲图 4-3　大圆肌解剖

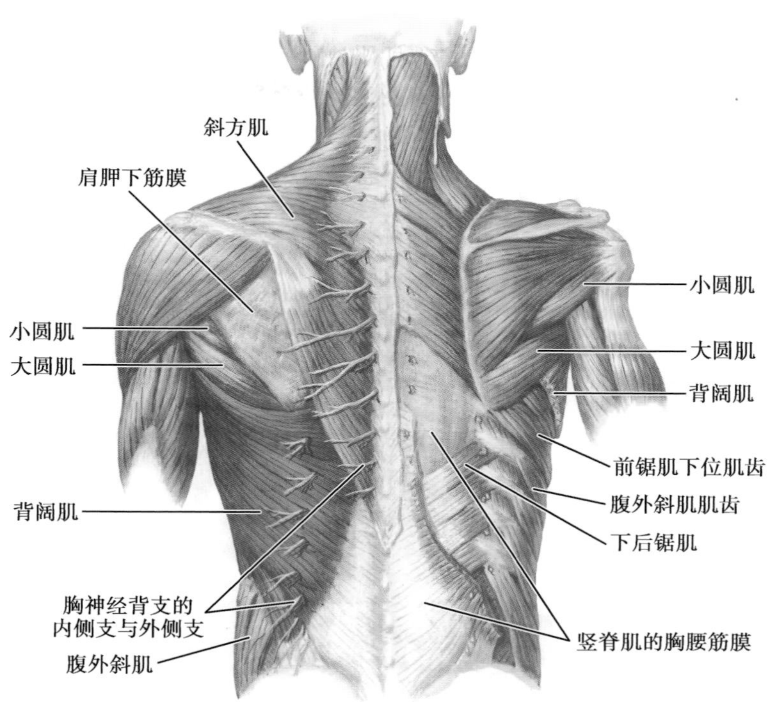

▲图 4-4　背阔肌解剖

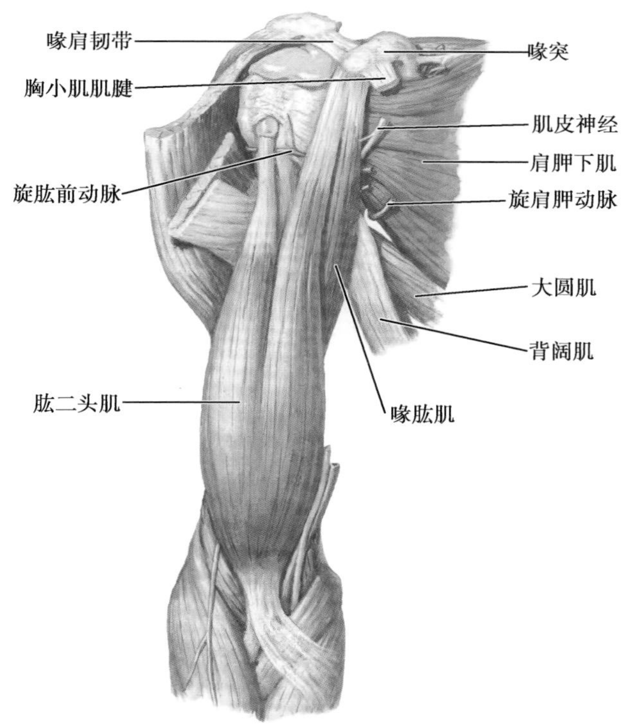

▲图 4-5　肩胛下肌解剖

三、徒手定位注射

1. 胸大肌

［体位］ 仰卧位或坐位。

［定位］ 胸大肌位于腋窝前方边缘，喙突正下方；肩被动外展或主动抗阻内收肩关节时，可明显触及胸大肌下束（腹部）。肩外展90°，然后屈肘，两手掌在下颏的高度对压可明显触及胸大肌上束（锁骨部）；若两手掌在乳头处对压，可明显触及胸大肌中束（胸肋部）。

［注射点］ 锁骨部于锁骨中点下1横指宽处水平进针；胸肋部在腋前襞外侧旁开2横指处进针（图4-6）。

2. 大圆肌

［体位］ 俯卧或坐位，患者肩关节被动外展并屈肘。

［注射点］ 沿肩胛骨外侧缘方向，于肩胛下角上方3横指处刺入皮肤后朝肩峰方向进针（图4-7）。

3. 背阔肌

［体位］ 患者俯卧位或坐位，手臂位于身体一侧，手掌向上。

［注射点］ 沿腋窝后缘，距腋窝后缘3横指处，用拇指和示指夹住腋后襞，于两手指之间进针（图4-8）。

4. 肩胛下肌

［体位］ 患者取坐位或俯卧位，患侧上肢置于背后，使肩胛骨内侧缘上翘呈翼状。

［注射点］ 在脊柱旁肩胛内侧缘斜插进针，针尖朝向外侧及肩胛骨下方（图4-9）。

四、电刺激定位注射

1. 体表电刺激定位注射 按照体表标记定位法（图4-10）。地极和参考电极置于三角肌上，刺激笔放置于定位点上，同时调节电流输出强度，选择最小的能引起靶肌（肩内收内旋肌）明显收缩的电流强度，此时稳定电流输出强度，在定位点周围移动刺激笔，取肌肉收缩最明显处做出修正标记，选择此点定位注射（图4-10）。图中蓝色圆点为注射点，红色圆点为体表标志点，本书标识下同。

2. 体内电刺激定位注射 采用特氟龙涂层注射针头定位和注射。定位方法同体表电刺激。将特氟龙涂层注射针与电刺激器的记录电极相连，从标记的定位点刺入肌层，打开电源给予电刺激，同时调节电流强度，直至出现可见的靶肌（肩内收内旋肌）收缩动作。调节针头方向，达到同一刺激强度下使该肌肉收缩达最大幅度时，接上注射器，注射药物。

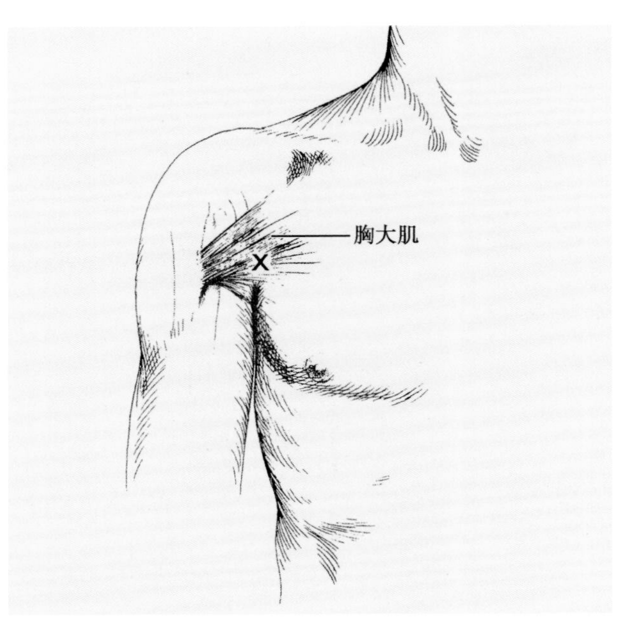

▲图4-6　胸大肌胸肋部注射点

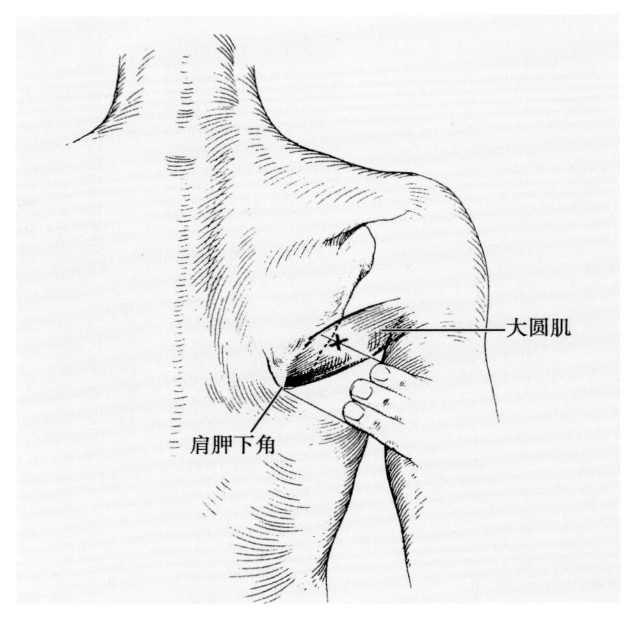

▲图4-7　大圆肌注射点

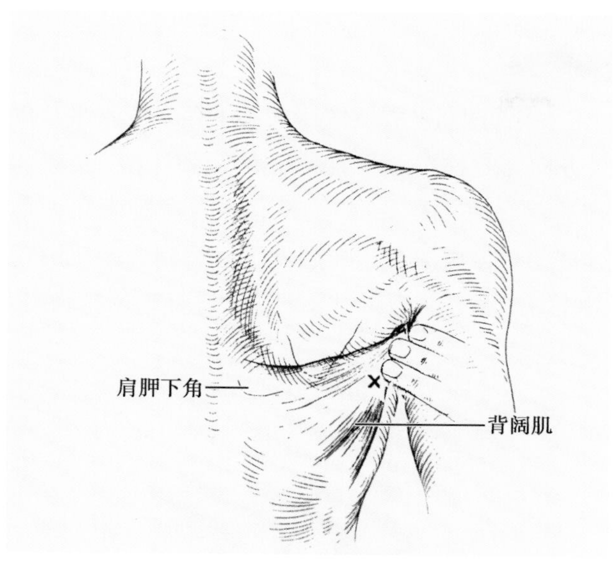

▲图 4-8　背阔肌注射点

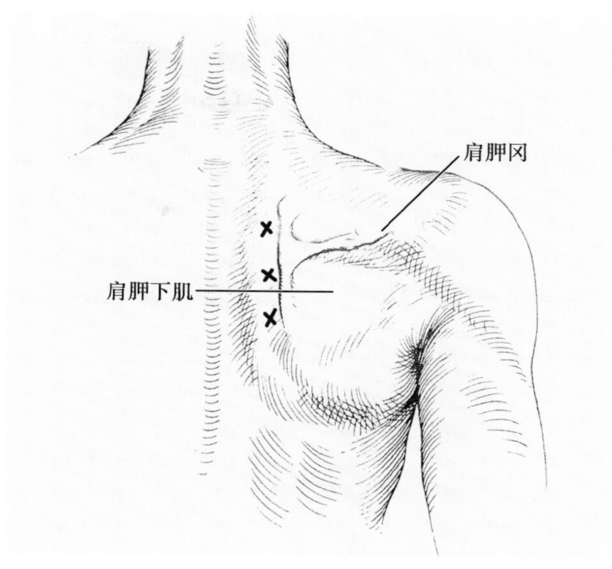

▲图 4-9　肩胛下肌注射点

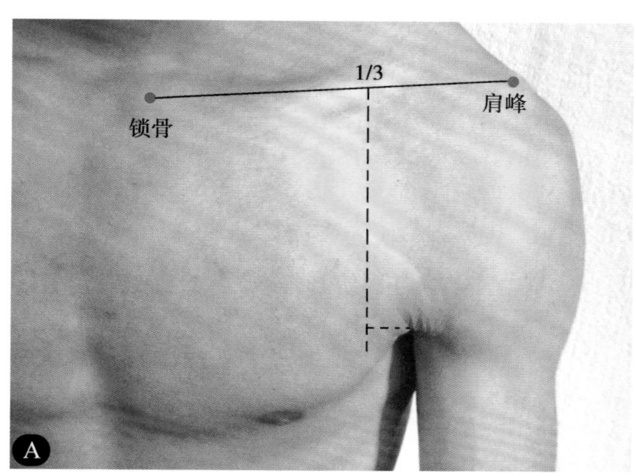

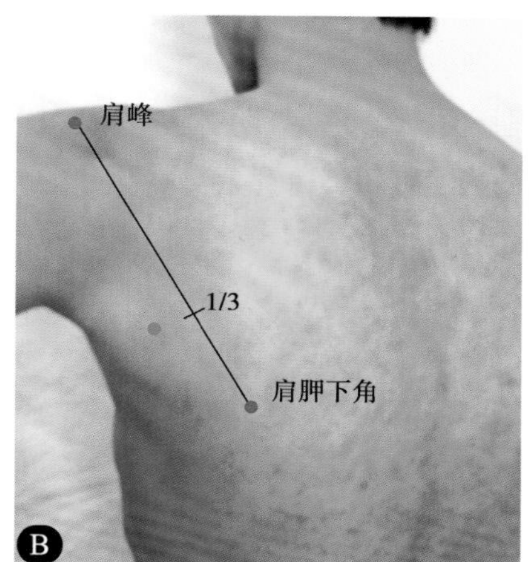

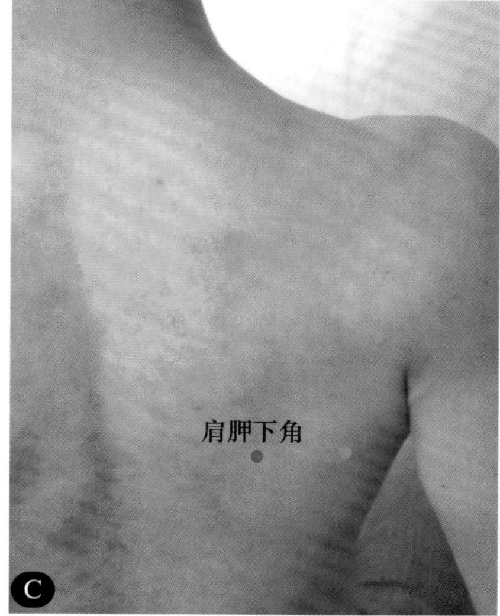

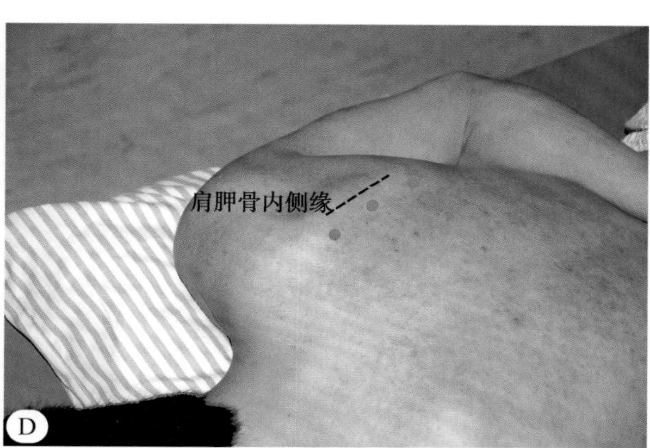

▲图 4-10　肩内收肌群注射点

A. 胸大肌；B. 大圆肌；C. 背阔肌；D. 肩胛下肌

五、肌电引导定位注射

按照徒手定位法或体表标记定位法进针。打开肌电引导仪电源，在静息状态下或肩关节被动外展外旋位下，观察靶肌动作电位波幅和波幅的有效值，或调节音量，听到“嗒嗒嗒”声，波幅越高、声音越大提示痉挛程度越严重。调节针头方向与深度，接上注射器，在合适的靶点下注射药物。

六、超声引导定位注射

1. 解剖截面图（图 4-11）

2. 超声引导定位注射

(1) 胸大肌：患者取仰卧位，将超声探头垂直放置于同侧腋前襞上方 2cm 位置（图 4-12），超声影像中第一层肌肉即为胸大肌，横截面积较大。其下为胸小肌，较易识别。被动内收外展肩关节，可见胸大肌随牵张的被动收缩影像。在超声引导下穿刺进针到达靶肌肉，注射药物。

(2) 大圆肌：超声探头垂直置于患侧肩胛下角与肩峰连线内 1/3 处，超声下可见肩胛下角影像（图 4-13）。其上方就是大圆肌位置，截面为扇形。上下移动探头，可观察到大圆肌上方的冈下肌，下方为背阔肌。被动内旋或外旋上臂，可见大圆肌收缩影像。在超声引导下穿刺进针到达靶肌肉，注射药物。

(3) 背阔肌：探头置于肩胛下角下方水平，探头方向与脊柱中线垂直。超声影像上第一层肌肉就是背阔肌（图 4-14）。其上方为肩胛下角，通过被动后伸肩关节，在超声下可看到背阔肌的动态收缩影像。在超声引导下穿刺进针到达靶肌肉，注射药物。

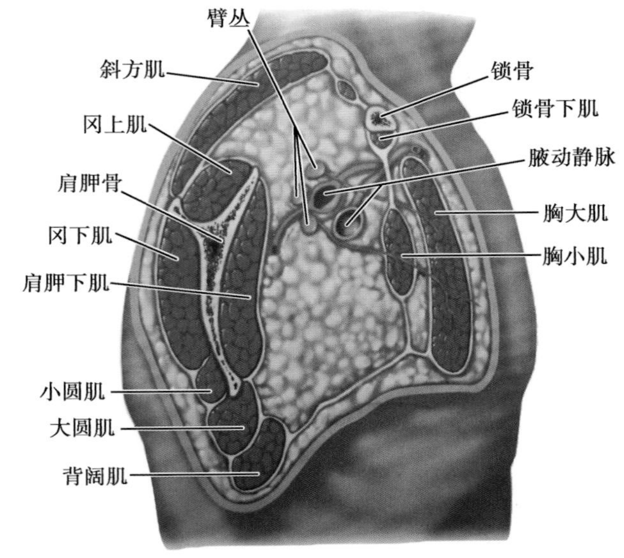

▲图 4-11　经锁骨中部矢状位截面

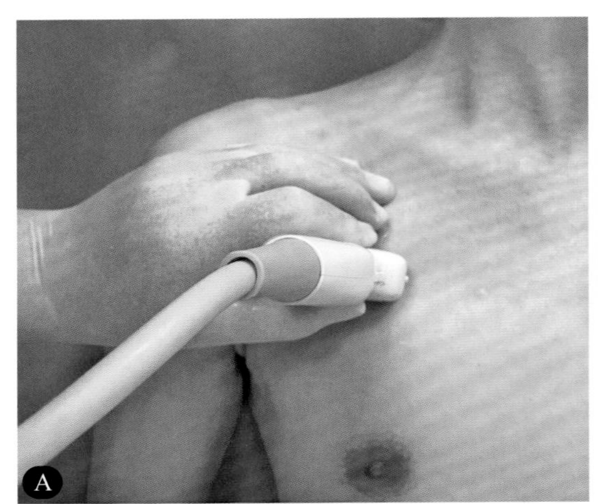

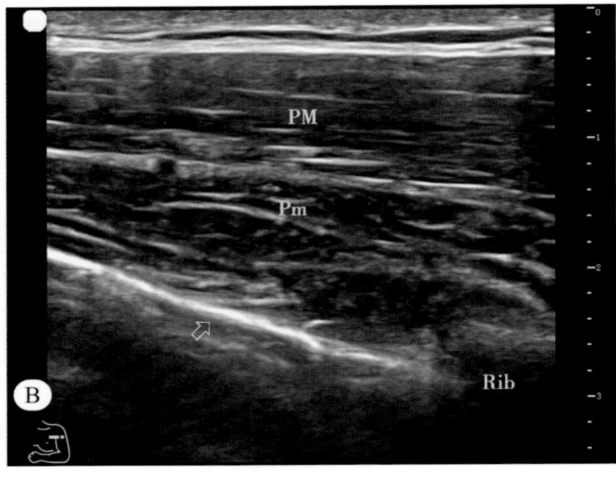

▲图 4-12　胸大肌超声探头放置及声像

A. 患者仰卧位，探头置于腋前襞内侧

B. 胸大肌声像；PM. 胸大肌；Pm. 胸小肌；Rib. 肋骨；⇧. 胸膜

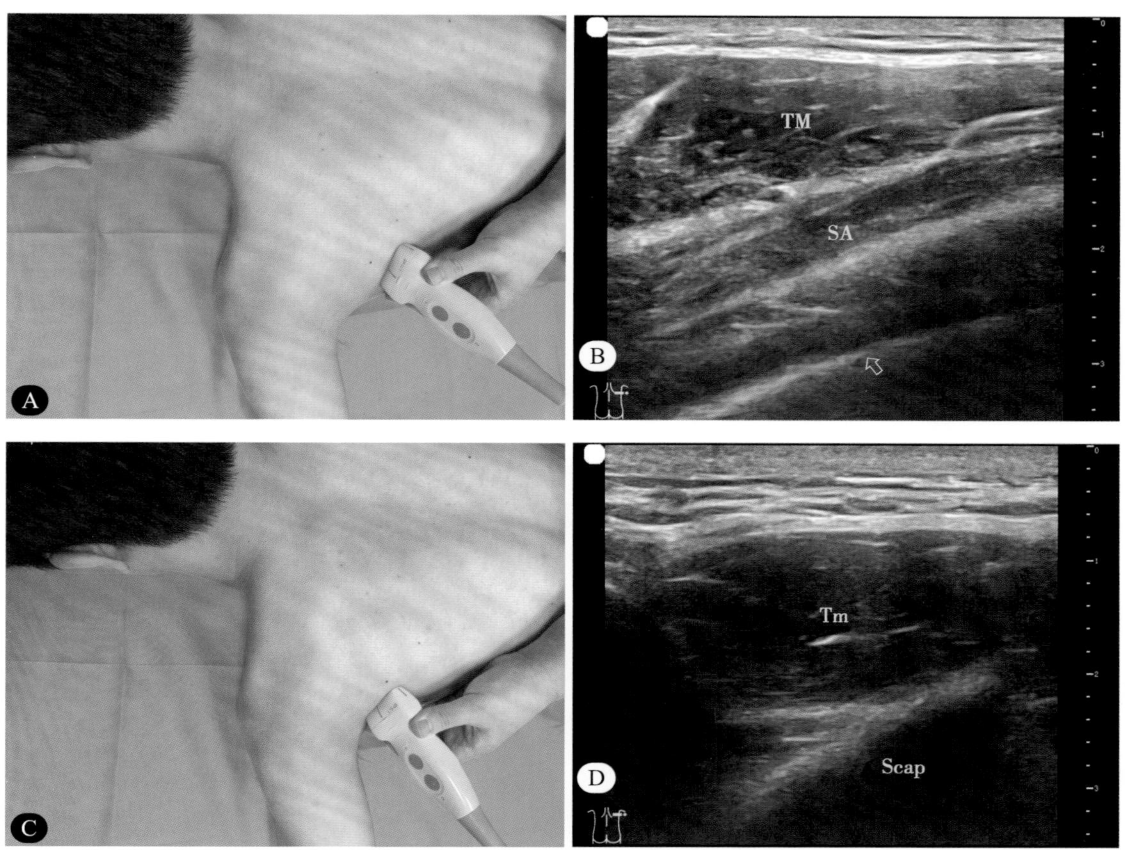

▲图 4-13　大、小圆肌超声探头放置及声像

A. 患者取俯卧位，探头置于腋后线内侧

B. 大圆肌横切面声像：TM. 大圆肌；SA. 前锯肌；⇧. 胸膜

C. 患者取俯卧位，将头置于腋后线外侧。D. 小圆肌横切面声像：Tm. 小圆肌；Scap. 肩胛骨

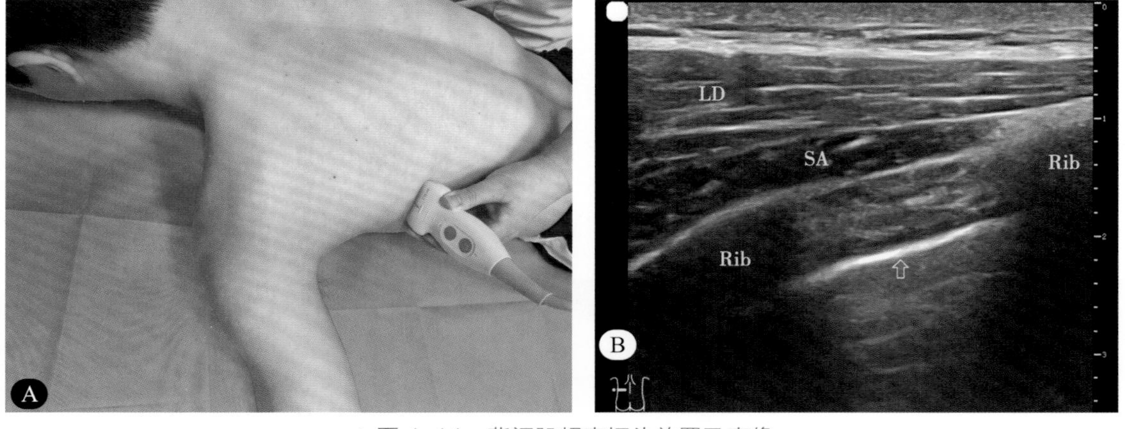

▲图 4-14　背阔肌超声探头放置及声像

A. 俯卧位，探头置于肩胛下角水平

B. 背阔肌声像：LD. 背阔肌；SA. 前锯肌；Rib. 肋骨；⇧. 胸膜

七、注射剂量及注意事项

1. 每次注射总剂量为 150～500U，视痉挛程度调整，胸大肌、背阔肌注射位点均为 2～6 个，大圆肌 1～4 个，肩胛下肌为 1～3 个。

2. 针头：6# 牙科穿刺针，长度 37mm（肥胖者改为肝胆穿刺针 50mm）。

3. 背阔肌注射时，沿腋窝后缘，用手捏起背阔肌，使该肌肉远离胸壁，在手指间斜向进针，向内侧缘插入，确保针头在背阔肌里。

4. 胸大肌注射时在腋窝前缘，用手捏起胸大肌，使该肌肉远离胸壁，在手指间斜向进针插入。胸大肌注射位置要控制在腋前襞的内侧，避开位于此处的头静脉。

5. 大圆肌较小，较难寻找，可以肩胛下角为定位标记，注射位置不要偏高或偏外侧，以免误刺入其上方的小圆肌。肩关节内收时，只注射背阔肌和胸大肌也可获得较好效果。

6. 上述肌肉均表浅，控制针头与皮肤之间的角度在 15°～20°。若 90° 垂直于胸壁进针，易造成血气胸。

对于肥胖患者，强烈推荐采用肌电引导或超声定位。

第二节 肘屈曲

一、典型异常表现

临床上，肘屈曲异常模式是上肢痉挛中最常见的。涉及的肌肉有肱二头肌、肱肌和肱桡肌。所涉及的主要痉挛肌肉痉挛程度不同，屈曲表现有差异，肱二头肌为主要痉挛肌肉时，呈解剖位屈肘（图 4-15A）。肱桡肌为主要痉挛肌肉时，呈功能位屈肘（图 4-15B）。

二、涉及肌肉及解剖

1. 肱二头肌（biceps brachii）（图 4-16）

［起点］ 肩胛骨盂上结节及喙突。

［止点］ 桡骨粗隆。

［作用］ 屈肘、前臂旋后。

［神经支配］ 肌皮神经。

2. 肱肌（brachialis）（图 4-17）

［起点］ 肱骨下半前面。

［止点］ 尺骨粗隆。

［作用］ 前臂中立位屈肘。

［神经支配］ 肌皮神经。

3. 肱桡肌（brachioradialis）（图 4-18）

［起点］ 肱骨外上髁上方。

［止点］ 桡骨茎突。

［作用］ 前臂旋前位屈肘。

［神经支配］ 桡神经。

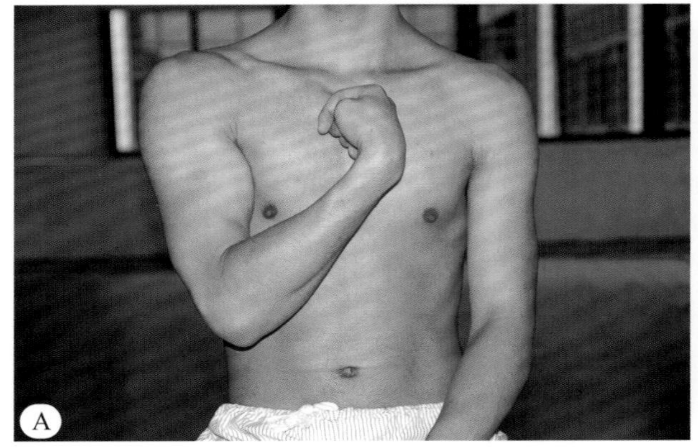

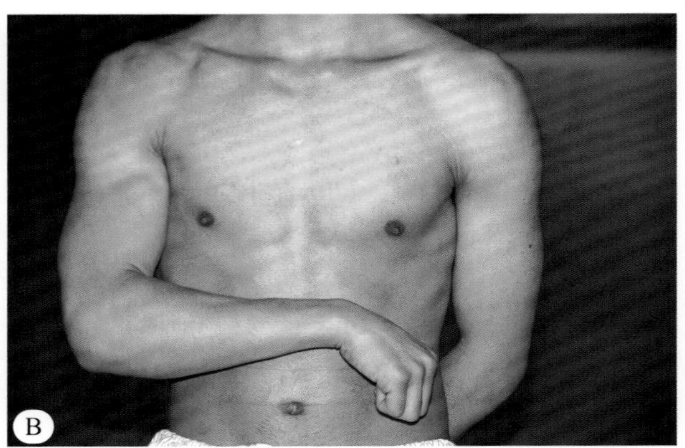

▲图 4-15 肘屈曲痉挛模式

A. 肱二头肌为主要痉挛肌肘屈曲；B. 肱桡肌为主要痉挛肌肘屈曲

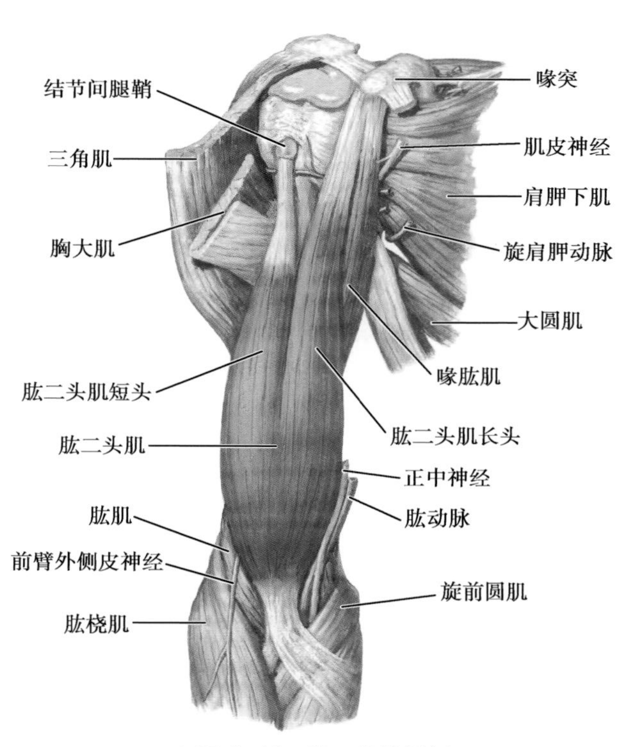

▲图 4-16　肱二头肌解剖

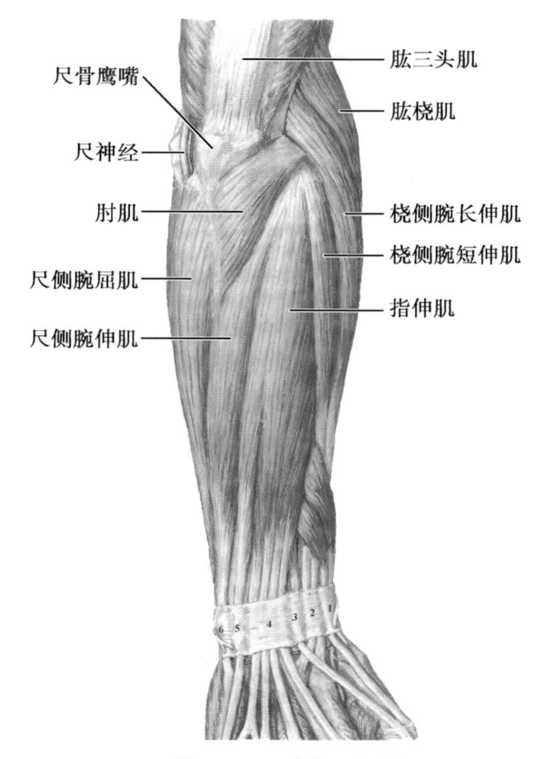

▲图 4-18　肱桡肌解剖

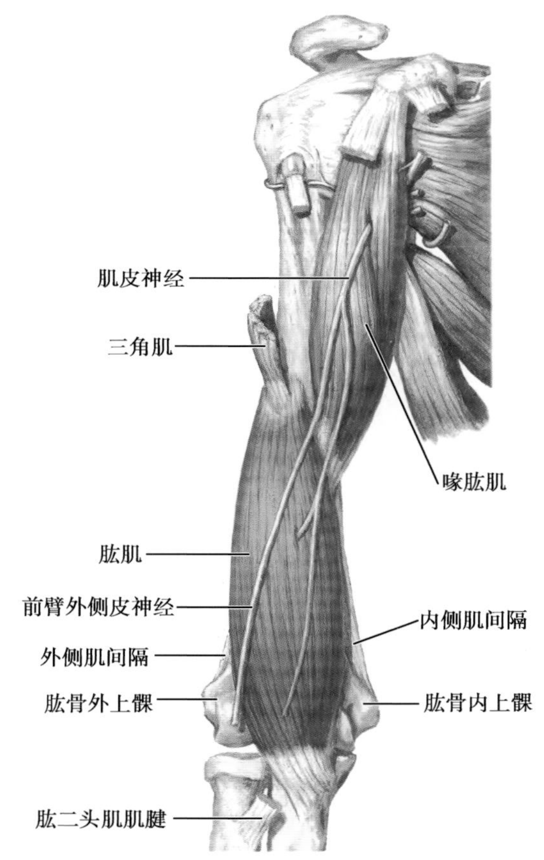

▲图 4-17　肱肌解剖

三、徒手定位注射

1. 肱二头肌

［体位］ 仰卧位，前臂旋后，伸肘，手臂位于身体一侧。

［注射点］ 上臂中段，肌腹隆起处，内外侧肌束分别注射（图 4-19）。

2. 肱肌

［体位］ 仰卧位，前臂尽可能旋后，伸肘，手臂位于身体一侧。

［注射点］ 位于上臂中下 1/3 部位；肘窝皱褶线近端 2 横指，肱二头肌肌腱及肌腹的外侧（图 4-20）。

3. 肱桡肌

［体位］ 仰卧或坐位，前臂旋前，肘屈曲 90°。

［注射点］ 位于肱骨的桡侧，肱二头肌肌腱与肱骨外侧髁之间连线中点（图 4-21）。

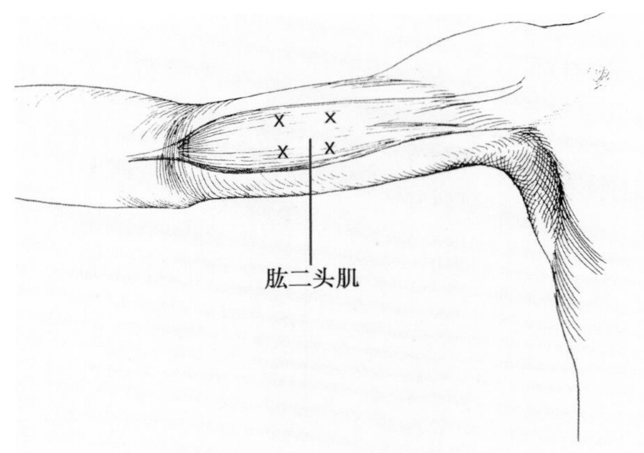

▲图 4-19　肱二头肌注射点

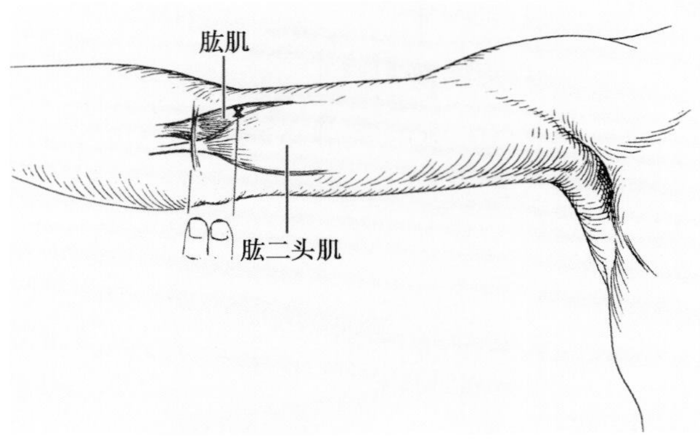

▲图 4-20　肱肌注射点

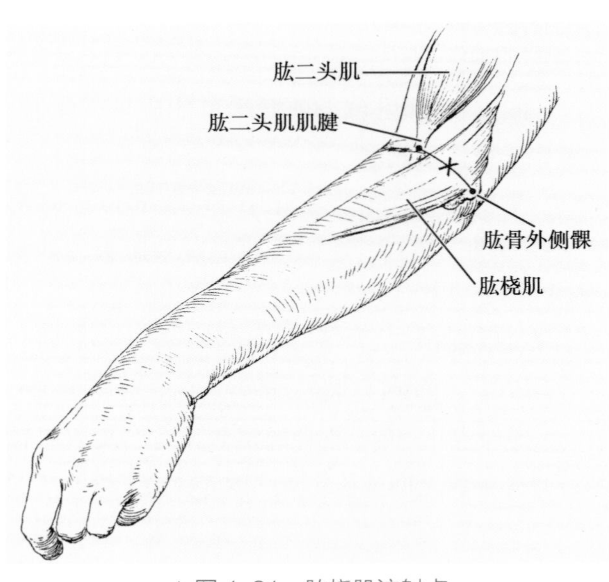

▲图 4-21　肱桡肌注射点

四、电刺激定位注射

1. 体表电刺激定位注射　按照体表标记定位法（图 4-22），地极和参考电极置于胸大肌上，刺激笔放置于定位点上，同时调节电流输出强度，选择最小的能引起靶肌明显收缩（肘关节屈曲）

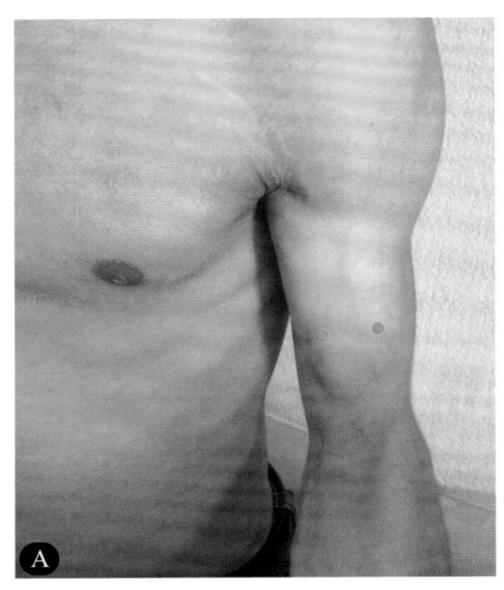

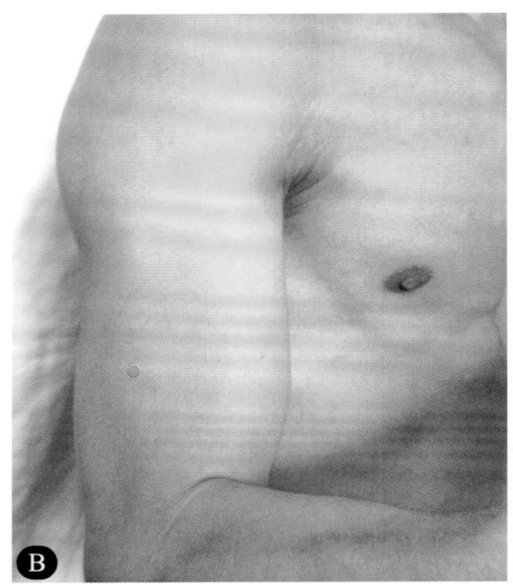

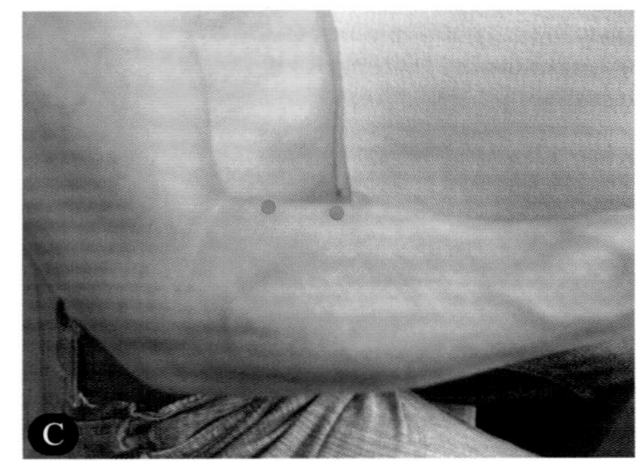

▲图 4-22　屈肘肌注射点
A. 肱二头肌；B. 肱肌；C. 肱桡肌

的电流强度，此时稳定电流输出强度，在定位点周围移动刺激笔，取肌肉收缩最明显处做出修正标记，选择此点定位注射。

2. 体内电刺激定位注射　采用特氟龙涂层注射针头定位和注射。定位方法同体表电刺激。将特氟龙涂层注射针与电刺激器的记录电极相连，从标记的定位点刺入肌层，打开电源给予电刺激，同时调节电流强度，直至出现可见的靶肌收缩动作（肘屈曲）。调节针头方向，达到同一刺激强度下使该肌肉收缩达最大幅度时，接上注射器，注射药物。

五、肌电引导定位注射

按照徒手定位法或体表标记定位法进针。打开肌电引导仪电源，在静息状态下或肩关节被动外展外旋位下，观察靶肌动作电位波幅和波幅的有效值，或调节音量，听到“嗒嗒嗒”声，波幅越高、声音越大提示痉挛程度越严重。调节针头方向与深度，接上注射器，在合适的靶点下注射药物。

六、超声引导定位注射

1. 解剖横截面图（图 4–23）

2. 超声引导定位注射

(1) 肱二头肌：超声探头置于上臂中段正中位置，探头方向与上臂纵轴垂直。超声影像下处于第一层位置的就是肱二头肌，外侧为肱二头肌长头，内侧为肱二头肌短头，内外头分界较清晰。肱二头肌内下方为喙肱肌（图 4–24）。

(2) 肱肌：超声探头沿上臂中段处下移至上臂下 1/3 处，肱二头肌下方就是肱肌位置，其下方为肱骨。也可以通过探头往上追踪肌纤维的走行至肱骨干中段，来确认靶肌肉（图 4–25）。

(3) 肱桡肌：肘关节完全伸直，将探头置于前臂上 1/3 桡侧。超声影像下第一层肌肉就是肱桡肌，在超声引导下穿刺进针到达靶肌肉，注射药物。其内下方为桡动脉及桡神经浅支，其截面形态表现为中间厚两侧稍薄。探头移向前臂中线位

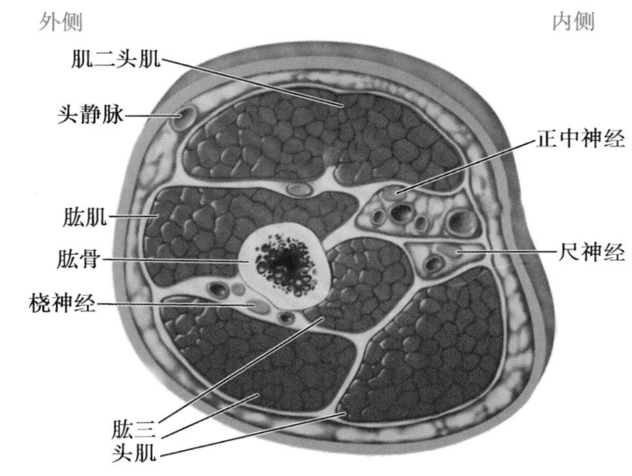

▲ 图 4–23　上臂中段横截面

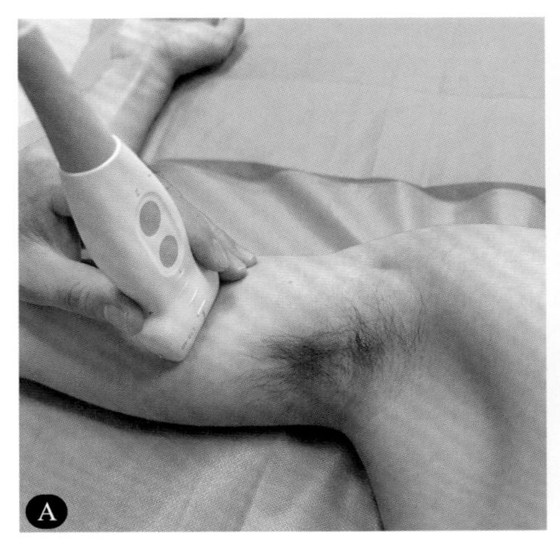

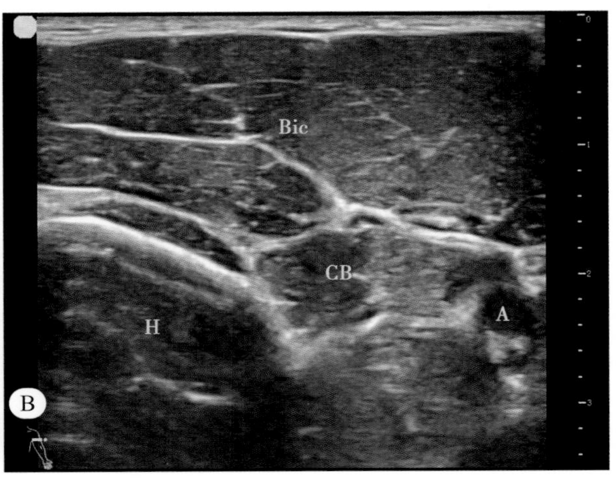

▲ 图 4–24　上臂中段超声探头放置及声像

A. 患者仰卧，肩外展外旋，探头置于右侧上臂中段

B. 声像：Bic. 肱二头肌；CB. 喙肱肌；H. 肱骨；A. 肱动脉

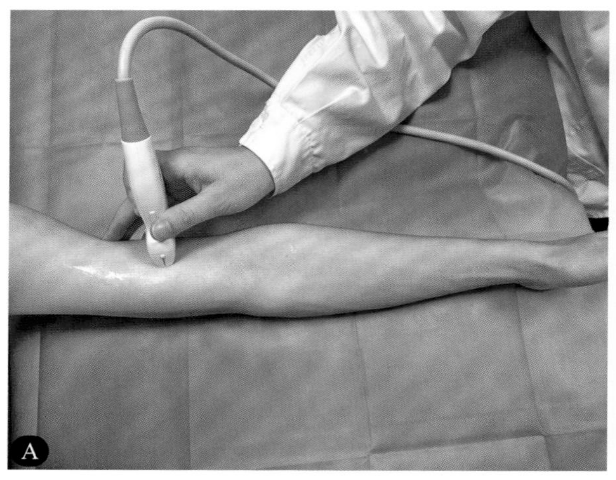

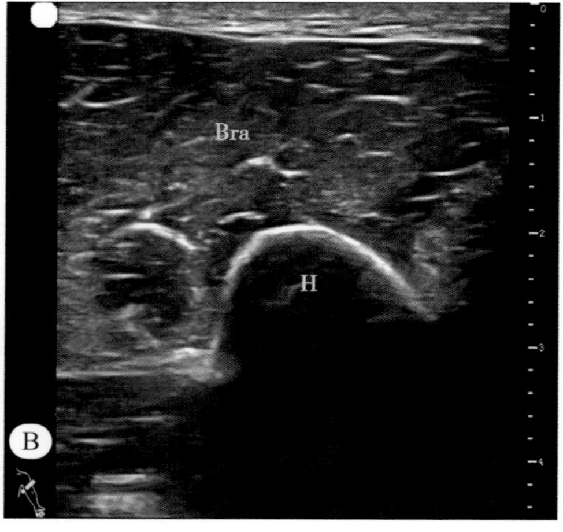

▲图 4-25　上臂下段肱肌超声探头放置及声像
A. 仰卧位，肩外展外旋，探头置于上臂下段
B. 声像：Bra. 肱肌；H. 肱骨

置，可以看见其内侧的旋前圆肌，其截面呈类椭圆形。肱桡肌外下方为桡侧腕长伸肌（图 4-26）。

七、注射剂量及注意事项

1. 每次注射总剂量为 400～600U，视痉挛程度调整，每块肌肉注射位点：肱肌 1～2 个，肱二头肌及肱桡肌均为 2～4 个。

2. 针头：6# 穿刺针，长度 37mm。

3. 嘱患者主动屈肘或快速被动牵张肘关节，可触及肱二头肌肌腹。肱二头肌的注射位置可以对称选择内外侧头的注射点。内侧头注射时要控制深度，避开位于靶肌下方的肱动脉和正中神经。

4. 虽然肱桡肌跨越肘关节，从肘关节下方选点更易操作注射。进针肱桡肌时，注意不能靠太外，否则针头易进入桡侧腕伸肌。

5. 肱肌位于肱二头肌和肱三头肌之间，如果进针时距离肱二头肌不够远，容易插入肱二头肌内；若过远，针头易进入肱三头肌。常选择上臂下部的外侧进针，可以减少注射距离，也可以避免从上臂正中位置进针过浅而误入肱二头肌。

6. 在上臂内收、内旋的痉挛状态时，肱二头肌可能会意外地很靠近内侧。

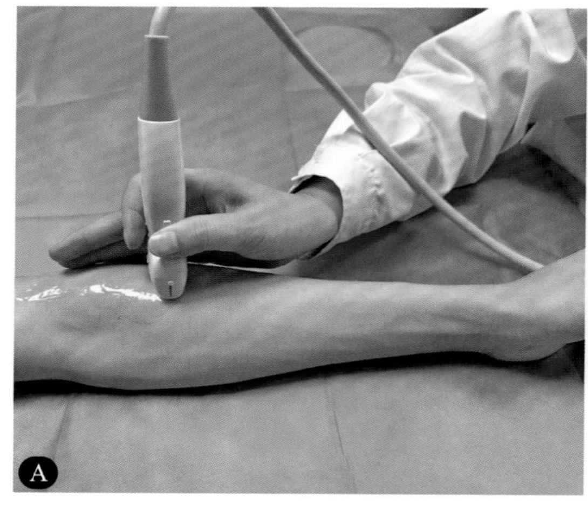

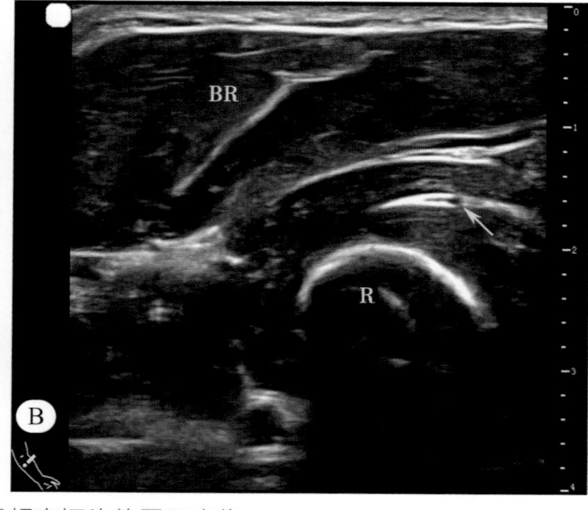

▲图 4-26　前臂上段超声探头放置及声像
A. 前臂旋后，探头置于前臂上 1/3 的桡侧
B. 声像：BR. 肱桡肌；R. 桡骨；↑. 血管神经

第三节　前臂旋前

一、典型异常表现

单纯的前臂旋前异常模式较少见，常与肘屈曲异常模式并存（图 4–27）。

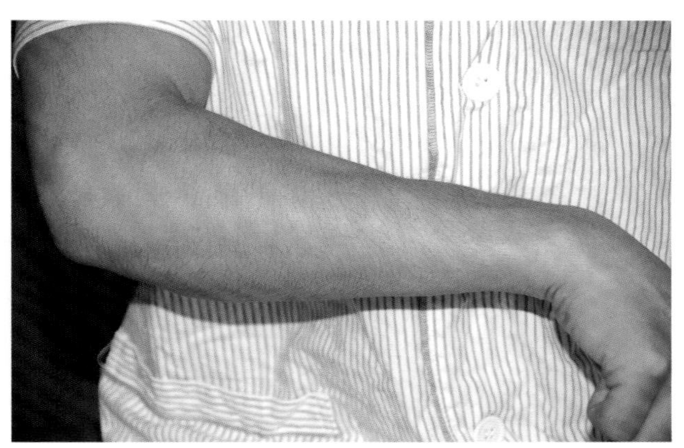

▲图 4–27　前臂旋前

二、涉及肌肉及解剖

1. 旋前圆肌（pronator teres）（图4–28）

［起点］ 肱骨内上髁及前臂深筋膜。

［止点］ 桡骨外侧面的中部。

［作用］ 前臂旋前，屈曲肘关节。

［神经支配］ 正中神经的骨间前神经。

2. 旋前方肌（pronator quadratus）（图 4–29）

［起点］ 尺骨。

［止点］ 桡骨。

［作用］ 前臂旋前。

［神经支配］ 正中神经。

三、徒手定位注射

1. 旋前圆肌

［体位］ 仰卧位或坐位，前臂充分旋后。

［注射点］ 肱骨内侧髁与肱二头肌肌腱之间连线的中点远端 2 横指（图 4–29）。

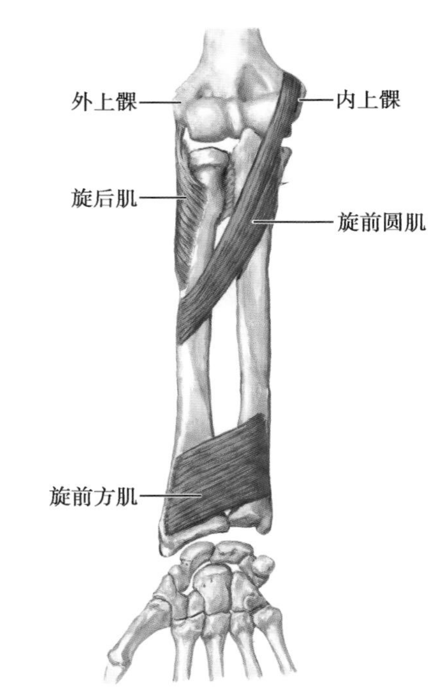

▲图 4–28　旋前圆肌及旋前方肌解剖

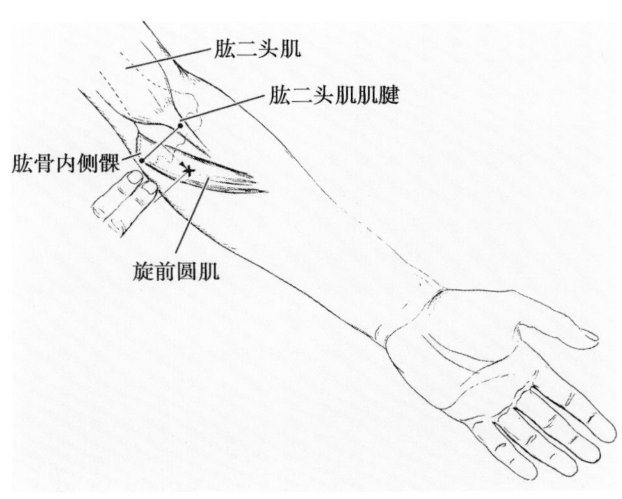

▲图 4–29　旋前圆肌注射点

2. 旋前方肌

［体位］ 仰卧位，前臂旋前。

［注射点］ 桡骨茎突和尺骨茎突之间连线中点近端 3 横指处，从桡骨和尺骨的骨间筋膜进针（图 4-30）。

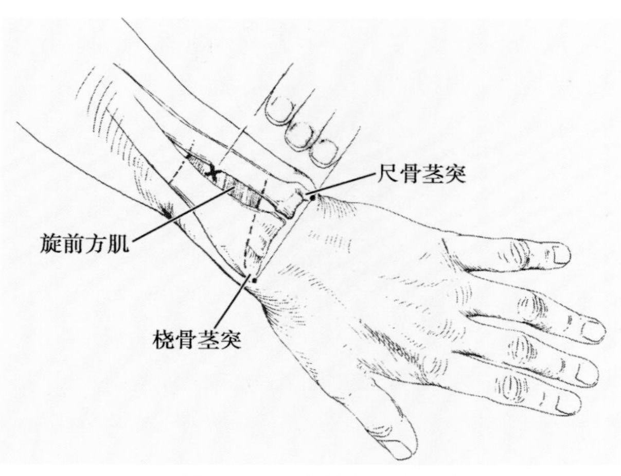

▲图 4-30 旋前方肌注射点

四、电刺激定位注射

1. 体表电刺激定位注射 按照体表标记定位法（图 4-31），地极和参考电极置于三角肌上，刺激笔放置于定位点上，同时调节电流输出强度，选择最小的能引起靶肌明显收缩（前臂旋前肌群）的电流强度，此时稳定电流输出强度，在定位点周围移动刺激笔，取肌肉收缩最明显处做出修正标记，选择此点定位注射。注意旋前方肌位于深层，较难用此法定位。

2. 体内电刺激定位注射 采用特氟龙涂层注射针头定位和注射。定位方法同体表电刺激。将特氟龙涂层注射针与电刺激器的记录电极相连，从标记的定位点刺入肌层，打开电源给予电刺激，同时调节电流强度，直至出现可见的靶肌收缩动作（前臂旋前）。调节针头方向，达到同一刺激强度下使该肌肉收缩达最大幅度时，接上注射器，注射药物。

五、肌电引导定位注射

按照徒手定位法或体表标记定位法进针。打开肌电引导仪电源，在静息状态下或肩关节被动外展外旋位下，观察靶肌动作电位波幅和波幅的有效值，或调节音量，听到“嗒嗒嗒”声，波幅越高、声音越大提示痉挛程度越严重。调节针头方向与深度，接上注射器，在合适的靶点下注射药物。

六、超声引导定位注射

1. 解剖横截面图（图 4-32）

2. 超声下肌肉定位

(1) 旋前圆肌：将超声探头置于前臂正中，肘关节下 2 横指位置，探头方向与前臂中线垂直见（图 4-33A）。超声影像可见旋前圆肌横截面，类

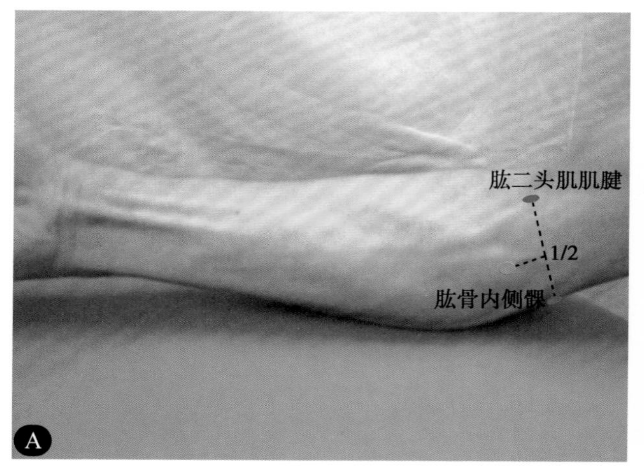

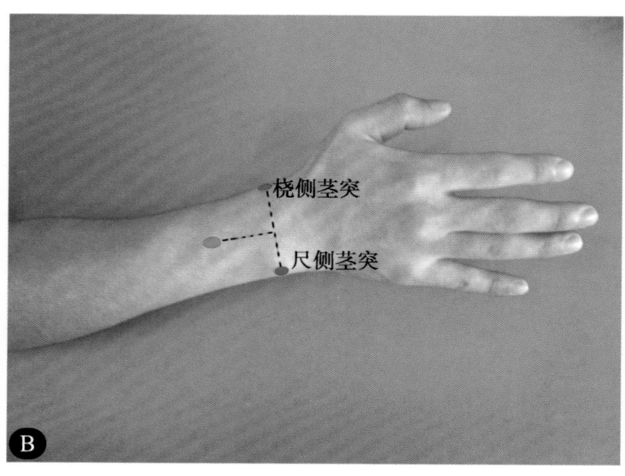

▲图 4-31 旋前肌群注射点

A. 旋前圆肌；B. 旋前方肌

椭圆形或圆形，其回声略低于周边肌肉。其外上方为可见桡动脉搏动影像，前臂主动或被动旋后可见其收缩活动，其内侧为桡侧腕屈肌，下方为指浅屈肌（图 4-33B）。

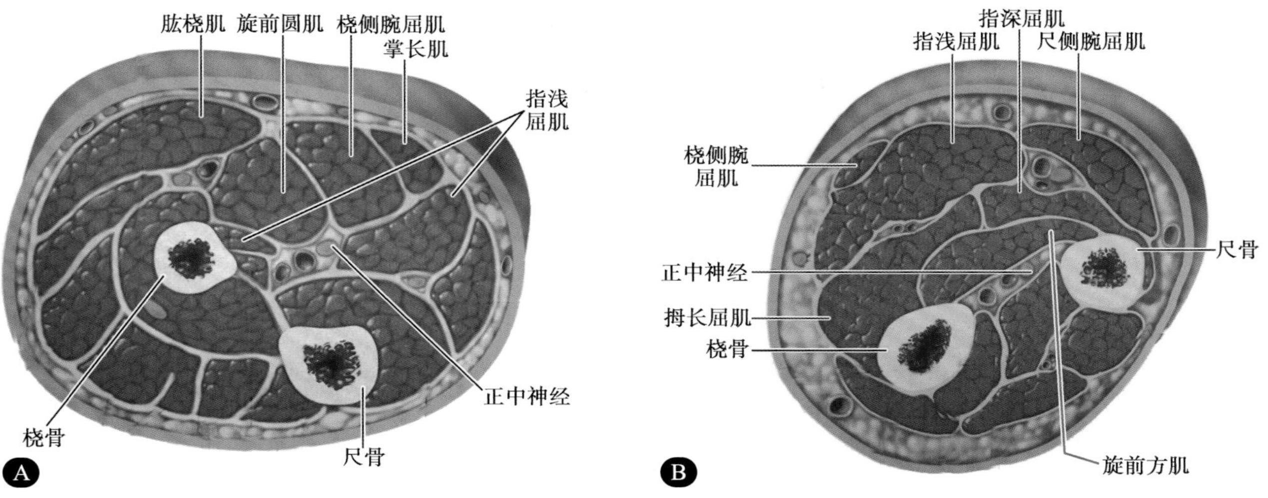

▲图 4-32　前臂截面

A. 前臂上段横截面；B. 前臂下段截面

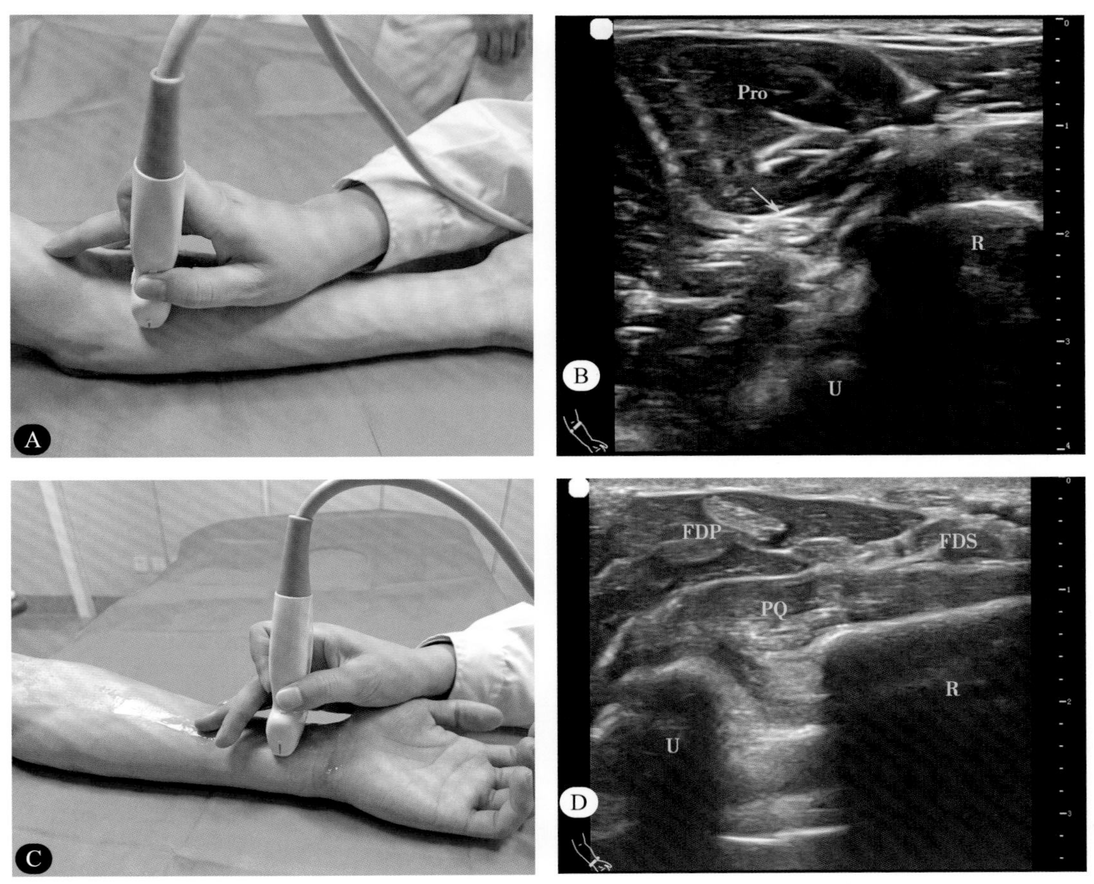

▲图 4-33　前臂超声探头放置及声像

患者仰卧，前臂充分旋后，探头分别置于左侧前臂上段（A）及远端（C）

B. 声像：Pro. 旋前圆肌；R. 桡骨；↑. 神经

D. 声像：FDS. 指浅屈肌；FDP. 指深屈肌；R. 桡骨；U. 尺骨；PQ. 旋前方肌

(2) 旋前方肌：置超声探头于前臂下端，前臂正中处，探头方向与前臂中线垂直。超声影像可见旋前方肌肌纤维走行与探头纵轴方向平行。肌纤维两端分别连接桡骨和尺骨。其上方为拇长屈肌和指深屈肌及相应肌腱（4-33C、视频 4-1）。

视频 4-1
旋前圆肌超声引导定位注射技术

七、注射剂量及注意事项

1. 每次注射总量为 100～200U，旋前圆肌及旋前方肌均可选择 1～2 个点注射。

2. 针头长度：25mm。

3. 注射旋前圆肌时，若进针靠近远端，可能触及桡侧腕屈肌；若进针靠近尺侧，可能触及桡侧腕屈肌或指浅屈肌。要避开位于其外上方的桡动脉及皮下的前臂正中静脉。

4. 旋前方肌位置较浅，进针约 1.9cm 可触及。若进针太深，可能触及指浅屈肌。选择旋前方肌注射点时，要注意避开靶肌上方的正中神经、桡侧的桡动脉及尺侧的尺动脉和尺神经。

5. 此两块肌肉徒手较难定位，建议超声定位或肌电图 / 电刺激定位。

第四节　腕　屈　曲

一、典型异常表现

腕屈曲异常模式比较常见，常伴有手指屈曲痉挛，涉及桡侧腕屈肌、尺侧腕屈肌、掌长肌等。若外侧腕屈肌痉挛严重，则表现为屈腕伴桡侧偏；若尺侧腕屈肌痉挛严重，则表现为屈腕伴尺偏（图 4-34）。

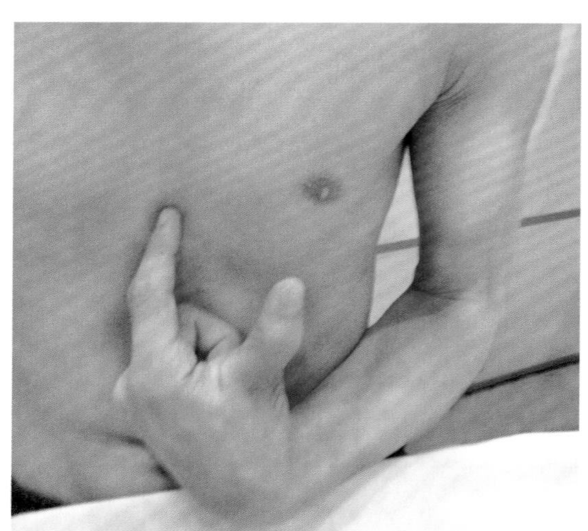

▲图 4-34　腕屈曲

二、涉及肌肉及解剖

1. 桡侧腕屈肌（flexor carpi radialis）（图 4-35）

［起点］ 肱骨内上髁及前臂深筋膜。

［止点］ 第 2 掌骨底。

［作用］ 屈腕，并向桡侧偏。

［神经支配］ 正中神经。

2. 尺侧腕屈肌（flexor carpi ulnaris）（图 4-36）

［起点］ 肱骨内上髁、前臂深筋膜。

［止点］ 豌豆骨。

［作用］ 屈腕，并向尺侧偏。

［神经支配］ 尺神经。

3. 掌长肌（palmaris longus）（图 4-37）

［起点］ 肱骨内上髁、前臂深筋膜。

［止点］ 掌腱膜。

［作用］ 屈腕。

［神经支配］ 正中神经。

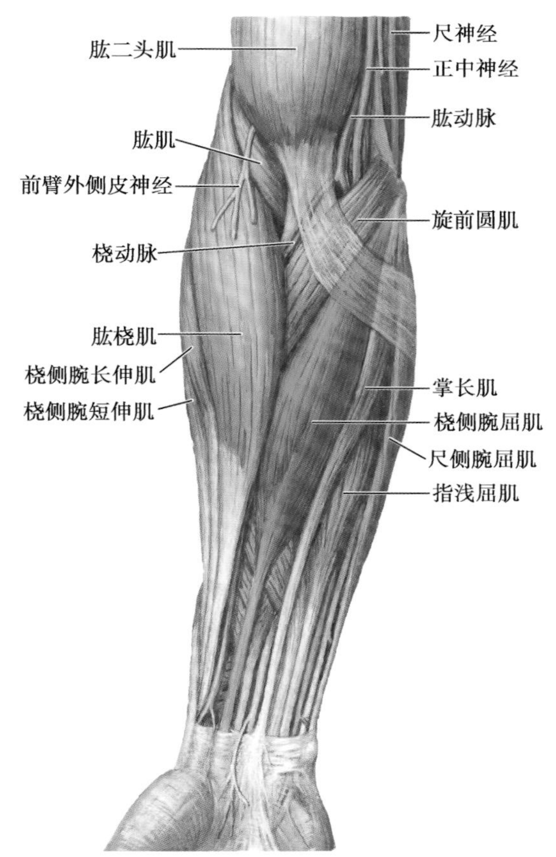

▲图 4-35　桡侧腕屈肌解剖

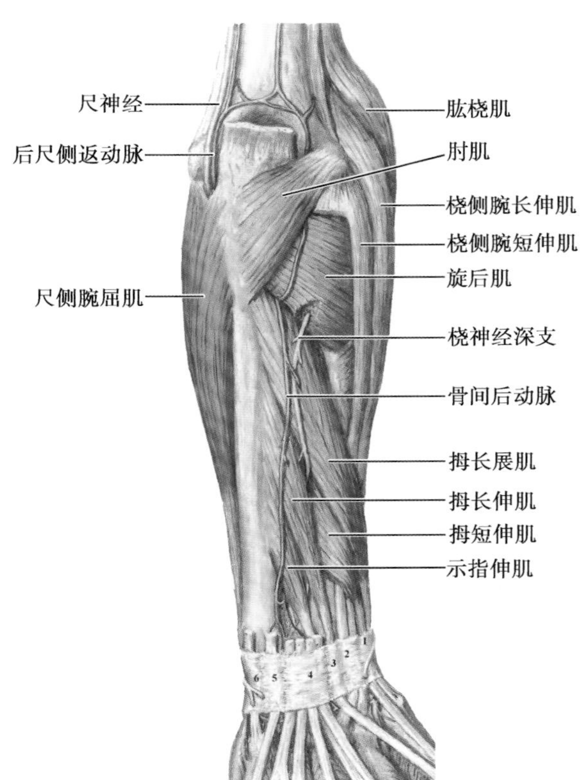

▲图 4-36　尺侧腕屈肌解剖

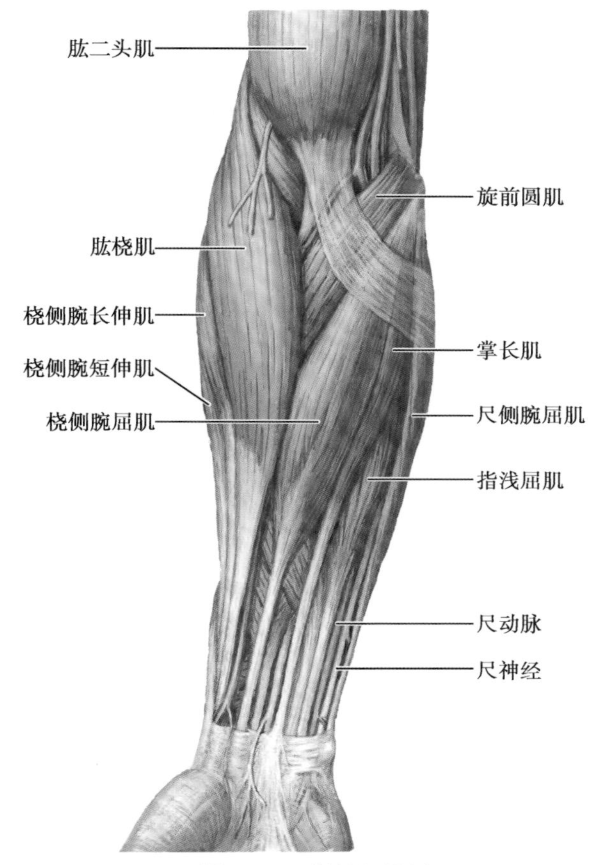

▲图 4-37　掌长肌解剖

三、徒手定位注射

1. 桡侧腕屈肌

［体位］ 仰卧位或坐位，前臂充分旋后。

［注射点］ 肱骨内侧髁与肱二头肌肌腱连线的中点远端 4 横指处（图 4-38）。

2. 尺侧腕屈肌

［体位］ 仰卧位或坐位，前臂充分旋后。

［注射点］ 前臂中上 1/3 交界处，尺骨桡侧 2 横指处（图 4-39）。

3. 掌长肌

［体位］ 仰卧位或坐位，前臂充分旋后。

［注射点］ 肱骨内侧髁与手腕中点连线的上 1/3 处（图 4-40）。

四、电刺激定位注射

1. 体表电刺激定位注射　按照体表标记定位法。地极和参考电极可置于肱二头肌上，刺激笔放置于定位点上，同时调节电流输出强度，选择最小的能引起靶肌（屈腕肌）明显收缩的电流强度，此时稳定电流输出强度，在定位点周围移动刺激笔，取肌肉收缩最明显处做出修正标记，选择此点定位注射（图 4-41）。

2. 体内电刺激定位注射 采用特氟龙涂层注射针头定位和注射。定位方法同体表电刺激。将特氟龙涂层注射针与电刺激器的记录电极相连，从标记的定位点刺入肌层，打开电源给予电刺激，同时调节电流强度，直至出现可见的靶肌收缩动作

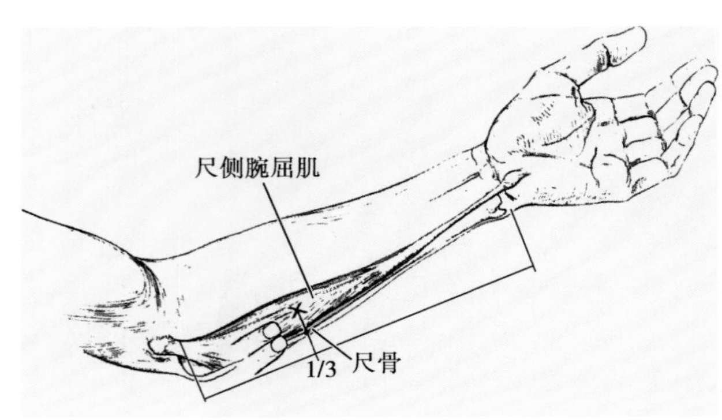

▲图 4-39 尺侧腕屈肌注射点

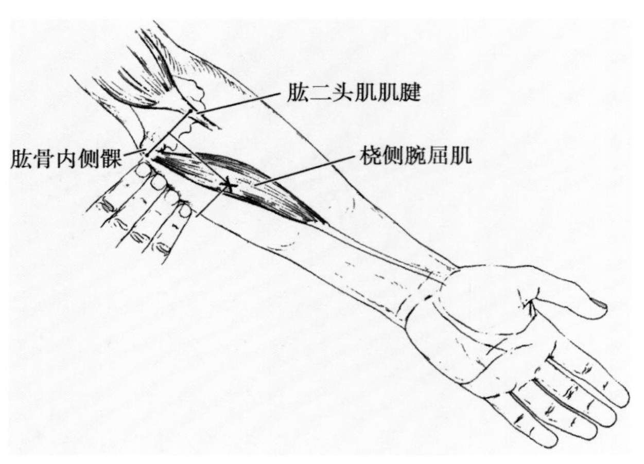

▲图 4-38 桡侧腕屈肌注射点

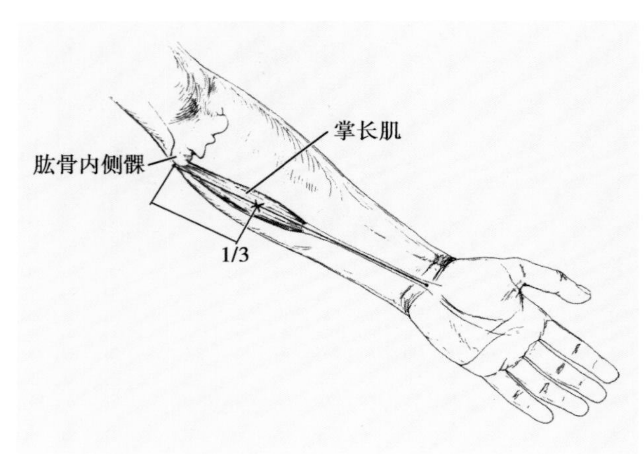

▲图 4-40 掌长肌注射点

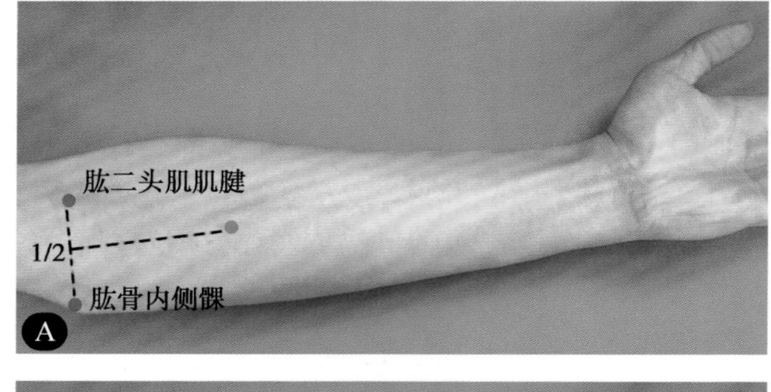

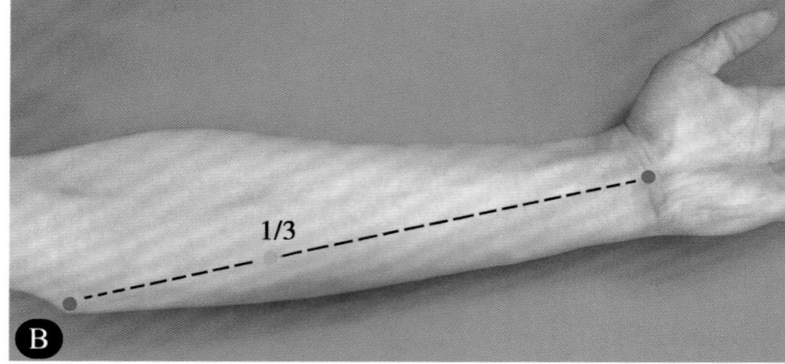

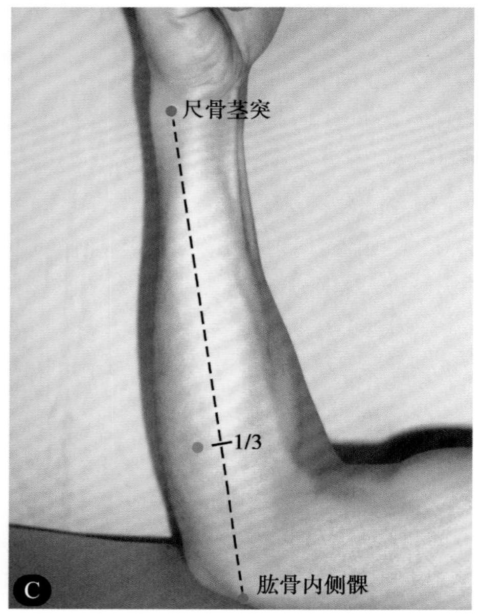

▲图 4-41 腕屈曲肌群注射点

A. 桡侧腕屈肌；B. 尺侧腕屈肌；C. 掌长肌

（腕屈曲）。调节针头方向，达到同一刺激强度下使该肌肉收缩达最大幅度时，接上注射器，注射药物（视频 4-2）。

视频 4-2
尺侧腕屈肌体内电刺激定位注射技术

五、肌电引导定位注射

按照徒手定位法或体表标记定位法进针。打开肌电引导仪电源，在静息状态下或肩关节被动外展外旋位下，观察靶肌动作电位波幅和波幅的有效值，或调节音量，听到“嗒嗒嗒”声，波幅越高、声音越大，提示痉挛程度越严重。调节针头方向与深度，接上注射器，在合适的靶点下注射药物。

六、超声引导定位注射

1. 解剖横截面图（图 4-42）

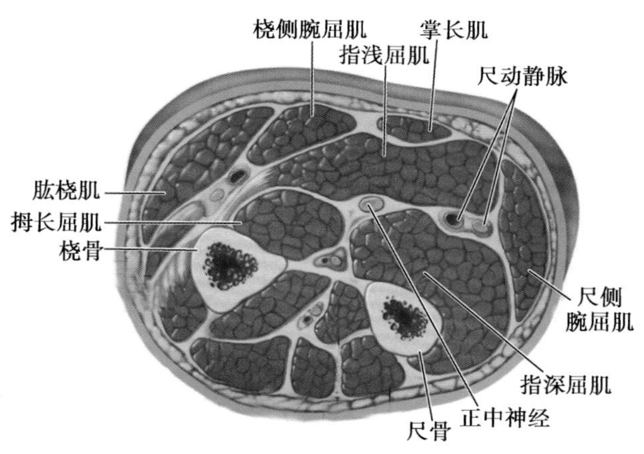

▲图 4-42　前臂中段横截面

2. 超声下肌肉定位

(1) 桡侧腕屈肌：超声探头置于前臂上中 1/3、前臂中线偏尺侧位置。超声影像显示的第一层肌肉就是桡侧腕屈肌。其形态类似四方形，横截面大于旋前圆肌。靶肌桡侧为旋前圆肌，靶肌尺侧为掌长肌，掌长肌横截面最小。下方为指浅屈肌，被动尺偏伴腕伸，可见桡侧腕屈肌收缩影像（图 4-43A、B）。

(2) 掌长肌：该靶肌的定位平面同桡侧腕屈肌，明确桡侧腕屈肌后，其尺侧就是掌长肌。其横截面形态是该平面前臂肌群中最小的，其尺侧为尺侧腕屈肌。被动屈伸腕关节，可见掌长肌收缩影像（图 4-43C、D）。

(3) 尺侧腕屈肌：按查找桡侧腕屈肌时的超声探头放置水平及方向，将超声探头向尺侧平移至前臂尺侧缘。超声影像可见尺侧腕屈肌截面，类似三角形，且肌层略薄。其下方及桡侧为指深屈肌。两肌肉之间为尺动脉及尺神经。被动桡偏伴伸腕，可见尺侧腕屈肌收缩影像（图 4-44A、B）。

七、注射剂量及注意事项

1. 每次注射总剂量为 150～300U，视痉挛程度调整，每块肌肉注射位点 1～2 个。

2. 针头长度：25mm。

3. 嘱患者主动屈腕或快速被动伸腕可较容易触及上述肌肉。

4. 超声引导注射时，应根据桡侧腕屈肌由尺侧向桡侧的走行特点，移动超声探头寻找最合适的注射平面。其深面有正中神经经过，穿刺时注意控制进针深度，不要太靠近靶肌深层，以免损伤神经。

5. 尺侧腕屈肌肌腹较薄，且其下走行尺动脉及尺神经，需控制进针深度，避免伤及下方的血管神经。如果进针太靠前，可能进入指浅屈肌；如果太深，可能进入指深屈肌，若太靠近桡侧，易进入旋前圆肌。

6. 掌长肌肌腹部分较短，注射前安排好注射点间隔，以防注射间隔太近。一般不超过两个注射位点。

7. 鉴于此组肌群细小，周围结构复杂，推荐使用电刺激或超声引导注射。

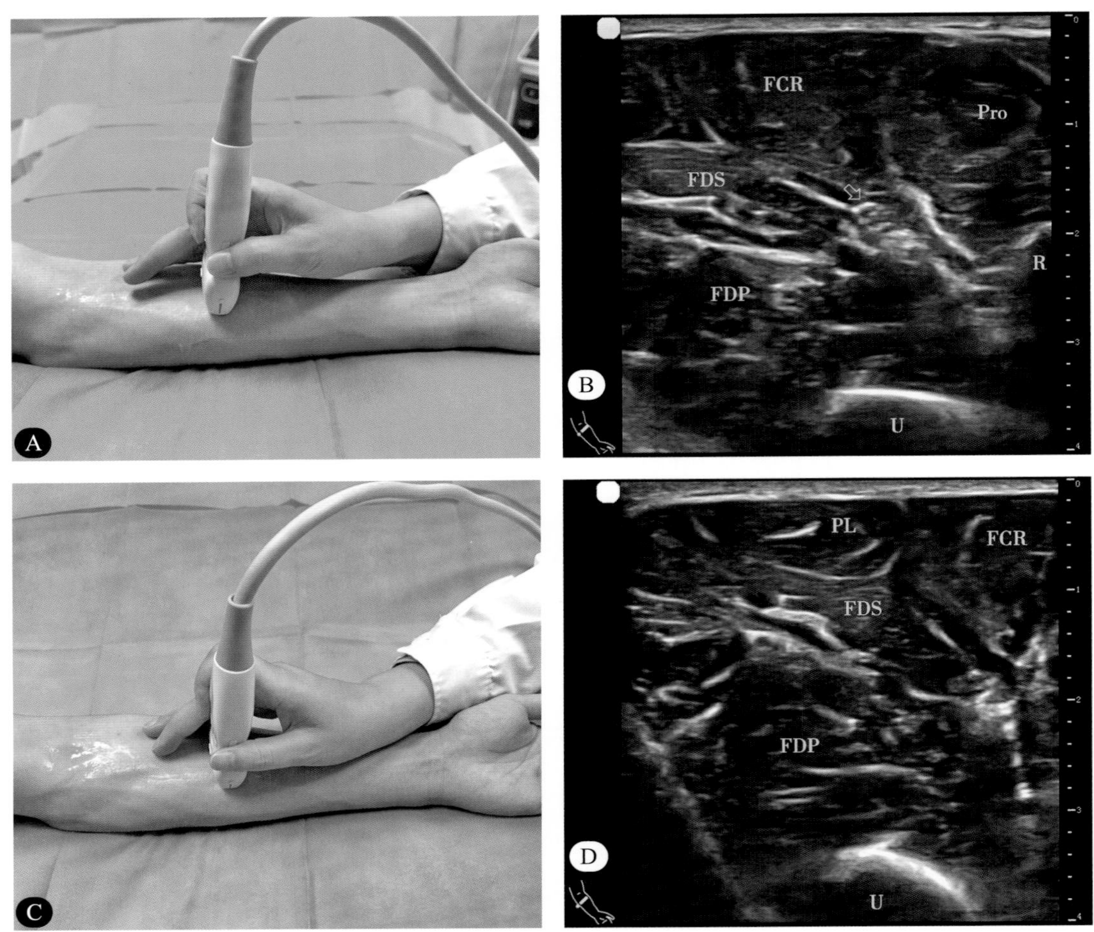

▲图 4-43　前臂上段超声探头放置及声像

A、C. 前臂充分旋后，探头置于左前臂上段；B. 桡侧腕屈肌声像；D. 掌长肌声像

FCR. 桡侧腕屈肌；Pro. 旋前圆肌；R. 桡骨；PL. 掌长肌；

FDS. 指浅屈肌；FDP. 指深屈肌；U. 尺骨；⇧. 神经

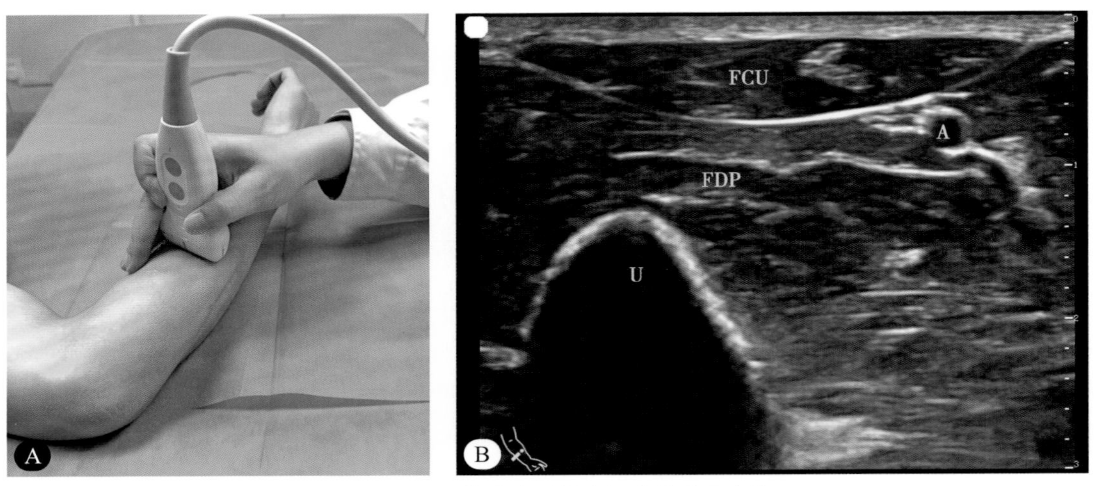

▲图 4-44　前臂内侧超声探头放置及声像

A. 患者屈肘 90°，前臂旋后，探头位于右前臂内侧；B. 尺侧腕屈肌声像

FCU. 尺侧腕屈肌；FDP. 指深屈肌；U. 尺骨；A. 尺动脉

第五节　拳　紧　握

一、典型异常表现

拳紧握是脑血管意外后常见的手肌痉挛所致，主要涉及指浅屈肌、指深屈肌，可伴有屈腕、拇内收等异常表现（图 4–45）。

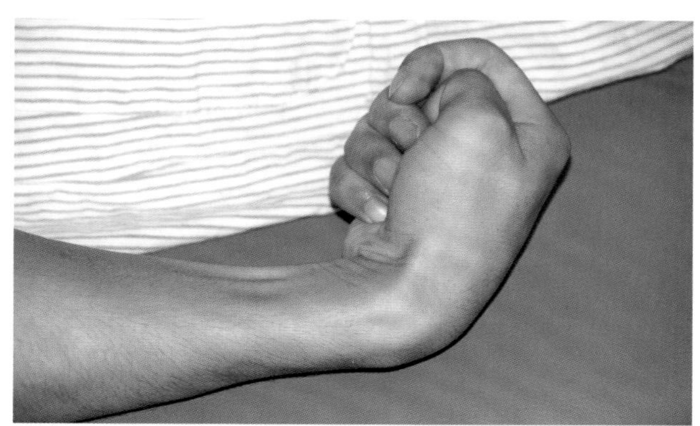

▲图 4–45　拳紧握、拇指置于掌中

二、涉及肌肉及解剖

1. 指浅屈肌（flexor digitorum superficialis）（图 4–46）

［起点］ 肱骨内上髁，尺、桡骨前面。

［止点］ 第 2～5 指中节指骨两侧。

［作用］ 屈腕、屈掌指关节和近端指间关节。

［神经支配］ 正中神经。

2. 指深屈肌（flexor digitorum profundus）（图 4–47）

［起点］ 尺骨及骨间膜前面。

［止点］ 第 2～5 指远节指骨底。

［作用］ 屈腕、屈第 2～5 远端指间关节和掌指关节。

［神经支配］ 正中神经、尺神经。

3. 拇长屈肌（flexor pollicis longus）（图 4–48）

［起点］ 桡骨及骨间膜前面。

［止点］ 拇指远节指骨底。

［作用］ 屈腕、屈拇指的掌指关节和指间关节。

［神经支配］ 正中神经。

4. 拇短屈肌（flexor pollicis brevis）（图 4–49）

［起点］ 屈肌支持带、大多角骨。

［止点］ 拇指近节指骨。

［作用］ 屈拇指近节指骨。

［神经支配］ 正中神经。

三、徒手定位注射

1. 指浅屈肌

［体位］ 仰卧位或坐位，手臂置于身体一侧，前臂旋后。

［注射点］ 操作者手掌握住患者手腕掌侧面，示指指向肱二头肌肌腱，在示指指尖的尺侧进针，进针后穿过掌长肌（图 4–50）。

2. 指深屈肌

［体位］ 前臂充分旋后，肘屈曲。

［注射点］ 小指置于尺骨鹰嘴，环指、中指以及示指沿尺骨骨干排列，在示指指尖的尺侧缘进针注射（图 4–51）。

3. 拇长屈肌

［体位］ 前臂充分旋后。

［注射点］ 于前臂腹侧的中点，紧贴桡骨骨面，穿过桡侧腕屈肌及指浅屈肌（图 4–52）。

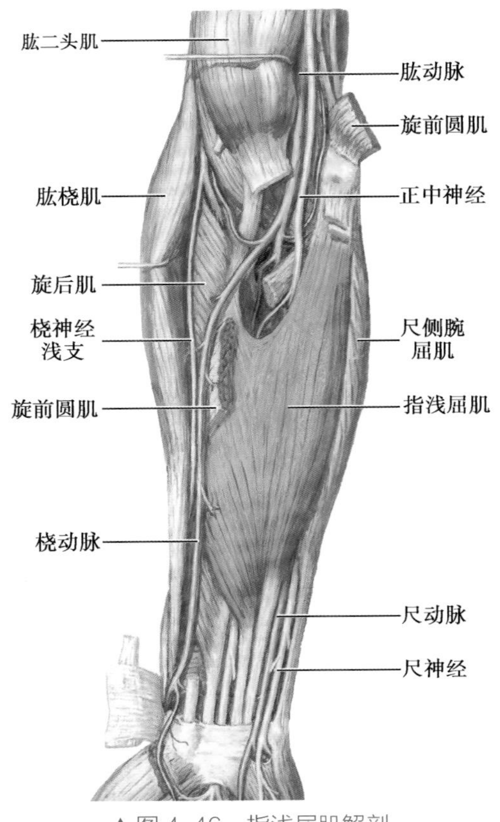

▲图 4-46　指浅屈肌解剖

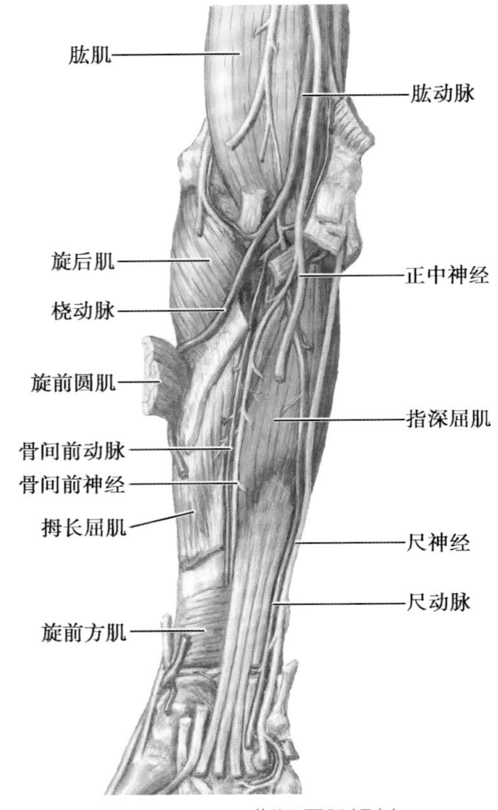

▲图 4-47　指深屈肌解剖

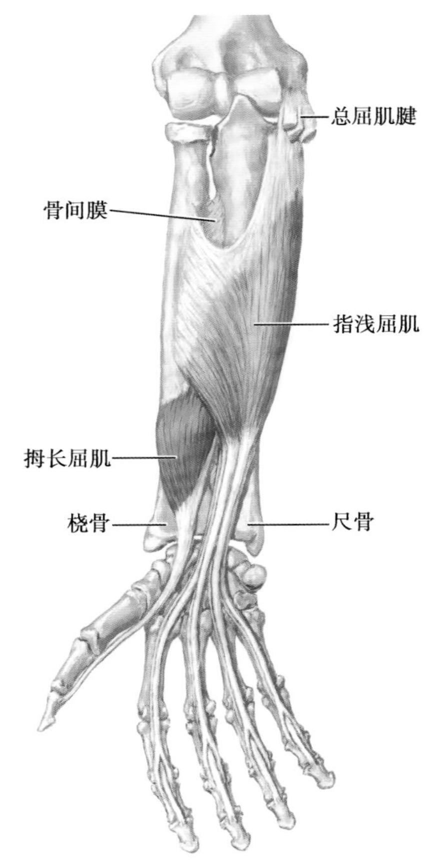

▲图 4-48　拇长屈肌解剖

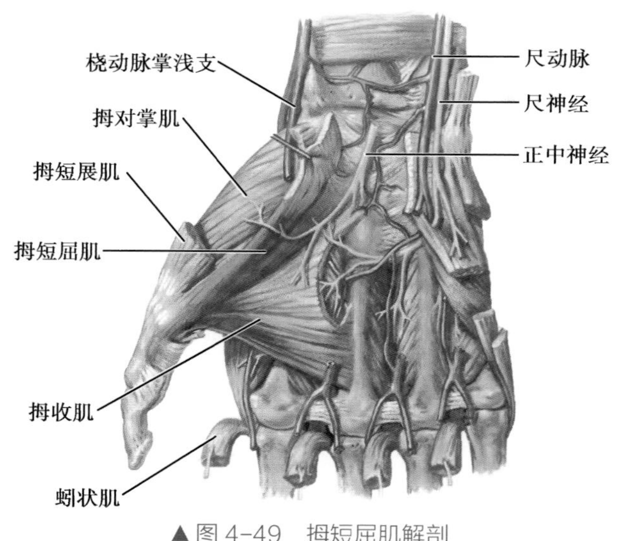

▲图 4-49　拇短屈肌解剖

4. 拇短屈肌

［体位］ 仰卧位或坐位，前臂旋后，手掌面朝上。

［进针］ 第 1 掌指关节和豌豆骨之间的连线中点处进针 6～12mm（图 4-53）。

四、电刺激定位注射

1. 体表电刺激定位　按照体表标记定位法（图 4-54）。地极和参考电极置于肱二头肌上，刺激笔放置于定位点上，同时调节电流输出强度，选择最小的能引起靶肌（指屈曲肌群）明显收缩的电流强度，此时稳定电流输出强度，在定位点

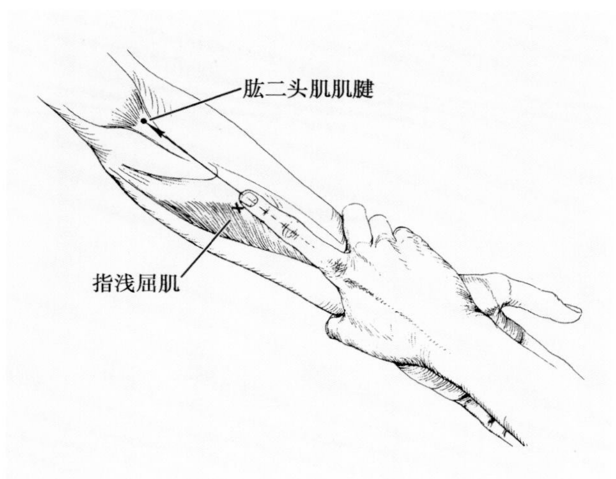

▲图 4-50　指浅屈肌注射点

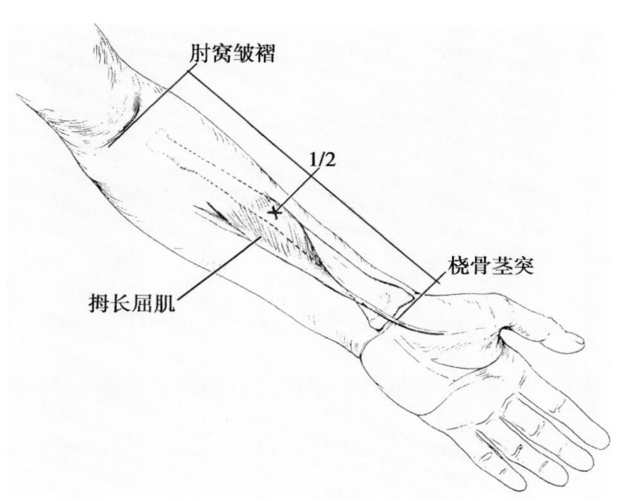

▲图 4-52　拇长屈肌注射点

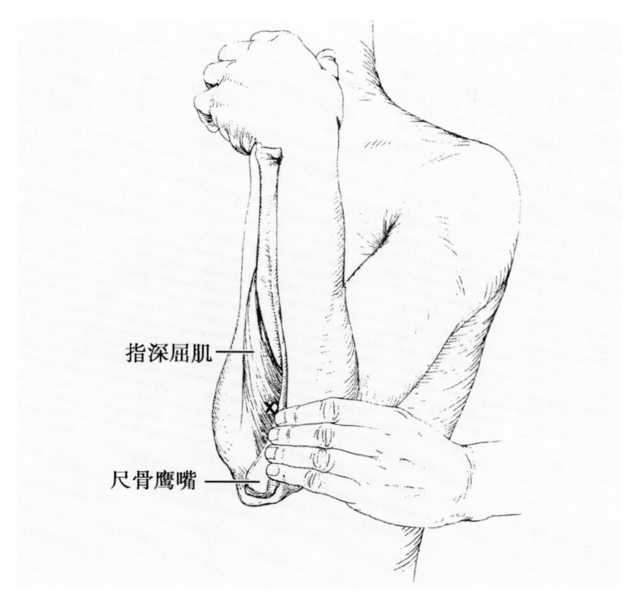

▲图 4-51　指深屈肌注射点

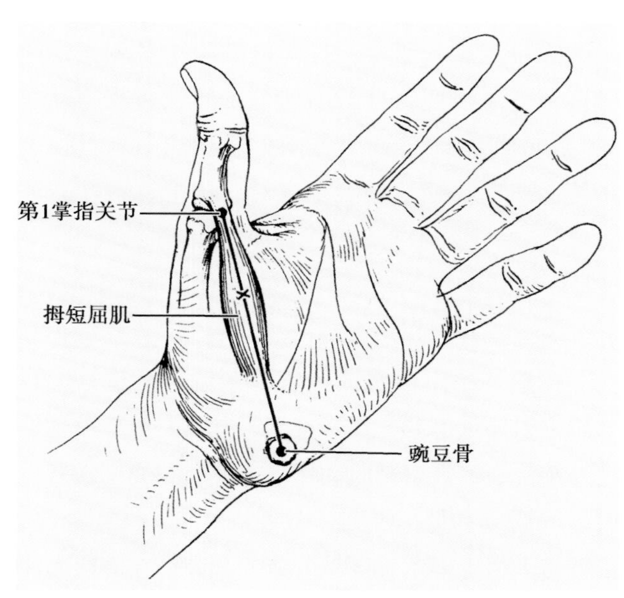

▲图 4-53　拇短屈肌注射点

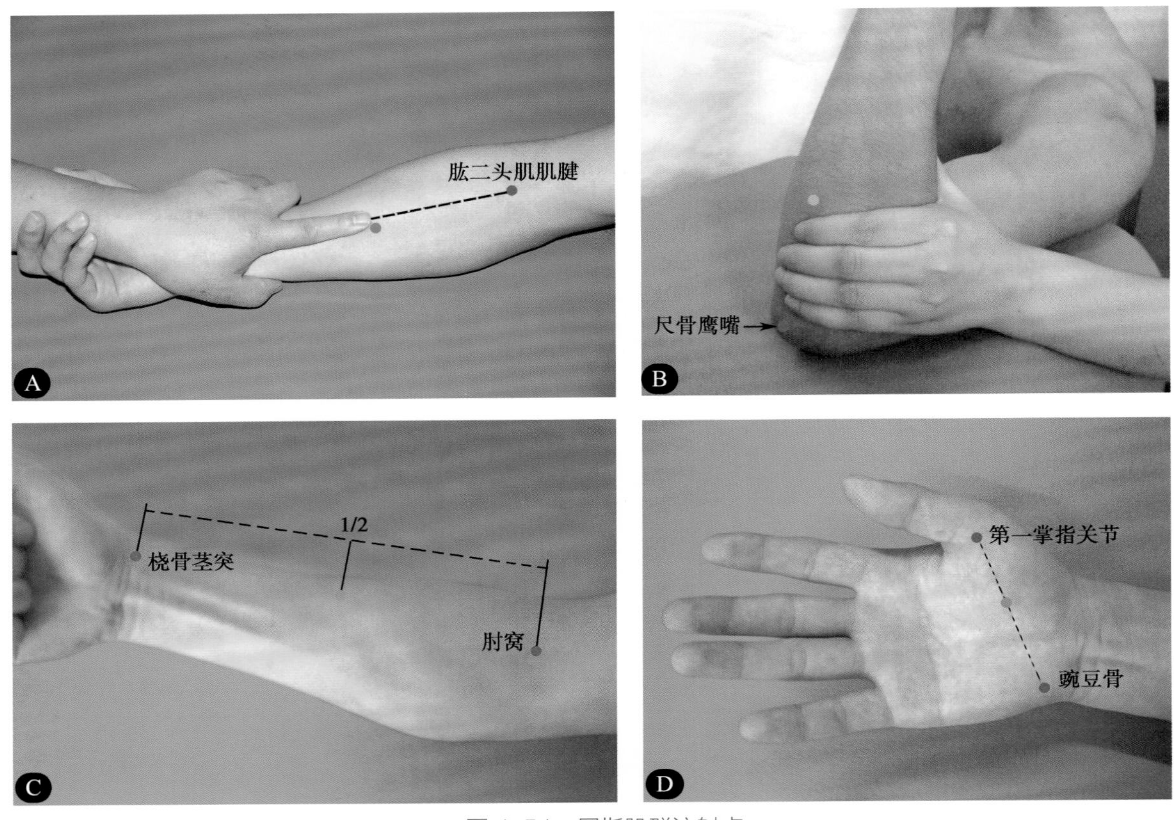

▲图 4-54　屈指肌群注射点

A. 指浅屈肌；B. 指深屈肌；C. 拇长屈肌；D. 拇短屈肌

周围移动刺激笔，取肌肉收缩最明显处做出修正标记，选择此点定位注射。

2. 体内电刺激定位　采用特氟龙涂层注射针头定位和注射。定位方法同体表电刺激。将特氟龙涂层注射针与电刺激器的记录电极相连，从标记的定位点刺入肌层，打开电源给予电刺激，同时调节电流强度，直至出现可见的靶肌收缩动作（手指屈曲）。调节针头方向，达到同一刺激强度下使该肌肉收缩达最大幅度时，接上注射器，注射药物。

五、肌电引导定位注射

按照徒手定位法或体表标记定位法进针。打开肌电引导仪电源，在静息状态下或肩关节被动外展外旋位下，观察靶肌动作电位波幅和波幅的有效值，或调节音量，听到“嗒嗒嗒”声，波幅越高、声音越大提示痉挛程度越严重。调节针头方向与深度，接上注射器，在合适的靶点下注射药物。

六、超声引导定位注射

1. 解剖横截面图（图 4-55）

2. 超声引导定位注射

(1) 指浅屈肌：超声探头置于前臂中段、中线偏尺侧（图 4-56A）。探头方向与前臂中线垂直。第一层为掌长肌，横截面较小。其下方即是

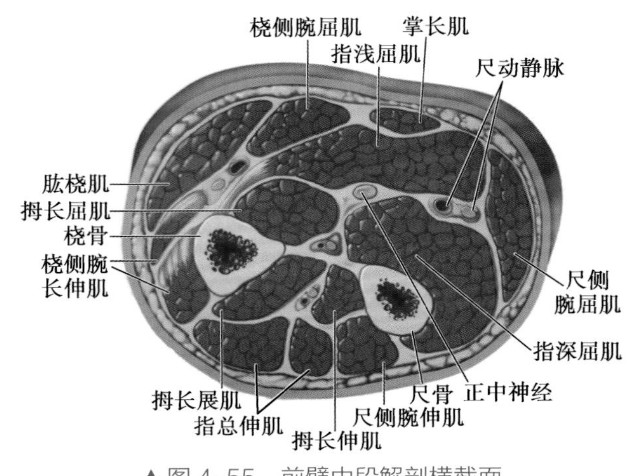

▲图 4-55　前臂中段解剖横截面

指浅屈肌，其横截面较宽长。指浅屈肌尺侧为尺侧腕屈肌，下方为指深屈肌，桡侧上方为桡侧腕屈肌，桡侧下方为拇长屈肌。指浅屈肌下方从桡侧到尺侧分别有正中神经、尺动脉和尺神经经过（图 4-56B）。被动伸展近端指间关节，可见指浅屈肌收缩影像，选择合适位点，注入药物。

(2) 指深屈肌：探头放置位置同指浅屈肌。超声影像上可见包绕在尺骨上方的肌肉就是指深屈肌。其上方为指浅屈肌，尺侧为尺侧腕屈肌，桡侧为拇长屈肌，拇长屈肌紧邻桡骨。指深屈肌上方从桡侧到尺侧分别有正中神经、尺动脉和尺神经经过（图 4-56B）。被动伸展远端指间关节，可指深屈肌收缩影像，选择合适位点，注入药物。

(3) 拇长屈肌：超声探头置于前臂中段，中线稍偏桡侧。探头方向与前臂长轴垂直。超声影像可见拇长屈肌位于桡骨的上方，拇长屈肌上方为指浅屈肌，尺侧为指深屈肌。靶肌的桡侧有桡动脉和桡神经浅支经过（图 4-57），被动伸展拇指指间关节，可见拇长屈肌收缩影像，选择合适位点，注入药物。

(4) 拇短屈肌：探头放置于大鱼际肌上方中段，其超声影像位于第二层肌肉。拇短屈肌桡侧为拇对掌肌，下方及尺侧为拇内收肌（图 4-58A、B）。被

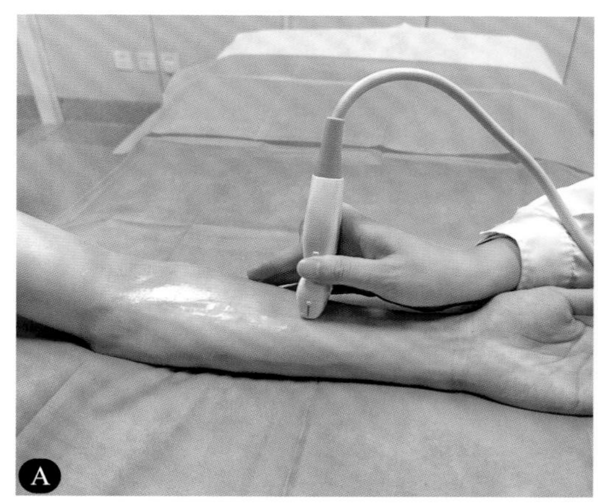

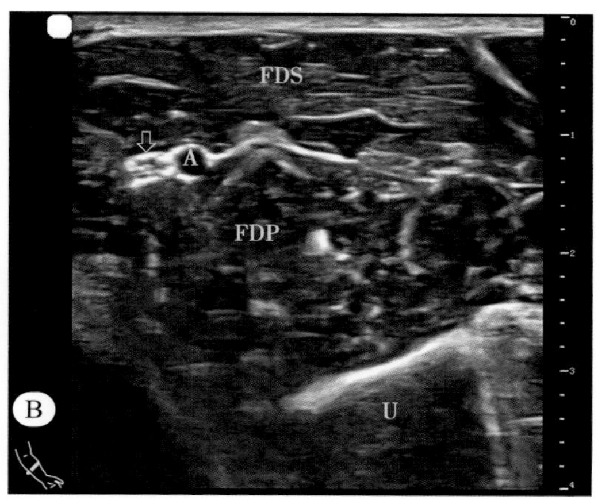

▲图 4-56　前臂中段超声探头放置及声像
A. 患者仰卧位，前臂充分旋后，探头置于前臂中段
B. 声像：FDS. 指浅屈肌；FDP. 指深屈肌；U. 尺骨；A. 尺动脉；⇧. 尺神经

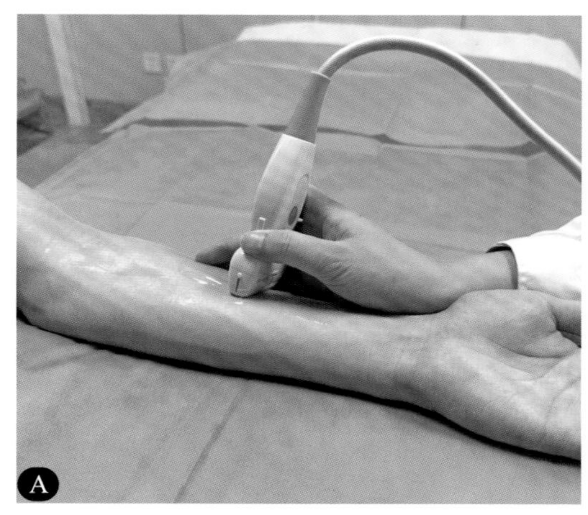

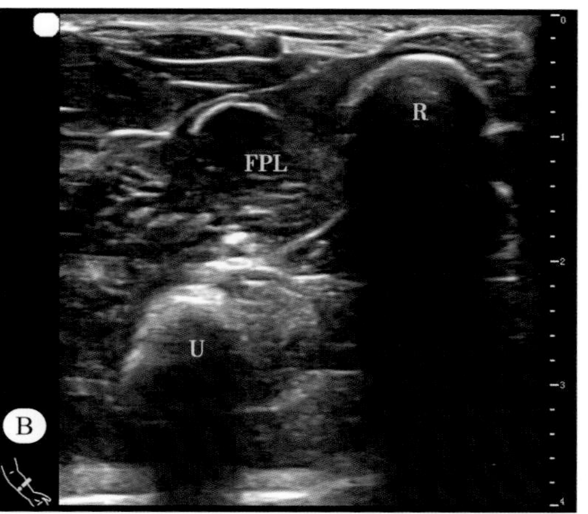

▲图 4-57　拇长屈肌超声探头放置及声像
A. 患者仰卧位，前臂充分旋后，探头置于前臂中段
B. 声像：FPL. 拇长屈肌；U. 尺骨；R. 桡骨

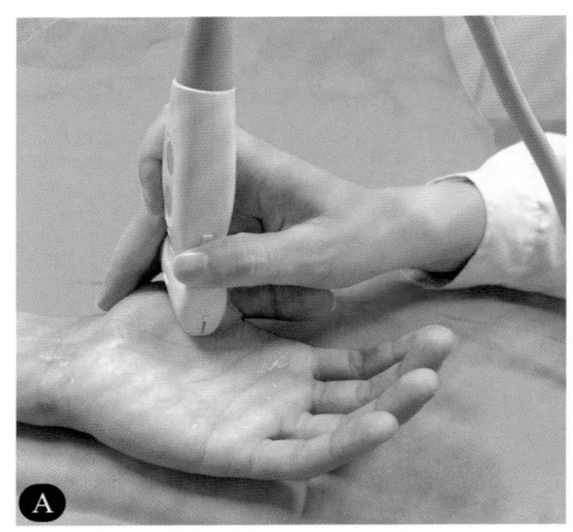

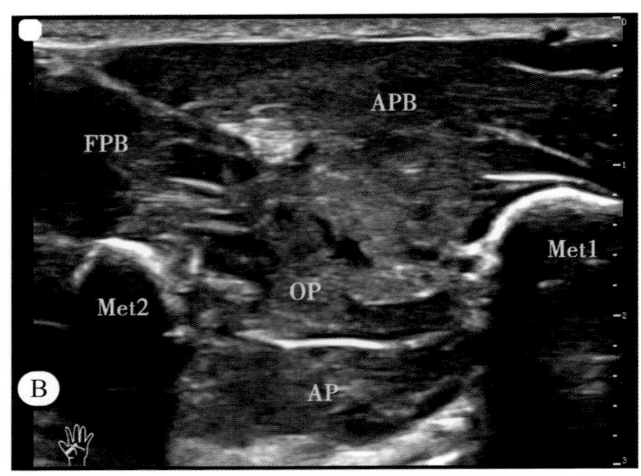

▲图 4-58　拇短屈肌超声探头放置及声像
A. 患者仰卧，手掌面向上，探头置于大鱼际处
B. 声像：FPB. 拇短屈肌；APB. 拇短展肌；OP. 拇对掌肌；AP. 拇收肌；Met. 掌骨

动伸拇指的掌指关节，可见拇短屈肌收缩影像，选择合适位点，注入药物。

七、注射剂量及注意事项

1. 每次注射总剂量为 100～300U，视痉挛程度调整，每块肌肉注射位点：1～2 个。

2. 针头长度：指深屈肌 37mm，指浅屈肌 25mm。

3. 指深屈肌为前臂最深层肌群，若进针太浅，可能触及桡侧腕屈肌。电刺激时，远端指间关节屈曲。定位时可借助尺骨，且其上方走行神经、血管较多，注射时注意分辨并避开相关区域。

4. 指浅屈肌，若进针靠近桡侧，则易触及桡侧腕屈肌，若太靠近尺侧，可能触及指深屈肌。若太靠近远端，可能触及桡侧腕屈肌的肌腱。其下方有神经及血管经过，注射时注意控制进针深度。

5. 拇长屈肌，若进针靠近中线，可触及指浅屈肌外侧头，注意避开其桡侧的桡动脉。

6. 指浅屈肌收缩时，近端指间关节屈曲；指深屈肌收缩时，远端指间关节屈曲。可采用主动屈指或被动伸展指间关节来激活肌肉。

7. 手指肌肉细小，血管分支丰富，推荐采用超声或电刺激定位。

第六节　拇指内收

一、典型异常表现

单纯的拇指内收痉挛异常模式比较少见，常伴有拇屈曲、腕屈曲畸形（图 4-59），可累及拇收肌、拇对掌肌、第 1 骨间背侧肌，拇长屈肌和拇短屈肌已在前文述及，本节不作介绍。

二、涉及肌肉及解剖

1. 拇内收肌（adductor pollicis）（图 4-60）

［起点］ 屈肌支持带、头状骨和第 3 掌骨。

［止点］ 拇指近节指骨。

［作用］ 内收拇指，屈拇指近节指骨。

［神经支配］ 尺神经。

2. 拇对掌肌（opponens pollicis）（图 4-61）

［起点］ 屈肌支持带、大多角骨。

［止点］ 第 1 掌骨桡侧缘。

［作用］ 拇指对掌。

［神经支配］ 正中神经。

3. 第 1 骨间背侧肌（dorsal interosseous） 详见本章第七节手固有肌痉挛（图 4-69）。

三、徒手定位注射

1. 拇内收肌

［体位］ 手掌面朝下，拇指向桡侧外展。

［进针］ 在指间蹼的游离缘，向第 1 掌骨的近侧末端进针，进针深度 6～12mm（图 4-62）。

2. 拇对掌肌

［体位］ 仰卧位或坐位，前臂旋后，手掌面朝上。

［进针］ 助手使患者被动外展拇指，于腕掌关节的桡侧面与第 1 掌指关节之间的连线中点进针，深度为 12～20mm（图 4-63）。

3. 第 1 骨间背侧肌 详见本章第七节手固有肌痉挛（见图 4-71）。

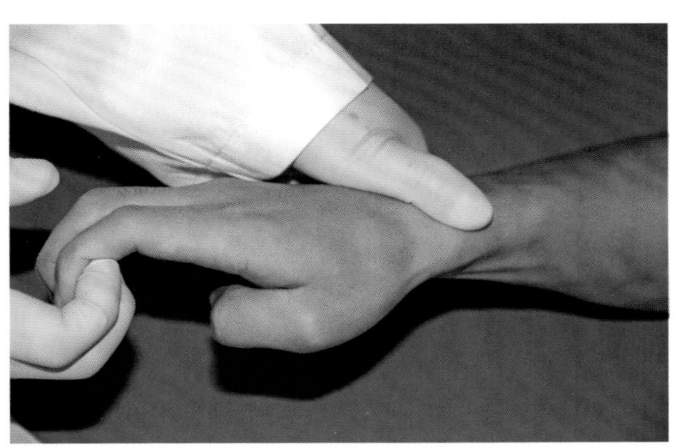

▲图 4-59　拇指内收

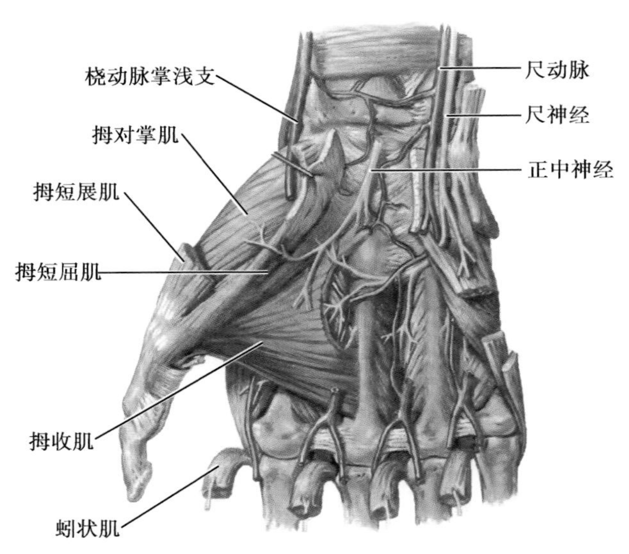

▲图 4-60　拇内收肌解剖

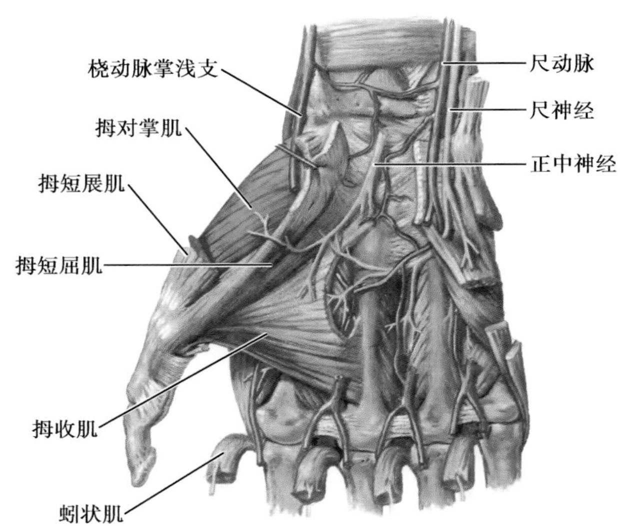

▲图 4-61　拇对掌肌解剖

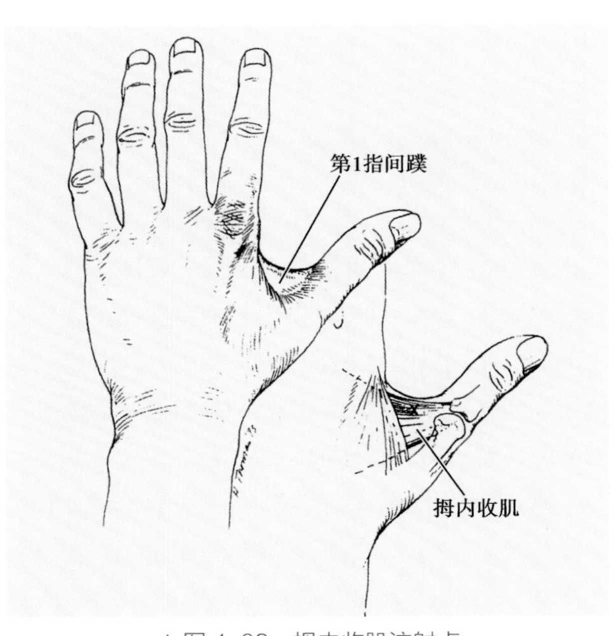

▲图 4-62　拇内收肌注射点

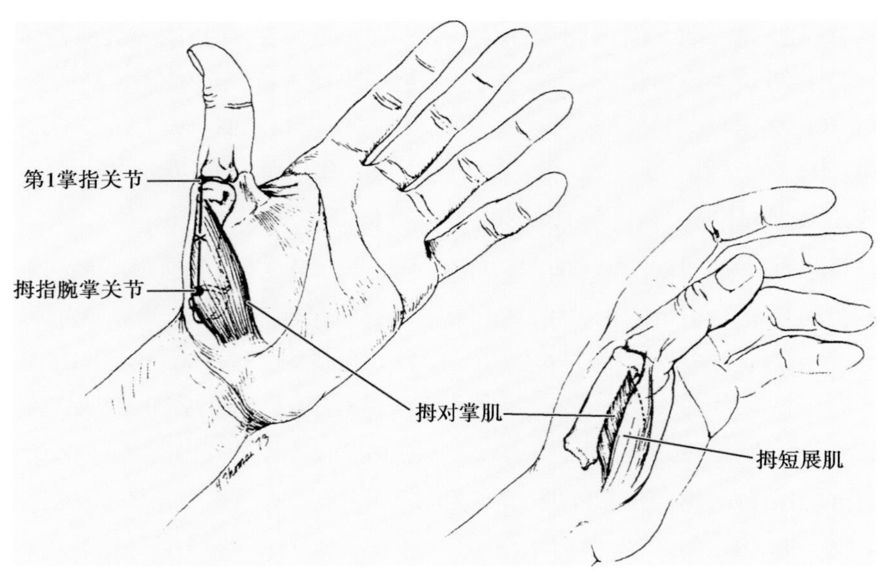

▲图 4-63　拇对掌肌注射点

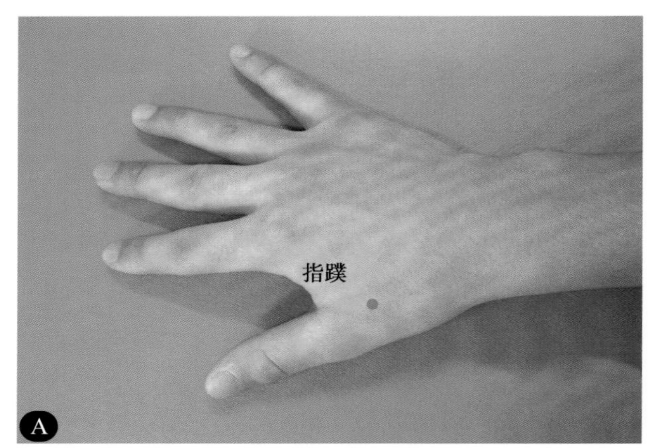

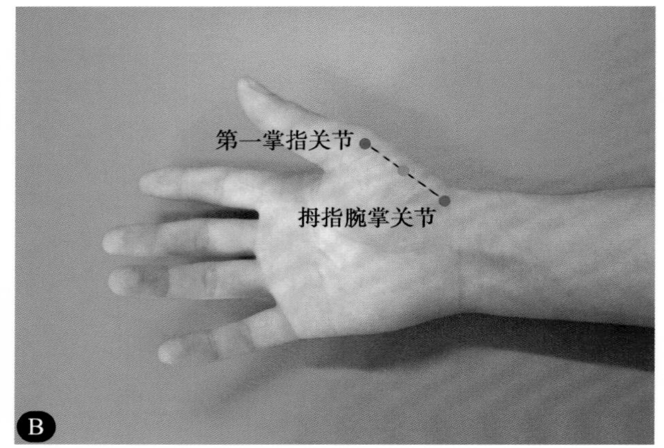

▲图 4-64　拇内收注射点
A. 拇内收肌；B. 拇对掌肌

四、电刺激定位注射

1. 体表电刺激定位注射　按照体表标记定位法（图 4-64）。地极和参考电极置于前臂，刺激笔放置于定位点上，同时调节电流输出强度，选择最小的能引起靶肌明显收缩的电流强度，此时稳定电流输出强度，在定位点周围移动刺激笔，取肌肉收缩最明显处做出修正标记，选择此点定位注射。

2. 体内电刺激定位　采用特氟龙涂层注射针头定位和注射。定位方法同体表电刺激。将特氟龙涂层注射针与电刺激器的记录电极相连，从标记的定位点刺入肌层，打开电源给予电刺激，同时调节电流强度，直至出现可见的靶肌收缩动作（拇指内收）。调节针头方向，达到同一刺激强度下使该肌肉收缩达最大幅度时，接上注射器，注射药物。

五、肌电引导定位注射

按照徒手定位法或体表标记定位法进针。打开肌电引导仪电源，在静息状态下或肩关节被动外展外旋位下，观察靶肌动作电位波幅和波幅的有效值，或调节音量，听到“嗒嗒嗒”声，波幅越高、声音越大提示痉挛程度越严重。调节针头方向与深度，接上注射器，在合适的靶点下注射药物。

六、超声引导定位注射

1. **解剖横截面图**（图 4-65）

2. **超声下肌肉定位**

(1) 拇内收肌：探头置于第 1～2 掌骨，该靶肌位于大鱼际肌处最深层，超声影像下其截面为长条状，桡侧为第 1 掌骨，尺侧为第 2 掌骨，上方从外向内走行拇对掌肌及拇短屈肌（图 4-66）。被动使拇指外展，可见拇内收肌收缩影像。

(2) 拇对掌肌：探头置于大鱼际肌中段，探头方向与腕横纹几乎平行。超声下可见拇对掌肌位于第二层，其下方为掌骨，上方第一层肌肉为拇外展肌，尺侧为拇短屈肌（图 4-66B），被动使拇指外展，可见拇对掌肌收缩影像。

七、注射剂量及注意事项

1. 每次注射总剂量为 100～150U，视痉挛程度调整，每块肌肉注射位点 1～2 个。

2. 针头长度：25mm。

3. 拇内收肌，若进针靠近背侧，可能触及骨间背侧肌，若靠近掌侧，可能触及拇对掌肌。

4. 拇对掌肌，若进针太深，可能触及拇指屈肌，若靠近尺侧，可能触及拇外展肌。

5. 上述肌肉集中在大鱼际肌及其周围，手部肌肉短小，首选超声或肌电图定位，安排适当注射位点及间隔。注射时借助解剖图分清靶肌间层次关系，嘱患者主动内收拇指或被动外展拇指，可激活上述肌群。

6. 手部血管丰富，穿刺时注意避开血管。手部感觉较敏锐，注射时不要停留过久。

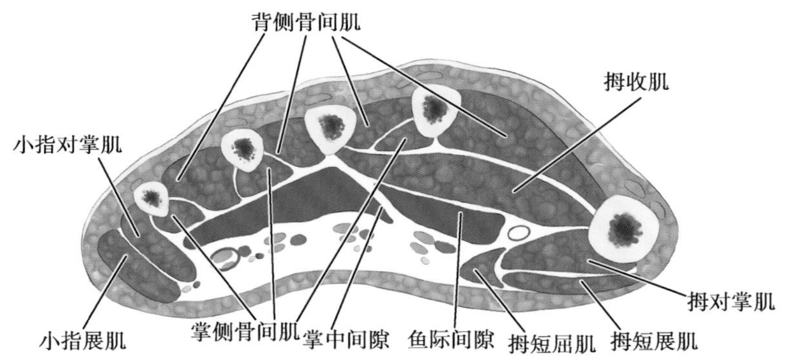

▲图 4-65　大鱼际肌（拇对掌肌、拇短展肌）横截面

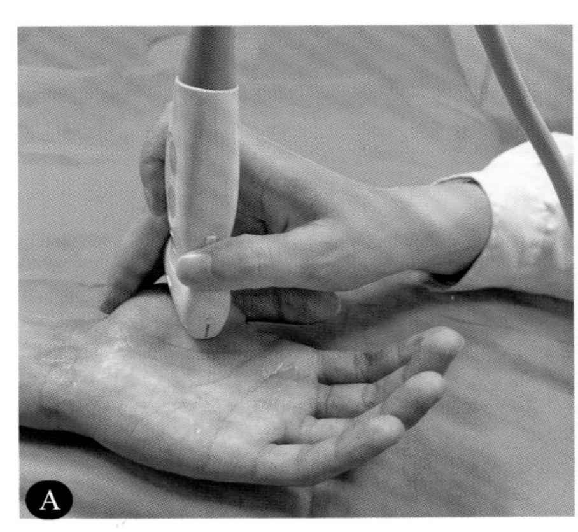

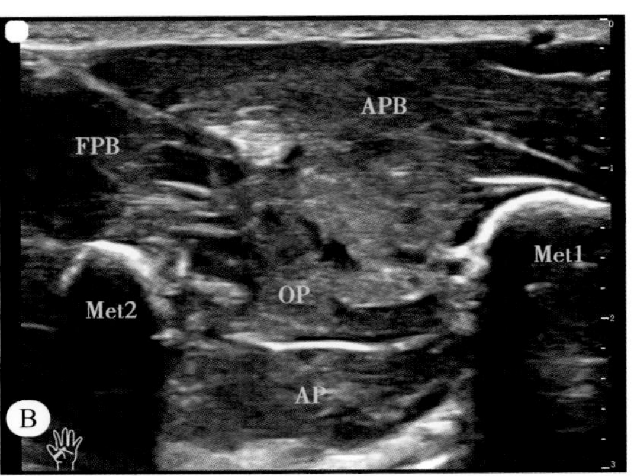

▲图 4-66　拇内收肌、拇对掌肌超声探头放置及声像

A. 患者坐位或仰卧，手掌向上，探头分别置于大鱼际处

B. 声像：FPB. 拇短屈肌；APB. 拇短展肌；OP. 拇对掌肌；AP. 拇内收肌；Met. 掌骨

第七节　手固有肌痉挛

一、典型异常表现

手固有肌痉挛常见于脑血管病意外、脑瘫等疾病，常伴有指屈曲或腕屈曲畸形，主要涉及蚓状肌及骨间肌（图 4–67）。

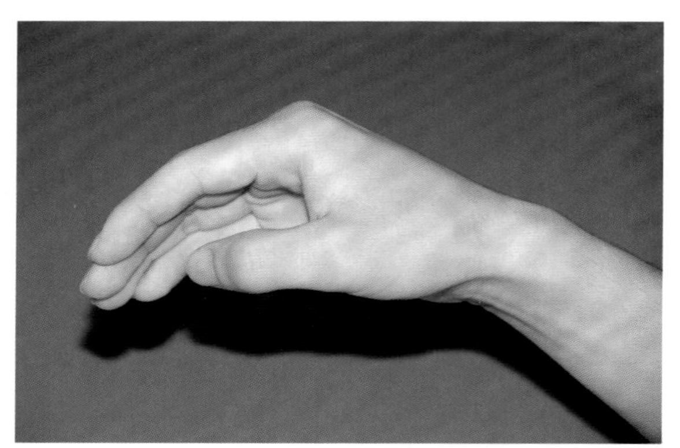

▲图 4–67　手固有肌痉挛

二、涉及肌肉及解剖

1. 蚓状肌（lumbrical）（图 4–68）

［起点］ 指深屈肌腱桡侧。

［止点］ 第 2～5 指指背腱膜。

［作用］ 屈掌指关节，伸指间关节。

［神经支配］第 1、2 蚓状肌由正中神经支配；第 3、4 蚓状肌由尺神经深支支配。

2. 骨间背侧肌（dorsal interosseous）（图 4–69）

［起点］ 第 1、2 骨间背侧肌起自第 2、3 掌骨的桡侧缘；第 3、4 骨间肌背侧起自第 3、4 掌骨的尺侧缘。

［止点］ 近节指骨的基底部和指背面。

［作用］ 使第 2、4、5 手指外展，协助屈掌指关节，伸指间关节。

［神经支配］ 尺神经深支。

三、徒手定位注射

1. 蚓状肌

［体位］ 仰卧位或坐位，手掌面朝上。

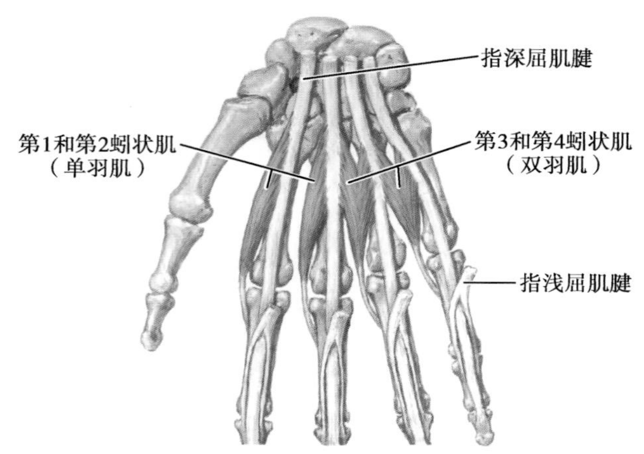

▲图 4–68　蚓状肌解剖

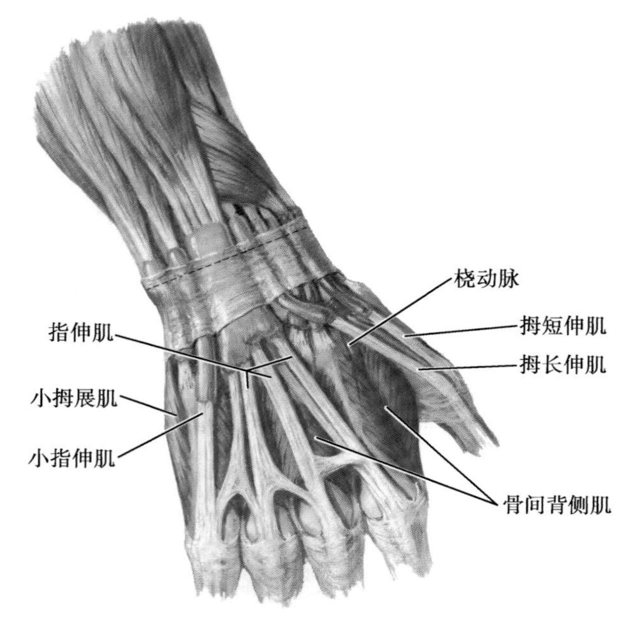

▲图 4–69　骨间背侧肌解剖

［注射点］ 位于第 2～5 指指骨桡侧面，于屈肌肌腱的桡侧、掌指关节近端进针（图 4-70）。

2. 骨间背侧肌

［体位］ 仰卧位或坐位，手掌向下，置于桌面。

［注射点］ 在第 1 掌指关节水平，沿手的横轴线、第 1、2 骨间背侧肌分别在第 2、3 掌骨的桡侧进针；沿第 3、4 骨间背侧肌分别在第 3、4 掌骨的尺侧进针（图 4-71）。

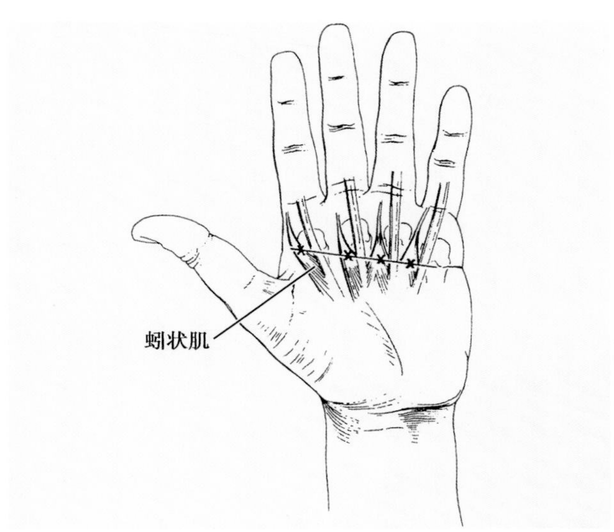

▲图 4-70　蚓状肌注射点

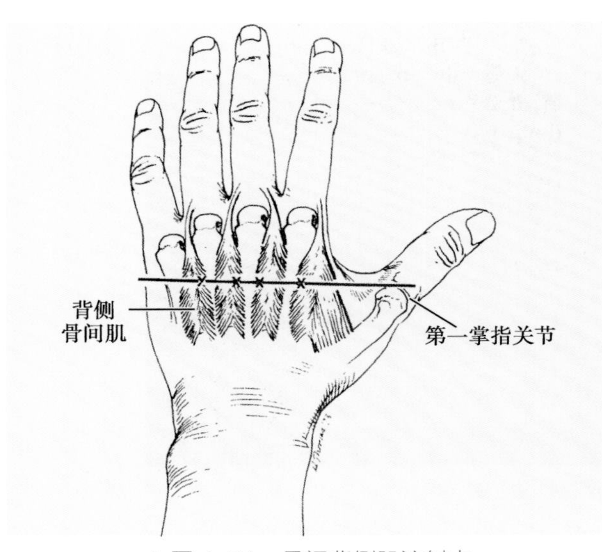

▲图 4-71　骨间背侧肌注射点

四、电刺激定位注射

1. 体表电刺激定位注射　按照体表标记定位法（图 4-72）。地极和参考电极置于前臂上，刺激笔放置于定位点上，同时调节电流输出强度，选择最小的能引起靶肌明显收缩的电流强度，此时稳定电流输出强度，在定位点周围移动刺激笔，取肌肉收缩最明显处做出修正标记，选择此点定位注射。

2. 体内电刺激定位注射　采用特氟龙涂层注射针头定位和注射。定位方法同体表电刺激。将特氟龙涂层注射针与电刺激器的记录电极相连，从标记的定位点刺入肌层，打开电源给予电刺激，同时调节电流强度，直至出现可见的靶肌收缩动作。调节针头方向，达到同一刺激强度下使该肌肉收缩达最大幅度时，接上注射器，注射药物。

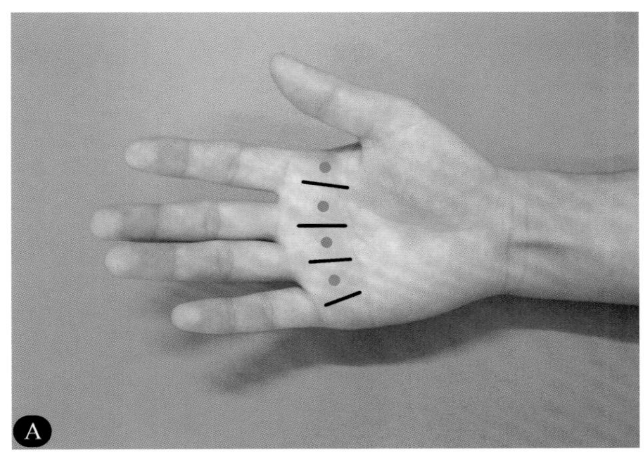

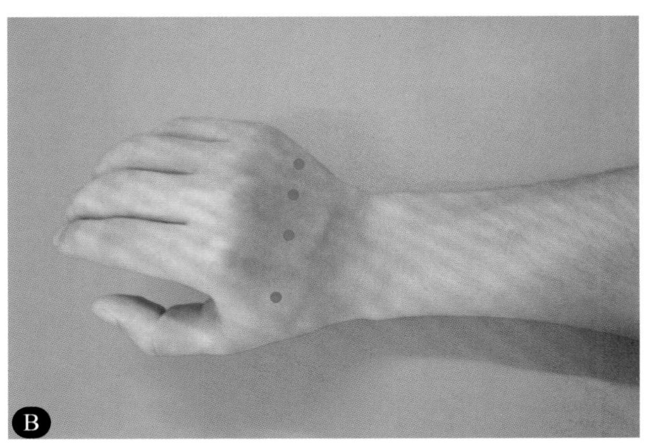

▲图 4-72　手固有肌注射点

A. 蚓状肌；B. 骨间背侧肌

五、肌电引导定位注射

按照徒手定位法或体表标记定位法进针。打开肌电引导仪电源，在静息状态下或伸掌指关节、屈指间关节时，观察靶肌动作电位波幅和波幅的有效值，或调节音量，听到“嗒嗒嗒”声，波幅越高、声音越大提示痉挛程度越严重。调节针头方向与深度，接上注射器，在合适的靶点下注射药物。

六、超声引导定位注射

1. 解剖横截面（图 4-73）

2. 超声引导定位注射

(1) 蚓状肌：探头置于腕横纹上两指、手掌正中处，探头方向与腕横纹平行。超声影像下可见位于第一层的第 1、2、3 蚓状肌（从桡侧向尺侧），横截面呈类椭圆形，回声稍低于周边组织。下方为骨间掌侧肌，第 1 蚓状肌桡侧为拇内收肌。蚓状肌之间为指深屈肌肌腱，为回声稍高的类圆形影像（图 4-74）。嘱患者主动屈掌指关节或被动伸展掌指关节、伸指间关节，可见收缩影像，选择适当位点，注入药物。

(2) 骨间背侧肌：探头置于手背部正中，与掌骨垂直，超声下掌骨之间的第一层肌肉即为骨间肌，肌纤维与掌骨平行。嘱患者主动屈掌指关节或被动伸展掌指关节、伸指间关节，可见骨间背侧肌的收缩影像（图 4-75），选择适当位点，注入药物。

七、注射剂量及注意事项

1. 注射剂量及位点：蚓状肌每组肌肉 7.5～20U，骨间背侧肌每组肌肉 7.5～25U；其中每块肌肉 2.5U，每块肌肉注射 1 个位点。

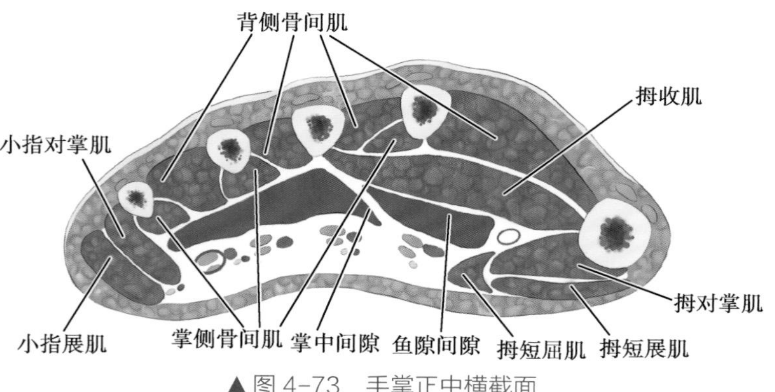

▲图 4-73 手掌正中横截面

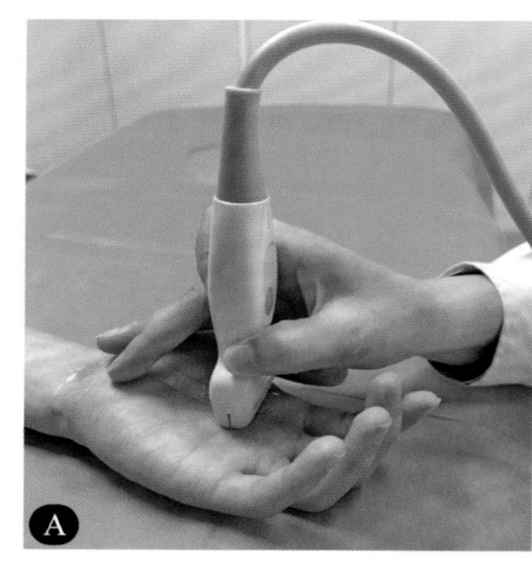

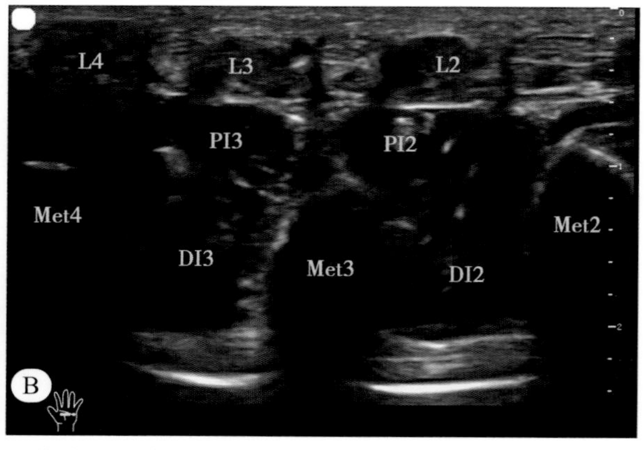

▲图 4-74 手掌中段超声探头放置及声像

A. 掌心朝上，超声探头置于手掌正中

B. 蚓状肌声像：L. 蚓状肌；DI. 骨间背侧肌；PI. 骨间掌侧肌；Met. 掌骨

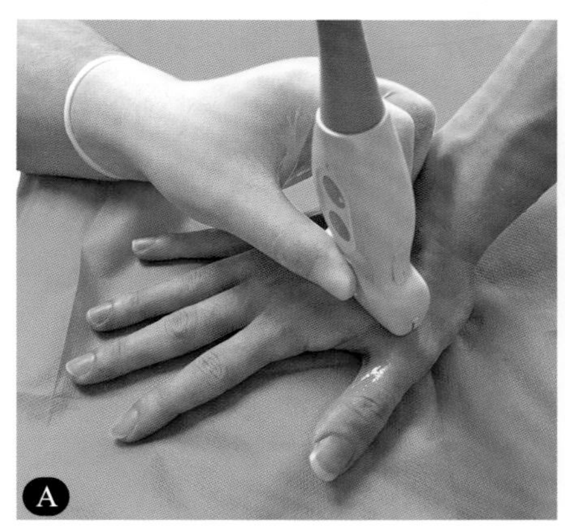

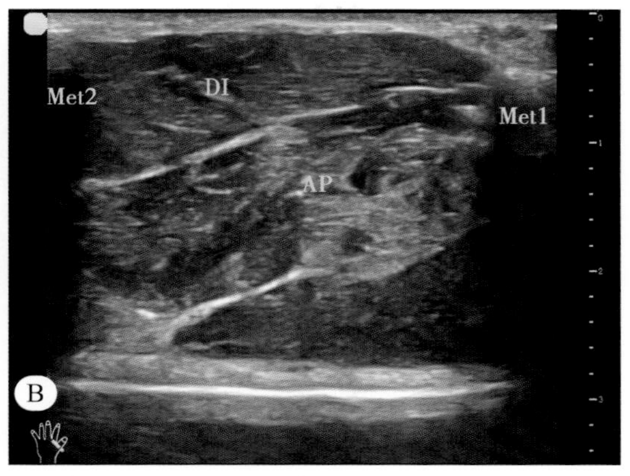

▲图 4-75 手背中段超声探头放置及声像
A. 手背朝上，超声探头置于手背正中；B. 骨间背侧肌声像
Met. 掌骨；DI. 骨间背侧肌；AP. 拇内收肌

2. 针头长度：20～37mm。

3. 注射第 1 骨间背侧肌时，进针过深，可能进入拇收肌，注射第 2 骨间背侧肌时，如果进针过深，且针尖向桡侧偏，可能进入骨间掌侧肌；注射第 3、4 骨间背侧肌，如果进针过深，且针尖向尺侧偏可能进入第 2、3 骨间掌侧肌。

4. 注射第 1、2 蚓状肌时，如果进针过深，可能进入拇收肌，如果更深的话，可能进入骨间背侧肌；注射第 3 蚓状肌时，进针过深可能进入骨间掌侧肌；注射第四蚓状肌时，如果进针过深，可能进入小指对掌肌，甚至可能进入第 3 骨间掌侧肌。

5. 手部血管丰富，注意止血，且手部感觉敏锐，注射时不要停留过久。

（卫小梅　姜　丽　窦祖林）

第 5 章　下肢常见痉挛的注射方法

第一节　髋　内　收

一、典型异常表现

髋关节内收主要系髋关节内收肌群痉挛所致，多见于儿童脑瘫、脑外伤等上运动神经元损害，步行时呈剪刀步态（图 5-1）。

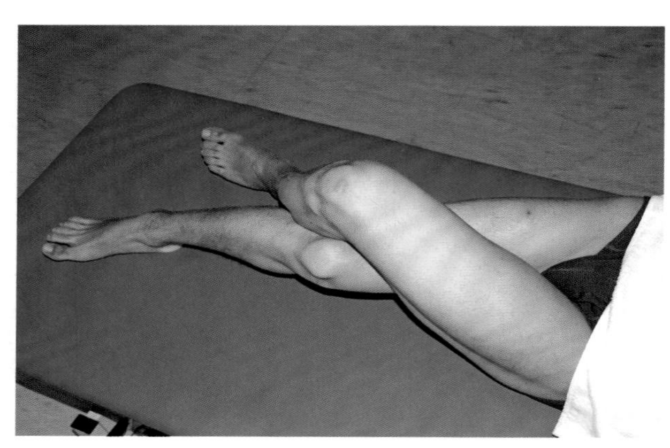

▲图 5-1　髋内收

二、涉及肌肉及解剖

1. 长收肌（adductor longus）（图 5-2）

［起点］ 耻骨支、坐骨支前面。

［止点］ 股骨粗线。

［作用］ 内收、外旋髋关节。

［神经支配］ 闭孔神经。

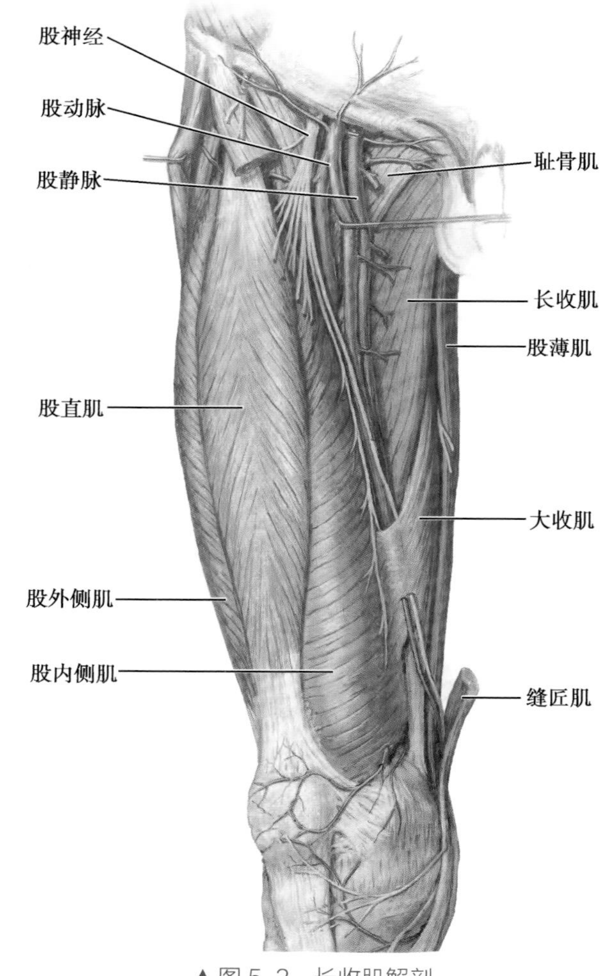

▲图 5-2　长收肌解剖

2. 短收肌（adductor brevis）（图 5-3）

［起点］ 耻骨支、坐骨支前面。

［止点］ 股骨粗线。

［作用］ 内收、外旋髋关节。

［神经支配］ 闭孔神经。

3. 大收肌（adductor magnus）（图 5-4）

［起点］ 耻骨支、坐骨支、坐骨结节。

［止点］ 股骨粗线和内上髁的收肌结节。

［作用］ 内收、外旋髋关节。

［神经支配］ 闭孔神经。

4. 股薄肌（gracilis）（图 5-5）

［起点］ 耻骨支、坐骨支前面。

［止点］ 胫骨上端内侧面。

［作用］ 内收、外旋髋关节。

［神经支配］ 闭孔股神经。

三、徒手定位注射

1. 长收肌（图 5-6）

［体位］ 仰卧，双下肢外展约 15°。

［注射点］ 触摸起自耻骨结节的长收肌肌腱，在结节远端 4 横指处进针（图 5-6）。

2. 短收肌

［体位］ 仰卧，双腿外展 15°。

［注射点］ 触及起自耻骨结节的长收肌肌腱，在结节远端 4 横指处进针，穿过长收肌，进针深度大约 5cm（图 5-7）。

3. 大收肌

［体位］ 仰卧位，将双足靠拢放在床上、双膝屈曲，双腿外展。

［注射点］ 于股骨内侧髁和耻骨结节的连线

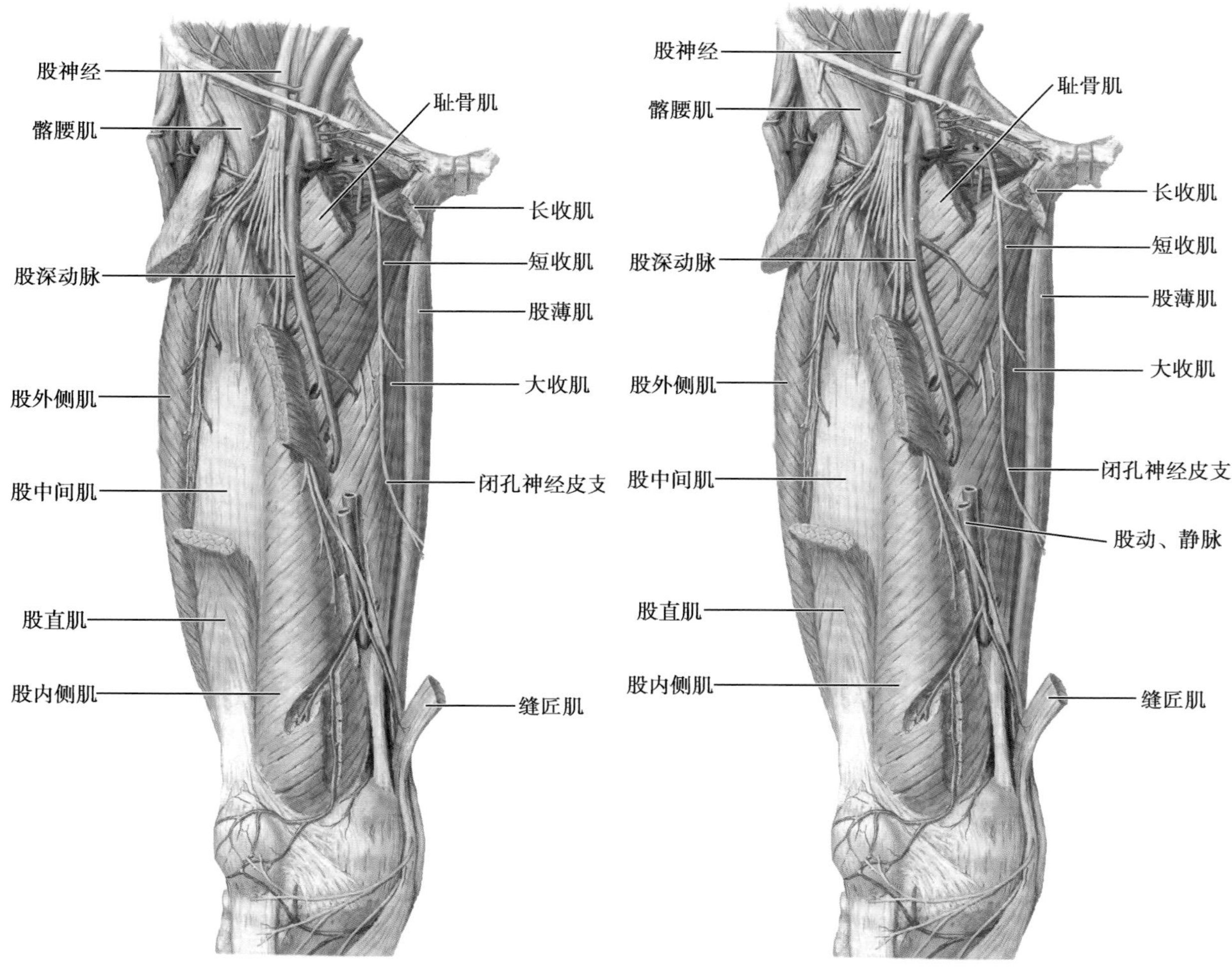

▲图 5-3　短收肌解剖

▲图 5-4　大收肌解剖

中点处进针（图 5-8）。

4. **股薄肌**

［体位］ 仰卧，双腿外展 15°。

［注射点］ 于耻骨结节和股骨内侧髁的中点处进针，不超过 1.2cm（图 5-9）。

四、电刺激定位注射

1. 体表电刺激定位注射 按照体表标记定位法（图 5-10）。地极和参考电极置于股四头肌肌腱上，刺激笔放置于定位点上，同时调节电流输出强度，选择最小的能引起靶肌（髋内收肌）明显收缩的电流强度，此时稳定电流输出强度，在定位点周围移动刺激笔，取肌肉收缩最明显处做出修正标记，选择此点定位注射。

2. 体内电刺激定位注射 采用特氟龙涂层注射针头定位和注射。定位方法同体表电刺激。将特氟龙涂层注射针与电刺激器的记录电极相连，从标记的定位点刺入肌层，打开电源给予电刺激，同时调节电流强度，直至出现可见的靶肌收缩动作（髋内收）。调节针头方向与深度，达到同一刺激强度下使该肌肉收缩达最大幅度时，接上注射器，注射药物。

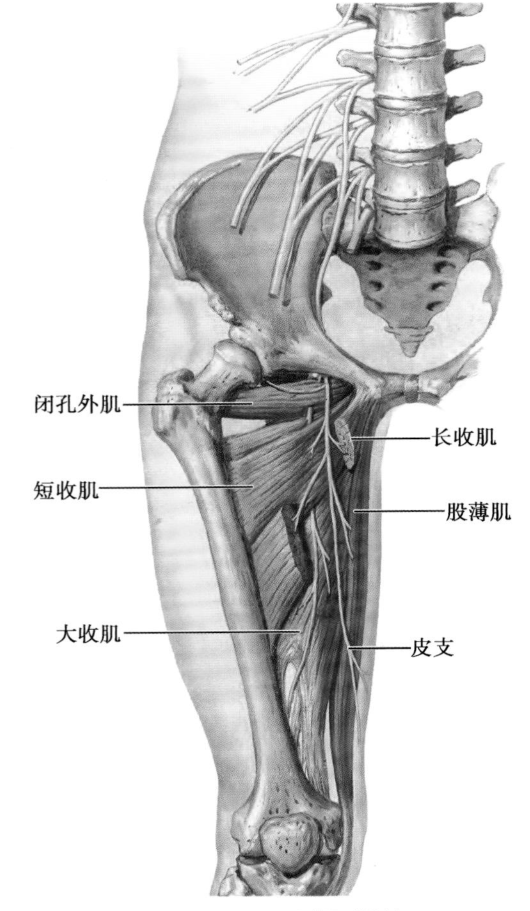

▲图 5-5 股薄肌解剖

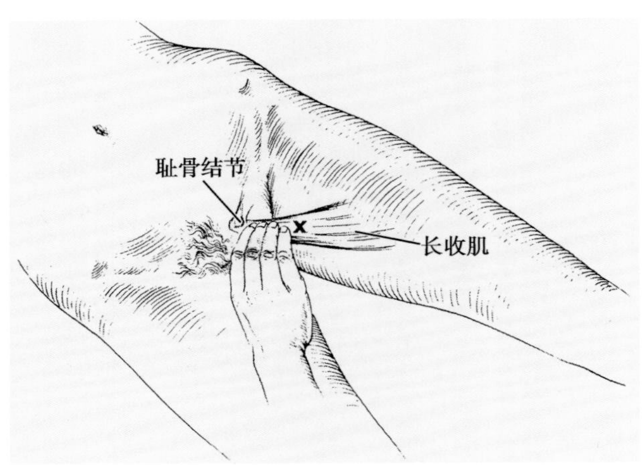

▲图 5-6 长收肌注射点

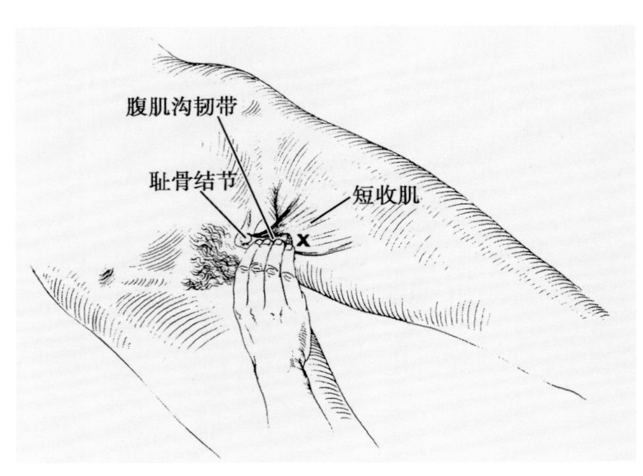

▲图 5-7 短收肌注射点

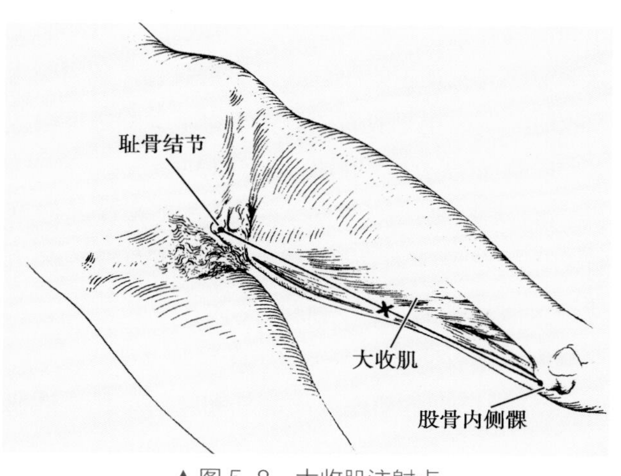

▲图 5-8　大收肌注射点

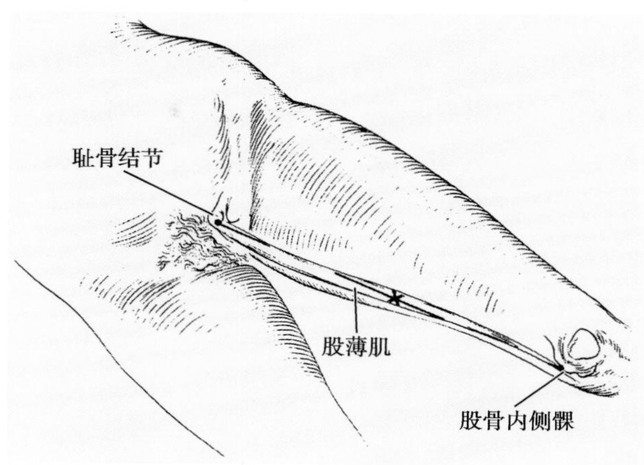

▲图 5-9　股薄肌注射点

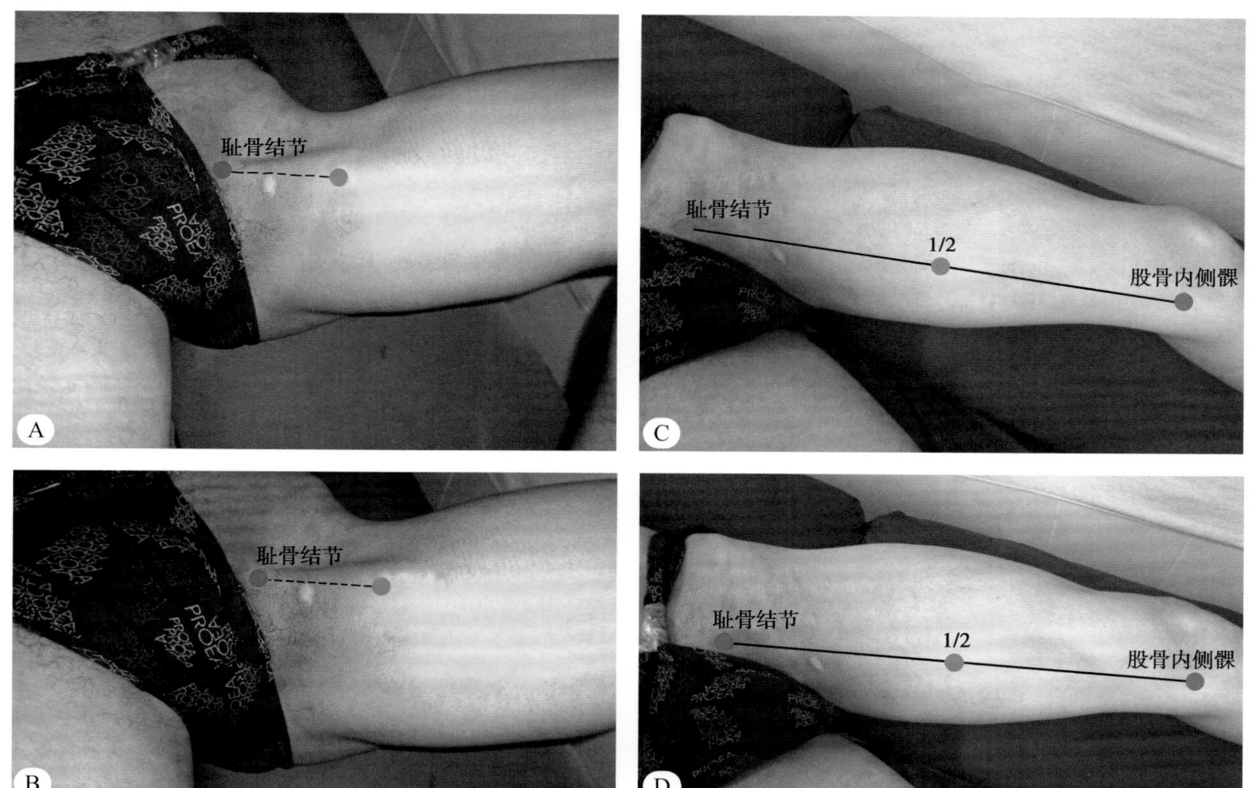

▲图 5-10　髋内收肌注射点

A. 长收肌；B. 短收肌；C. 大收肌；D. 股薄肌

五、肌电引导定位注射

按照徒手定位法或体表标记定位法进针。打开肌电引导仪电源，在静息状态下或髋关节被动外展下，观察靶肌动作电位波幅和波幅的有效值，或调节音量，听到“嗒嗒嗒”声，波幅越高、声音越大提示痉挛程度越严重。调节针头方向与深度，接上注射器，在合适的靶点下注射药物。

六、超声引导定位注射

1. 解剖截面（图 5-11）

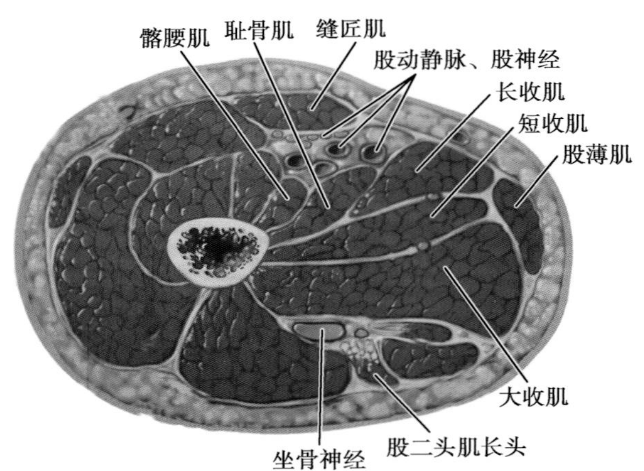

▲图 5-11　大腿上段解剖截面

2. 超声引导定位注射

(1) 股薄肌：将超声探头置于大腿内侧上中1/3处，探头长轴与耻骨和胫骨内侧连线垂直放置（图 5-12）。超声影像下，可见第一层为股薄肌，横截面形态扁圆，可以向下追踪至胫骨内侧确认该靶肌。其外上方，靠近大腿前部的第一层肌肉为长收肌，其下方由外向内为短收肌及大收肌（图 5-12A）。

(2) 长收肌：超声探头初始位置放置同股薄肌，先确定股薄肌位置，然后探头向大腿前方稍平移，可见长收肌影像，横截面为宽大的类三角形，其外侧为股动静脉，可见搏动的血管征象，其下方为短收肌，内侧为股薄肌（图 5-12B）。

(3) 短收肌：超声探头初始位置放置同股薄肌，先确定股薄肌及长收肌位置。在长收肌与股薄肌下方深层肌肉就是短收肌。其深层为股骨，其内侧为大收肌。该肌止于股骨内侧中段，至大腿中下段截面，股薄肌下方为大收肌（图 5-12D）。

(4) 大收肌：超声探头初始位置放置同股薄肌，先确定股薄肌位置。股薄肌的下方及内侧方就是大收肌位置，横截面最宽大，呈长方形，其外侧方为短收肌（图 5-12B、D）。

(5) 当进行主动或被动髋外展时，可见上述肌肉收缩影像，在超声引导下选择适当注射位点，穿刺进针，注入适量药物。

七、注射剂量及注意事项

1. 注射剂量：大收肌 100～200U，长收肌 50～100U，短收肌 50～100U，股薄肌 80～120U，每块肌肉注射 1～2 点；其中大收肌、长收肌、短收肌是主要注射肌肉。

2. 针头长度：37～75mm。

3. 嘱患者主动内收大腿或被动快速牵张外展大腿，肌肉可较明显触及。大腿内侧肌肉体积较大，B 超定位时应使用低频探头，调整视窗，使之易于观察肌肉图像。股薄肌为定位内侧肌群较重要的标志，先予确认。

4. 注射股薄肌时，若进针太深，易触及大收肌，若进针太靠外，会触及长收肌。

5. 注射长收肌时，若进针太靠外，易触及缝匠肌。

6. 注射大收肌时，若进针太靠外，易触及缝匠肌，若进针太靠近身体中心，易触及长收肌。

7. 短收肌位于长收肌的深面，若进针太浅，向外易触及长收肌，向内易触及股薄肌或大收肌。

对于肥胖患者，强烈推荐采用肌电引导或超声定位。

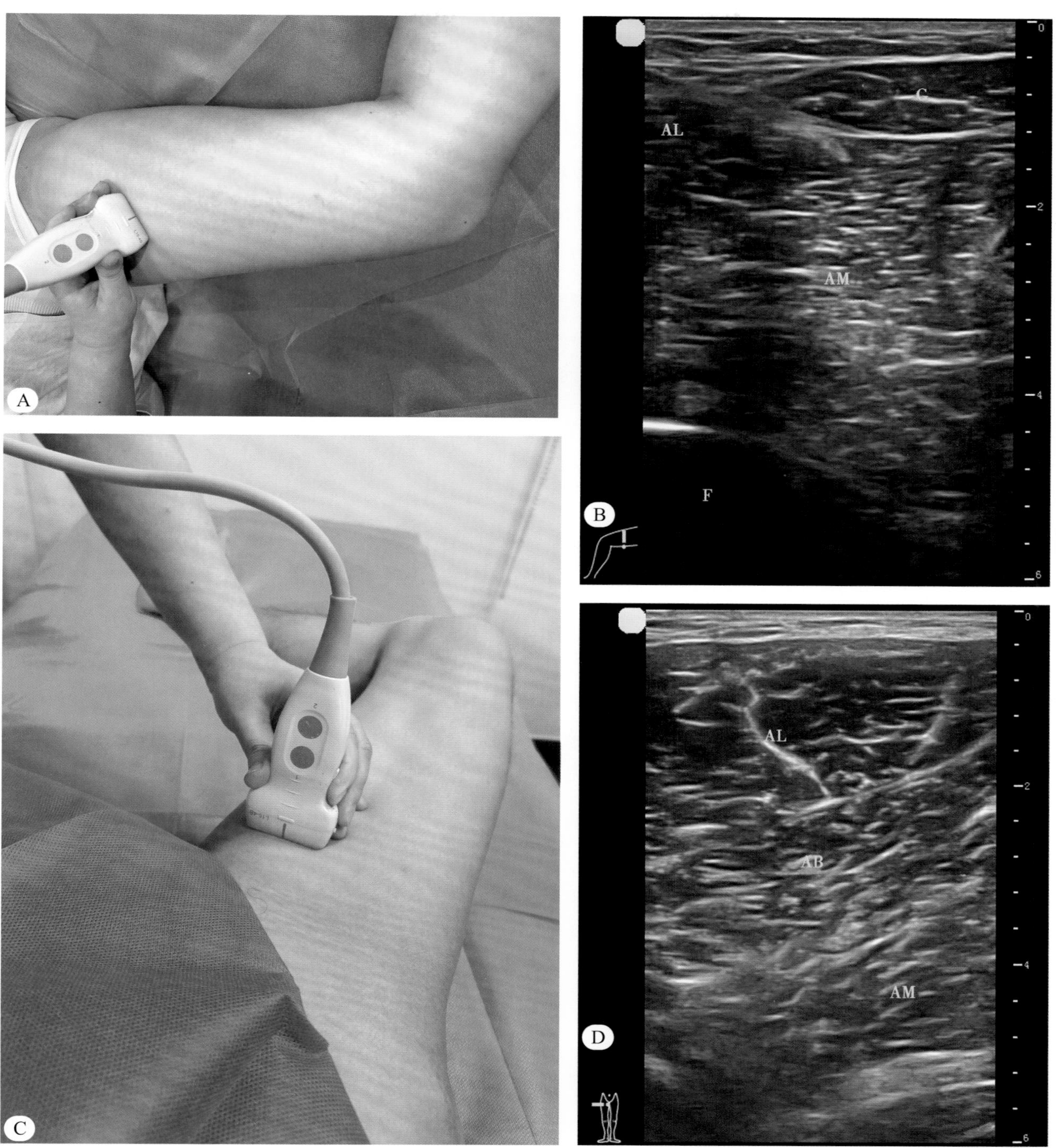

▲图 5-12　髋关节内收肌群超声探头放置及声像

A、C. 患者平卧位，患侧髋关节轻度外旋屈曲状态，探头置于大腿前内侧

B. 股薄肌声像：G. 股薄肌：AL. 长收肌；AM. 大收肌；F. 股骨。D. 长短收肌声像：AL. 长收肌；AB. 短收肌；AM. 大收肌

第二节 髋 屈 曲

一、典型异常表现

髋屈曲常与髋内收并存（图 5-13），主要涉及的肌肉有髂腰肌、股直肌和内收肌。内收肌定位注射技术见前述。

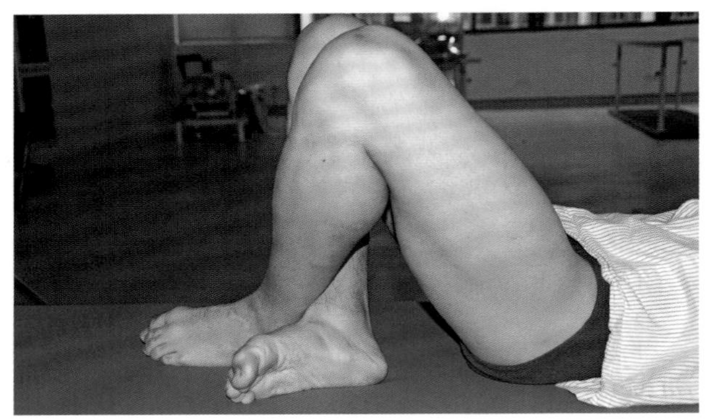

▲图 5-13 髋屈曲

二、涉及肌肉及解剖

1. 髂腰肌（illiopsoas）（图 5-14）

［起点］ 髂窝、腰椎体侧面和横突。

［止点］ 股骨小转子。

［作用］ 髋关节前屈和外旋，下肢固定时使躯干和骨盆前倾。

［神经支配］ 腰丛神经分支。

2. 股直肌（rectus femoris）（图 5-15）

［起点］ 髂前下棘。

［止点］ 胫骨粗隆。

［作用］ 伸膝关节、屈髋关节。

［神经支配］ 股神经。

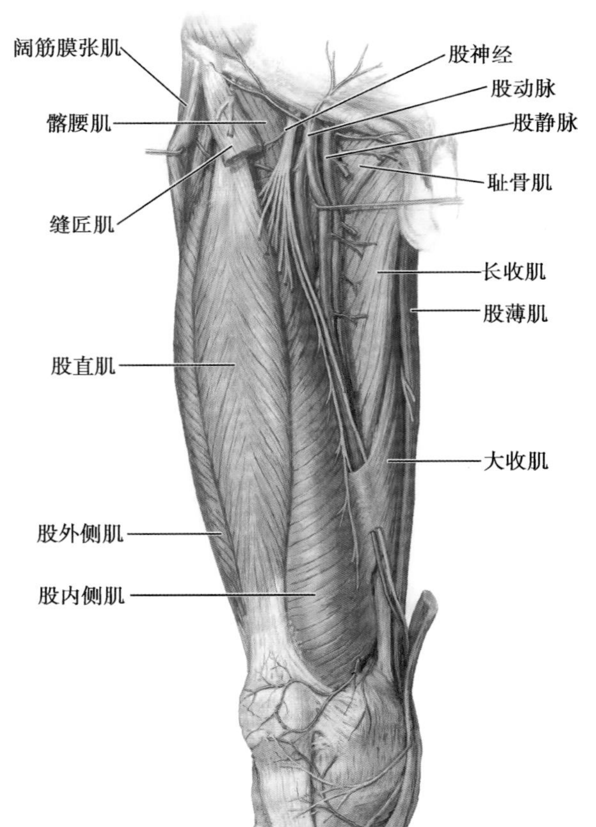

▲图 5-14 髂腰肌解剖

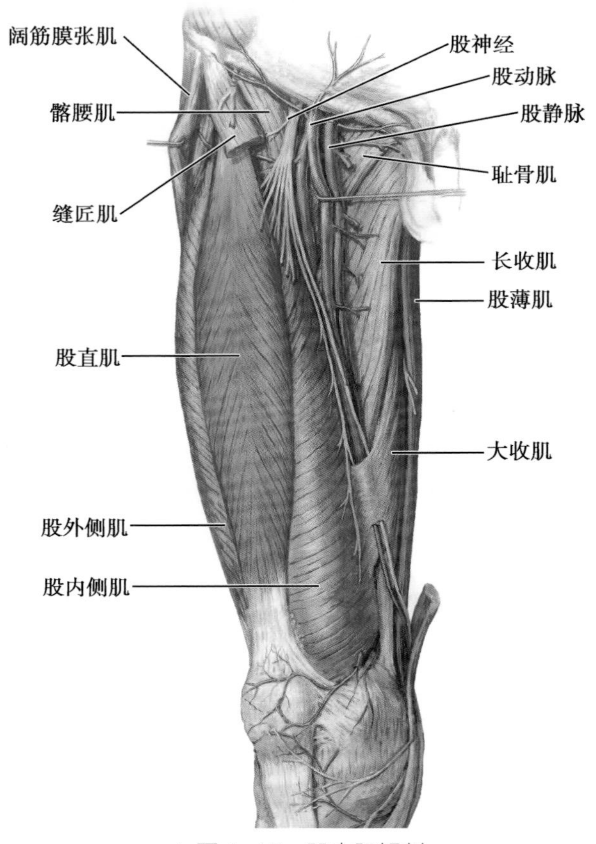

▲图 5-15 股直肌解剖

三、徒手定位注射

1. 髂腰肌

［体位］ 仰卧。

［注射点］ 股动脉外侧 2 横指、腹股沟韧带下方 1 横指处（图 5-16）。

2. 股直肌

［体位］ 坐位或仰卧位。

［注射点］ 大腿前方，髌骨和髂前上棘连线的中点（图 5-17）。

四、电刺激定位注射

1. 体表电刺激定位注射　按照体表标记定位法（图 5-18）。地极和参考电极置于小腿前方，刺激笔放置于定位点上，同时调节电流输出强度，选择最小的能引起靶肌（屈髋肌）明显收缩的电流强度，此时稳定电流输出强度，在定位点周围

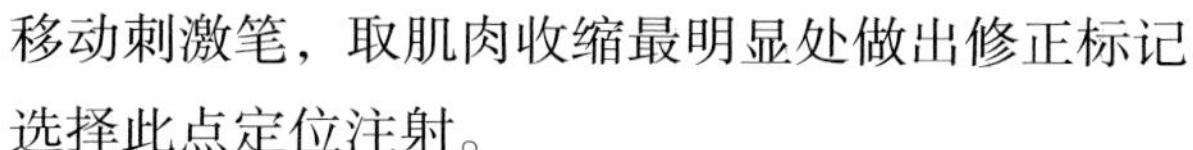

移动刺激笔，取肌肉收缩最明显处做出修正标记，选择此点定位注射。

2. 体内电刺激定位注射　采用特氟龙涂层注射针头定位和注射。定位方法同体表电刺激。将特氟龙涂层注射针与电刺激器的记录电极相连，从标记的定位点刺入肌层，打开电源给予电刺激，同时调节电流强度，直至出现可见的靶肌收缩动作（髋关节屈曲）。调节针头方向，达到同一刺激强度下使该肌肉收缩达最大幅度时，接上注射器，注射药物。

五、肌电引导定位注射

按照徒手定位法或体表标记定位法进针。打开肌电引导仪电源，在静息状态下或髋关节被动后伸下，观察靶肌动作电位波幅和波幅的有效值，或调节音量，听到“嗒嗒嗒”声，波幅越高、声音越大，提示痉挛程度越严重。调节针头方向与深度，接上注射器，在合适的靶点下注射药物。

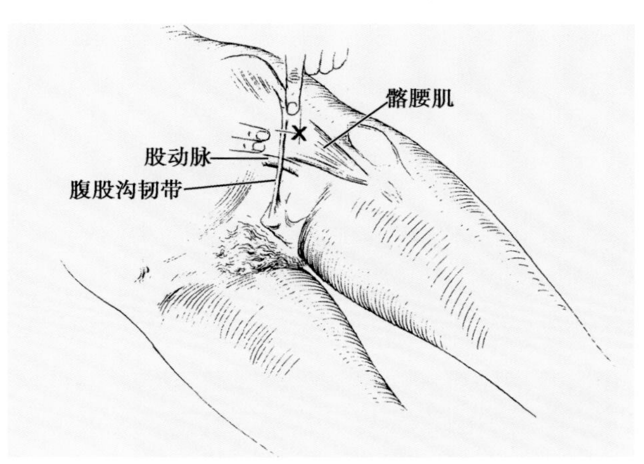

▲图 5-16　髂腰肌注射点

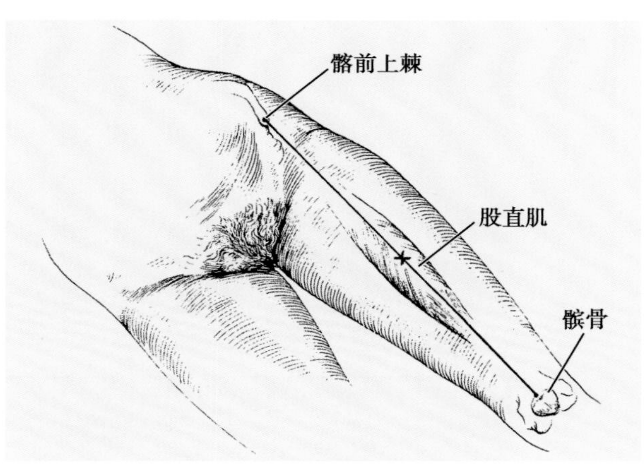

▲图 5-17　股直肌注射点

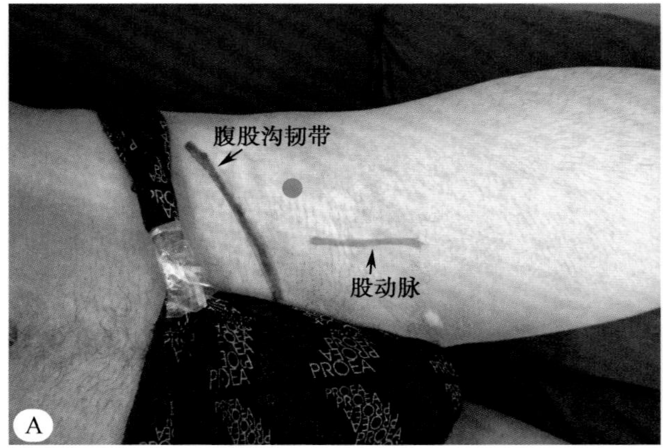

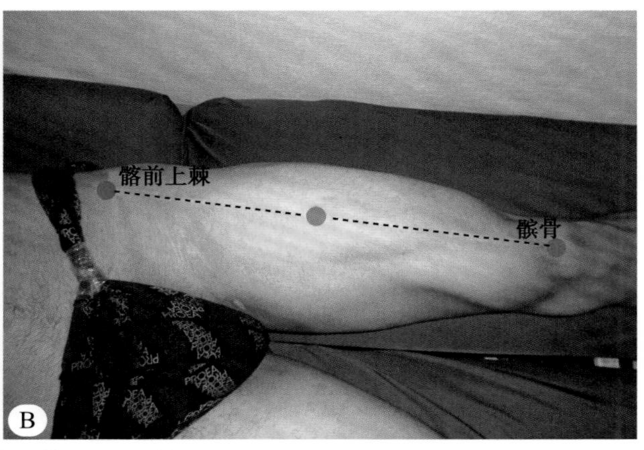

▲图 5-18　髋关节屈曲肌群注射点

A. 髂腰肌；B. 股直肌

六、超声引导定位注射

1. 解剖截面（图 5-19）

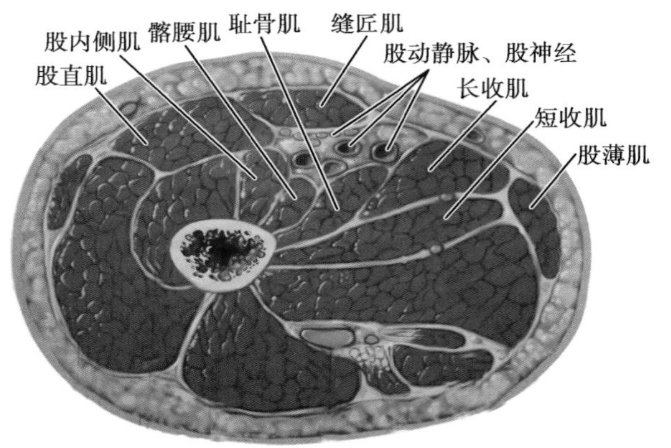

▲图 5-19　大腿上段解剖横截面

2. 超声引导定位注射

(1) 髂腰肌：超声探头置于腹股沟韧带中外侧 1/3 处，探头方向与大腿长轴垂直。超声探头下第一层肌肉影像为髂腰肌，其内侧为股神经及股动静脉（图 5-20B）。

(2) 股直肌：超声探头置于髌骨与髂前上棘连线中点处，探头方向垂直股骨纵轴。超声影像下，股直肌位于第一层，横截面呈椭圆形。其内侧为股内侧肌，外侧为股外侧肌，下方为股中间肌，形态宽大，包绕股骨（图 5-20C）。

(3) 当患者取侧卧位，嘱患者主动屈髋或被动快速伸髋时，可见靶肌收缩影像，在超声引导下选择适当位点注射药物。

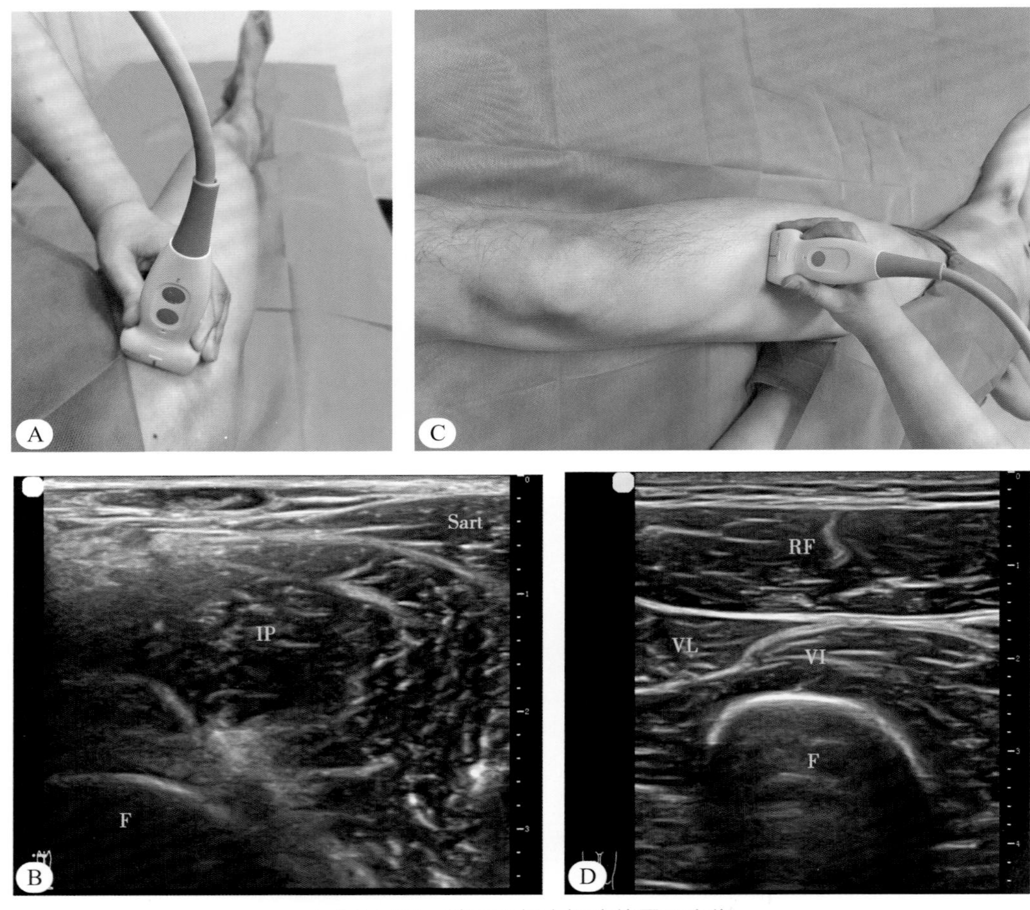

▲图 5-20　髂腰肌超声探头放置及声像

A. 患者平卧位，超声探头位于大腿前方，显示髂腰肌时，探头置于腹股沟稍下方。B. 髂腰肌声像：IP. 髂腰肌；Sart. 缝匠肌；F. 股骨。C. 显示股直肌时探头置于大腿前方中部。D. 股直肌声像图：RF. 股直肌；VI. 股中间肌；VL. 股外侧肌；F. 股骨

七、注射剂量及注意事项

1. 注射剂量及位点：髂腰肌 75～200U，2～3 个点，股直肌 75～200U，1～4 个点，髂腰肌为主要注射肌肉。

2. 针头长度：50～80mm。

3. 注射髂腰肌时，若太靠近内侧，易触及神经血管束，若太靠近外侧，易触及股薄肌。应尽可能在腹股沟韧带上方偏外侧进行，强烈推荐超声引导定位注射。

4. 注射股直肌时，若太深，可能进入股中间肌。

第三节　膝　屈　曲

一、典型异常表现

膝屈曲痉挛较髋内收少见，主要涉及腘绳肌。步行时，为了获得动态平衡，膝屈曲往往伴有髋屈曲，常见于脑瘫患儿（图 5-21）。髋屈曲肌群注射见本章第二节。

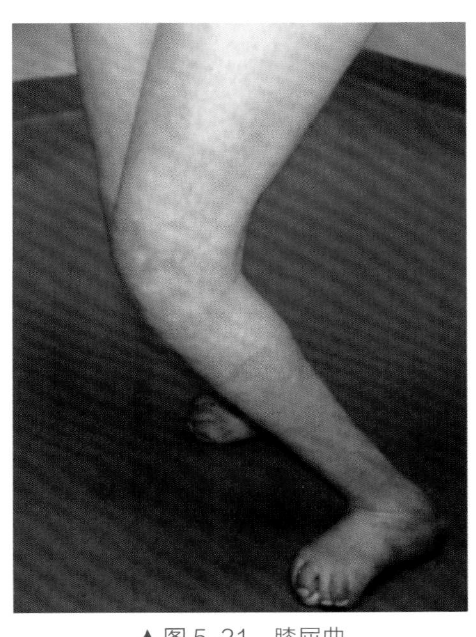

▲图 5-21　膝屈曲

二、涉及肌肉及解剖

1. 半腱肌（semitendinosus）（图 5-22）

［起点］ 坐骨结节。

［止点］ 胫骨上端内侧面。

［作用］ 伸髋关节，屈膝关节并微旋内。

［神经支配］ 坐骨神经。

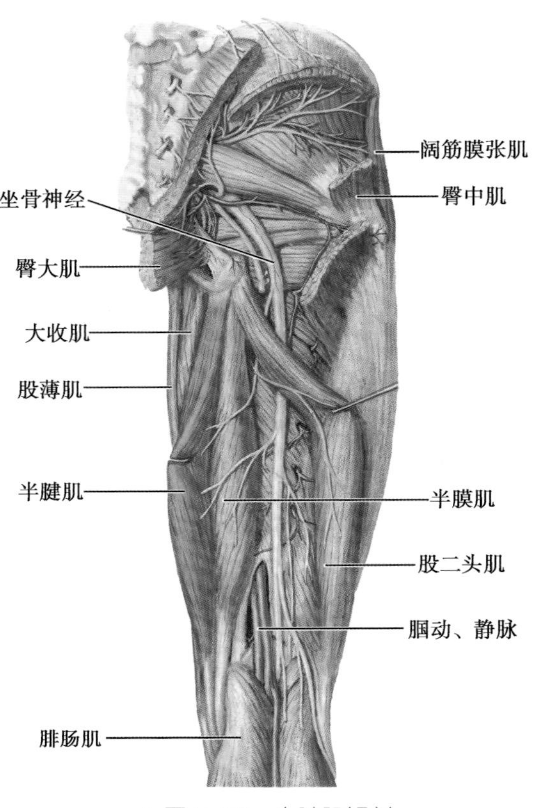

▲图 5-22　半腱肌解剖

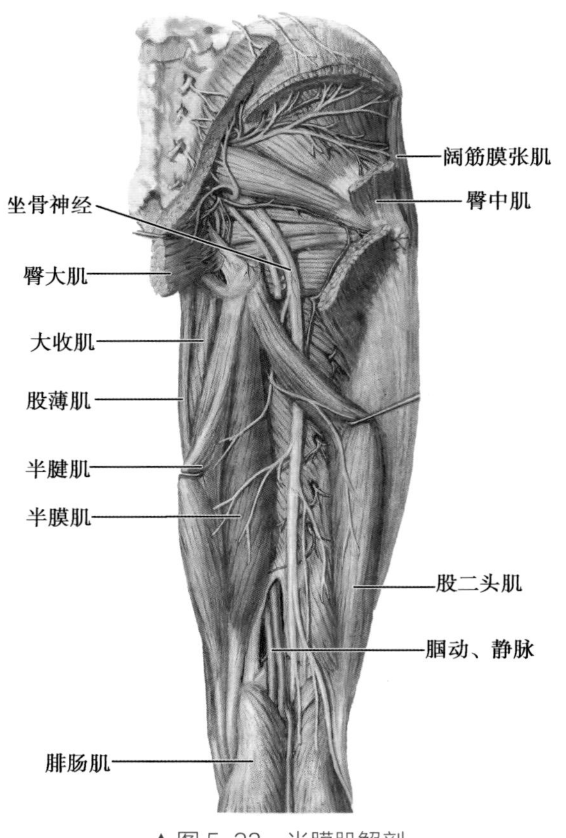

▲图 5-23　半膜肌解剖

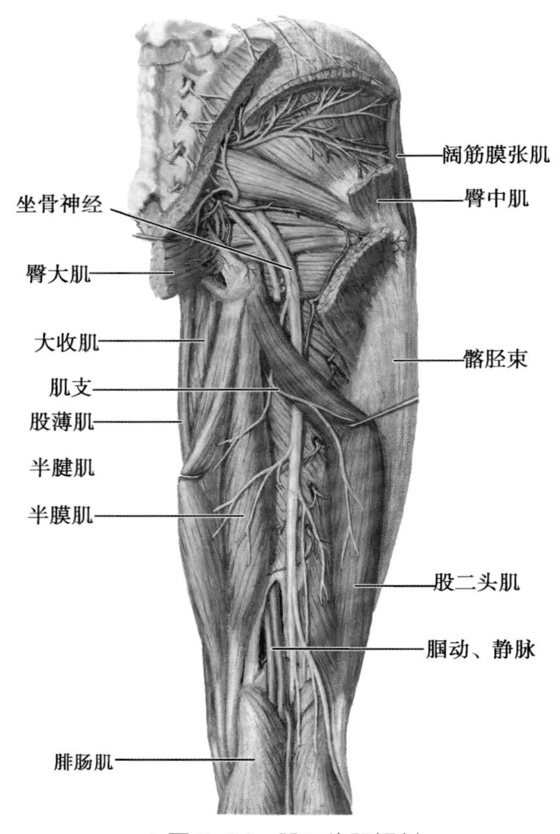

▲图 5-24　股二头肌解剖

2. 半膜肌（semimembranosus）（图5-23）

［起点］ 坐骨结节。

［止点］ 胫骨内侧髁后面。

［作用］ 伸髋关节，屈膝关节并微旋内。

［神经支配］ 坐骨神经。

3. 股二头肌（biceps femoris）（图5-24）

［起点］ ①长头：坐骨结节；②短头：股骨粗线。

［止点］ 腓骨小头。

［作用］ 伸髋关节，屈膝关节并微旋外。

［神经支配］ 坐骨神经。

4. 腓肠肌（gastrocnemius） 详见本章第五节足内翻解剖。

三、徒手定位注射

1. 半腱肌

［体位］ 俯卧，伸膝位。

［注射点］ 股骨内侧髁与坐骨结节连线的中点（图 5-25）。

2. 半膜肌

［体位］ 俯卧，伸膝位。

［注射点］ 半腱肌肌腱的外侧，半腱肌肌腱与股二头肌形成的 V 字形的顶端（图 5-26）。

3. 股二头肌长头

［体位］ 俯卧位，伸膝位。

［注射点］ 腓骨小头和坐骨结节的连线的中点（图 5-27）。

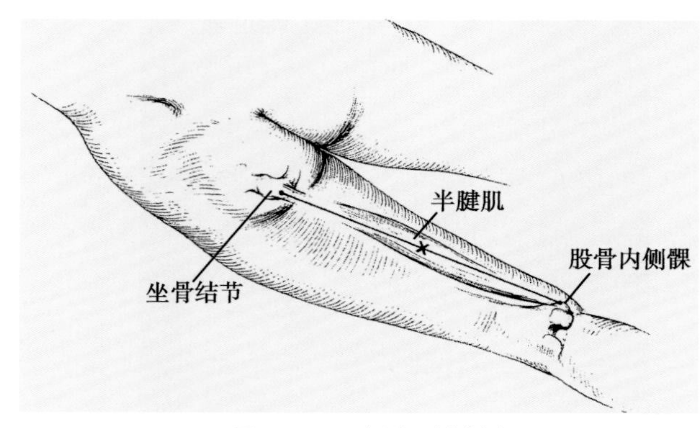

▲图 5-25　半腱肌注射点

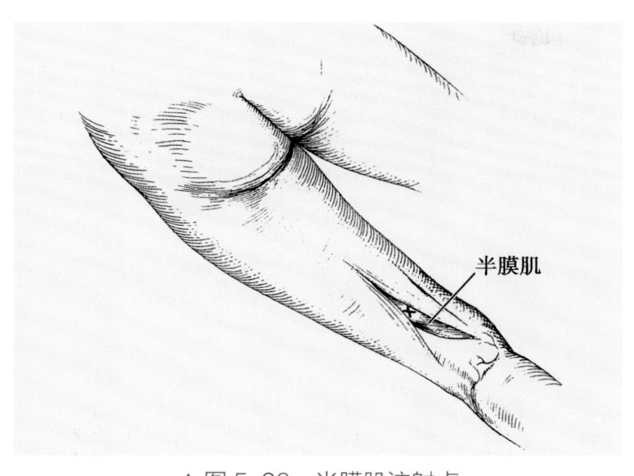

▲图 5-26　半膜肌注射点

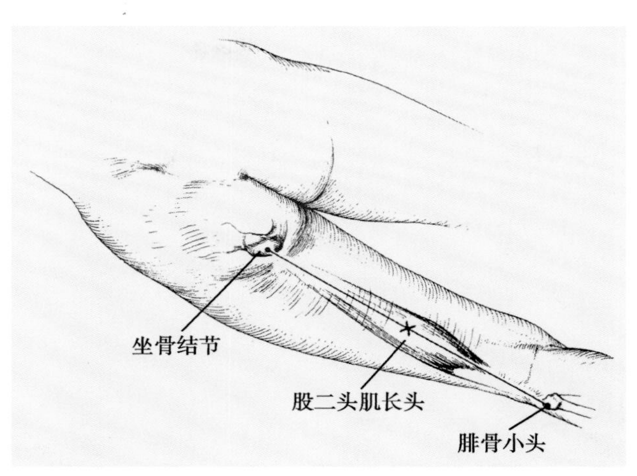

▲图 5-27　股二头肌长头注射点

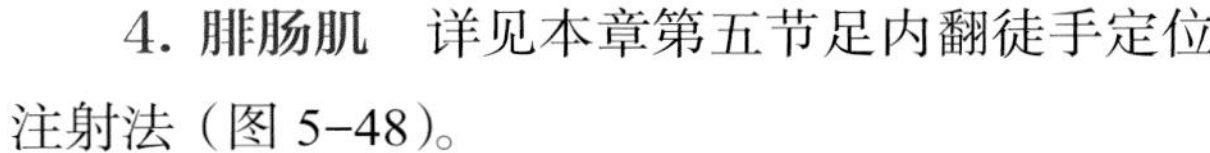

4. 腓肠肌　详见本章第五节足内翻徒手定位注射法（图 5-48）。

四、电刺激定位注射

1. 体表电刺激定位注射　按照体表标记定位法（见图 5-28A、B、C）。地极和参考电极置于小腿三头肌肌上，刺激笔放置于定位点上，同时调节电流输出强度，选择最小的能引起靶肌（膝关节屈曲肌群）明显收缩的电流强度，此时稳定电流输出强度，在定位点周围移动刺激笔，取肌肉收缩最明显处做出修正标记，选择此点定位注射。腓肠肌体表定位详见本章第五节足内翻。

2. 体内电刺激定位注射　采用特氟龙涂层注射针头定位和注射。定位方法同体表电刺激。将特氟龙涂层注射针与电刺激器的记录电极相连，从标记的定位点刺入肌层，打开电源给予电刺激，同时调节电流强度，直至出现可见的靶肌收缩动作（屈膝）。调节针头方向，达到同一刺激强度下使该肌肉收缩达最大幅度时，接上注射器，注射药物。

五、肌电引导定位注射

按照徒手定位法或体表标记定位法进针。打开肌电引导仪电源，在静息状态下或膝关节被动伸直时，观察靶肌动作电位波幅和波幅的有效值，或调节音量，听到“嗒嗒嗒”声，波幅越高、声音越大提示痉挛程度越严重。调节针头方向与深度，接上注射器，在合适的靶点下注射药物。

六、超声引导定位注射

1. 解剖截面（图 5-29）

2. 超声引导定位注射

(1) 半腱肌：探头放置同半膜肌。超声影像下第一层肌肉即为半腱肌，其下方为半腱肌，外侧为股二头肌，内侧为大收肌（图 5-30A、B）。

(2) 半膜肌：探头放置平面同股二头肌，将探头水平向内移动，可见完整的半膜肌横断面超声影像，其上方为半腱肌，外侧为股二头肌，下方为大收肌（图 5-30A、B）。

(3) 股二头肌：探头置于大腿后方中段、中线偏外侧。探头方向与大腿长轴垂直。超声影像下可见股二头肌横断面，包括长、短头，长头位置稍表浅，短头位于长头深部。股二头肌外侧为半膜肌。股二头肌与股骨之间是大收肌横截面，两肌肉之间走行坐骨神经（图 5-30C、D）。

(4) 腓肠肌：详见第五节足内翻相关内容。

(5) 当患者俯卧位，主动屈膝或快速被动伸膝，可见腘绳肌各肌收缩影像，在超声引导下，取适当位点注入药物。

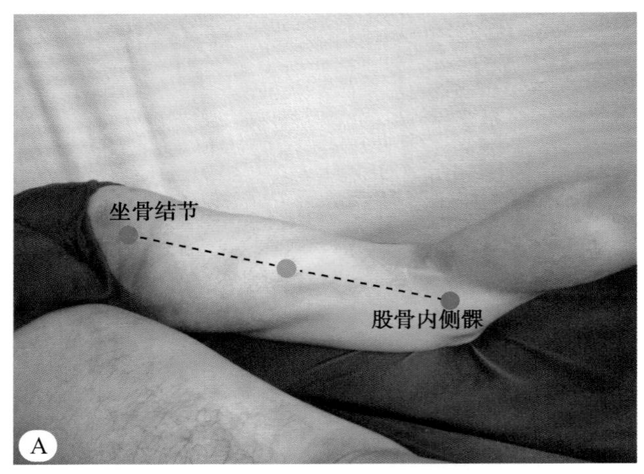

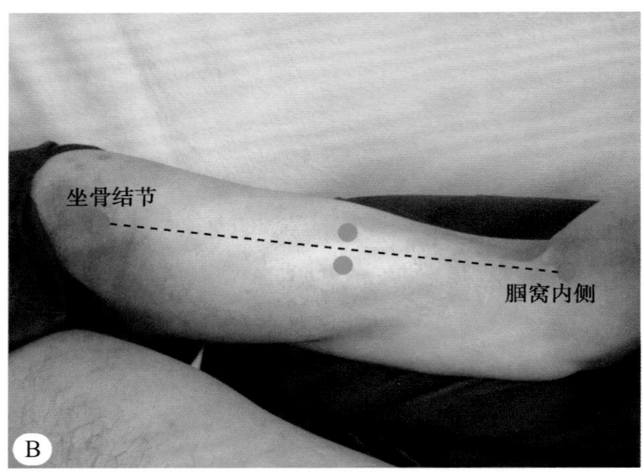

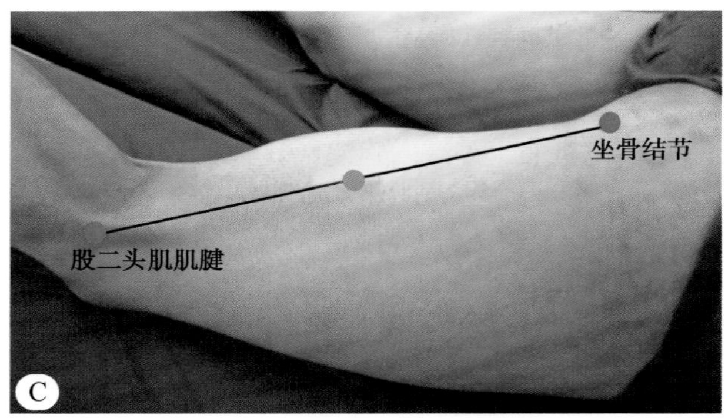

▲图 5-28　膝关节屈曲肌群注射点

A. 股二头肌；B. 半腱肌；C. 半膜肌

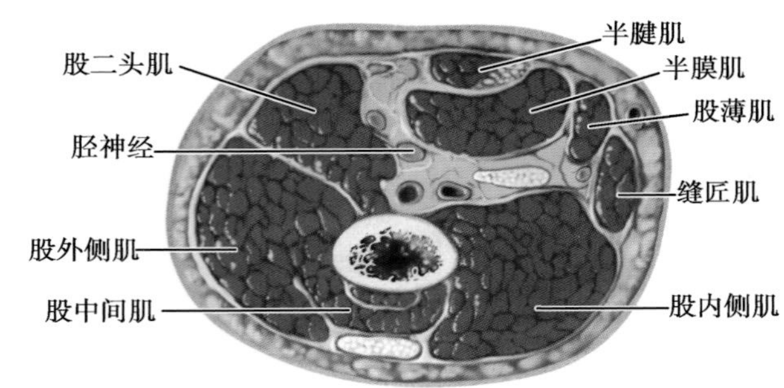

▲图 5-29　大腿后方中段解剖横截面

七、注射剂量及注意事项

1. 注射剂量：半腱肌 100～150U，2～4 个位点；半膜肌 100～150U，2～4 个位点；股二头肌 100～200U，2～4 个位点；腓肠肌 150～200U，2～4 个位点。

2. 针头长度：37mm（肥胖者 50mm）。

3. 大腿后方的半腱肌、半膜肌及股二头肌体积较大，注射时可选择大腿中段进行分点注射；坐骨神经走行于大腿后方中线，选择大腿中线两侧进行注射时，应避免伤及神经。

4. 股薄肌横截面形状扁窄，注意控制进针刺入深度，避免刺穿该肌肉。

5. 注射半膜肌时，若注射针头靠近中线，易触及半腱肌，若靠外侧，易触及股二头肌短头或坐骨神经，若过深，易触及大收肌。

6. 注射半腱肌时，若靠外侧，易触及股二头肌短头，若靠近中线或太深，易触及半膜肌。

7. 注射股二头肌短头时，若进针太靠近中线，易触及半膜肌；若进针太靠近外侧，易触及股二头肌长头。

8. 注射腓肠肌时，若进针太深易触及比目鱼肌，甚至趾长屈肌。应按照腓肠肌内外侧束分别注射。

9. 肌电图不能区分比目鱼肌和腓肠肌，超声引导注射技术可较好地区分，推荐使用。

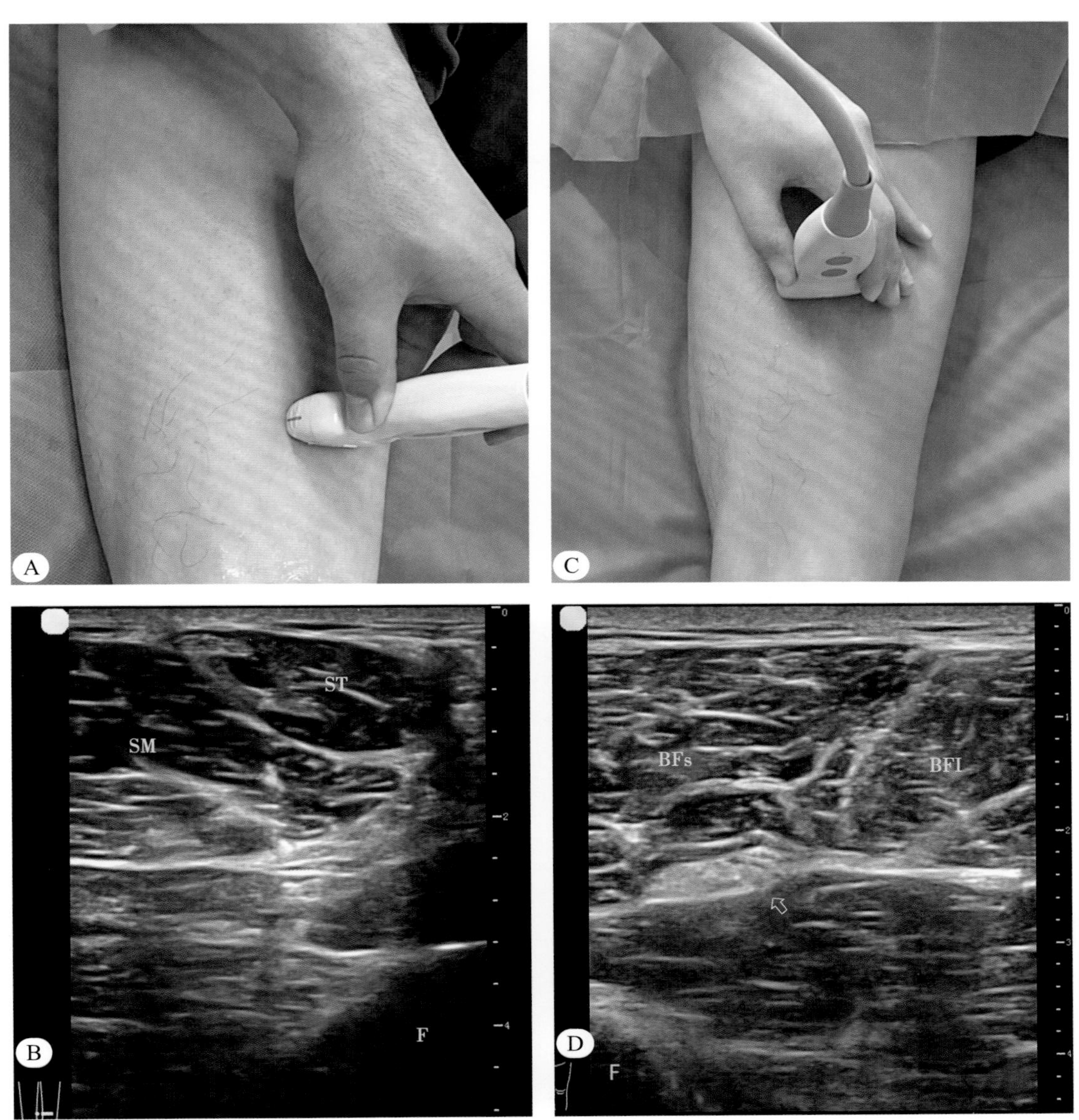

▲图 5-30　膝屈曲肌群超声探头放置及声像

A. 俯卧位，探头置于大腿后方中段及内侧。B. 声像：ST. 半腱肌；SM. 半膜肌；F. 股骨。C. 俯卧位，探头置于大腿后方中段。D. 声像：BFl. 股二头肌长头；BFs. 股二头肌短头；F. 股骨；⇧. 坐骨神经

第四节　膝　伸　展

一、典型异常表现

膝伸展主要由股四头肌痉挛所致，但其中主要原因系股中间肌张力过高，常被临床医生忽视（图 5-31）。

二、涉及肌肉及解剖

1. 股直肌（biceps femoris）（图 5-32）

［起点］ 髂前下棘。

［止点］ 胫骨粗隆。

［作用］ 伸膝关节、屈髋关节。

［神经支配］ 股神经。

2. 股外侧肌（vastus laterilis）（图5-33）

［起点］ 股骨粗线外侧唇。

［止点］ 胫骨粗隆。

［作用］ 伸膝关节。

［神经支配］ 股神经。

3. 股内侧肌（vastus medialis）（图5-34）

［起点］ 股骨粗线内侧唇。

［止点］ 胫骨粗隆。

［作用］ 伸膝关节。

［神经支配］ 股神经。

4. 股中间肌（vastus intermedius）（图5-35）

［起点］ 股骨体前方。

［止点］ 胫骨粗隆。

［作用］ 伸膝关节。

［神经支配］ 股神经。

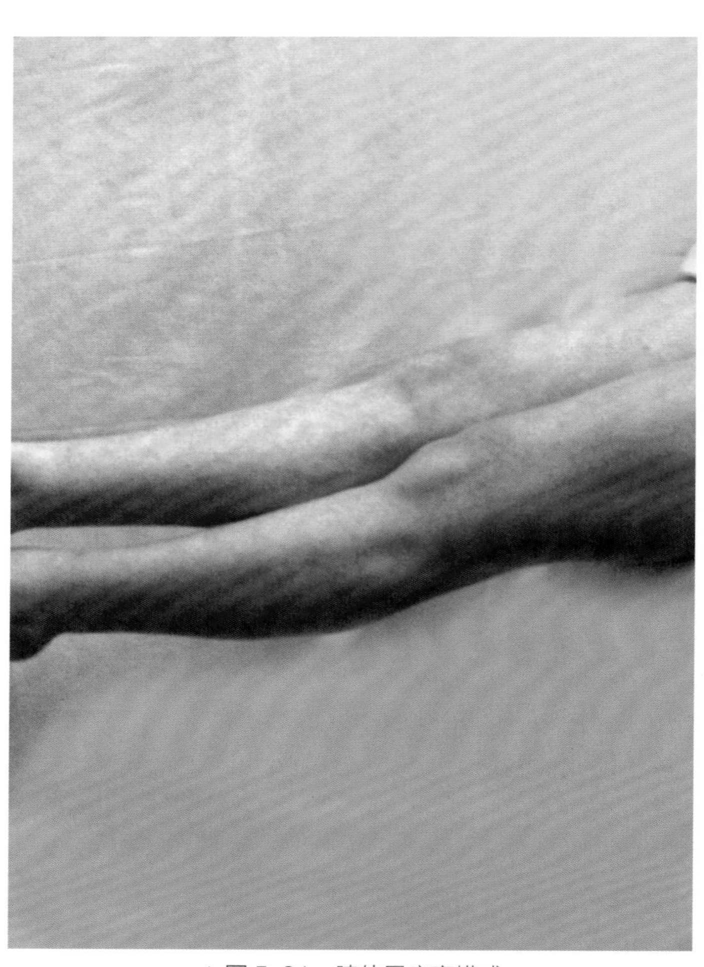

▲图 5-31 膝伸展痉挛模式

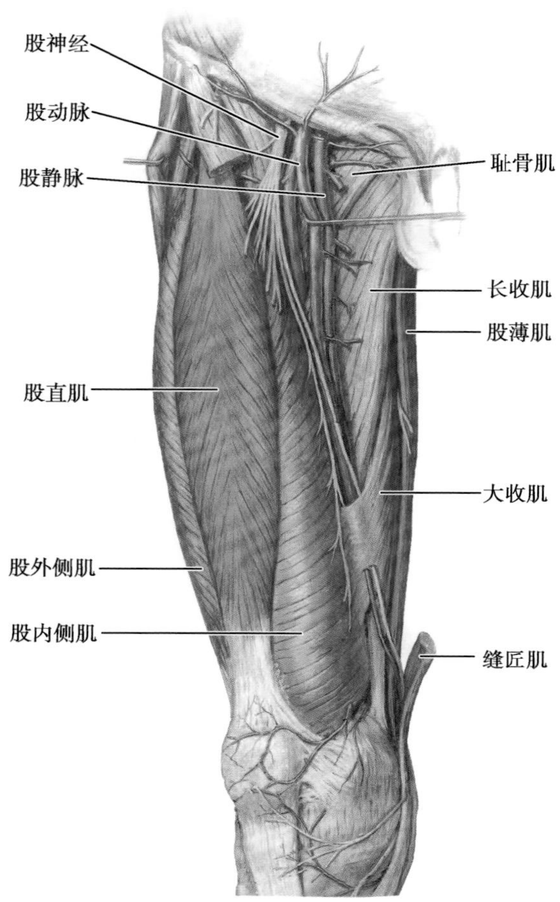

▲图 5-32 股直肌解剖

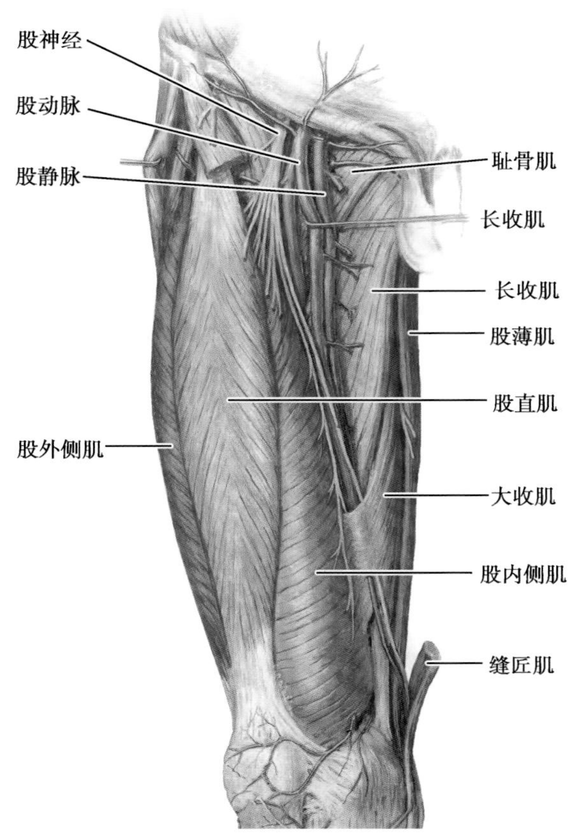

▲图 5-33　股外侧肌解剖

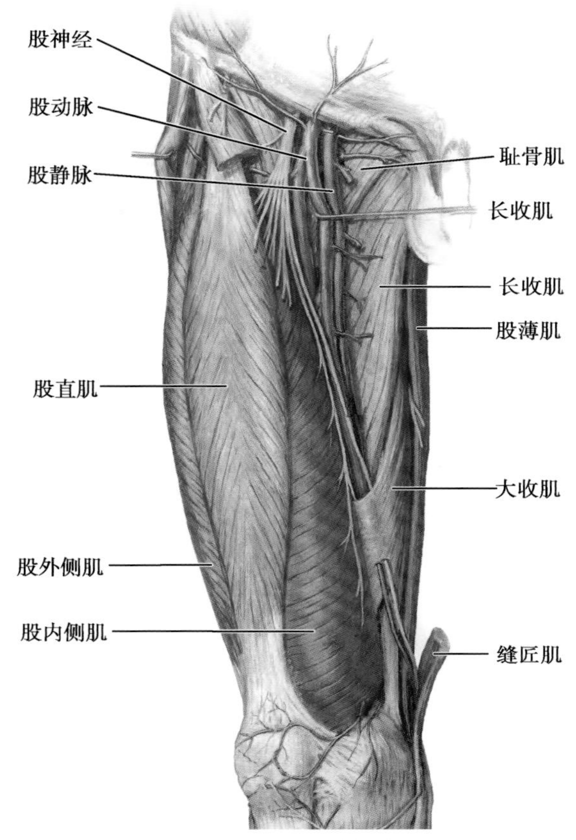

▲图 5-34　股内侧肌解剖

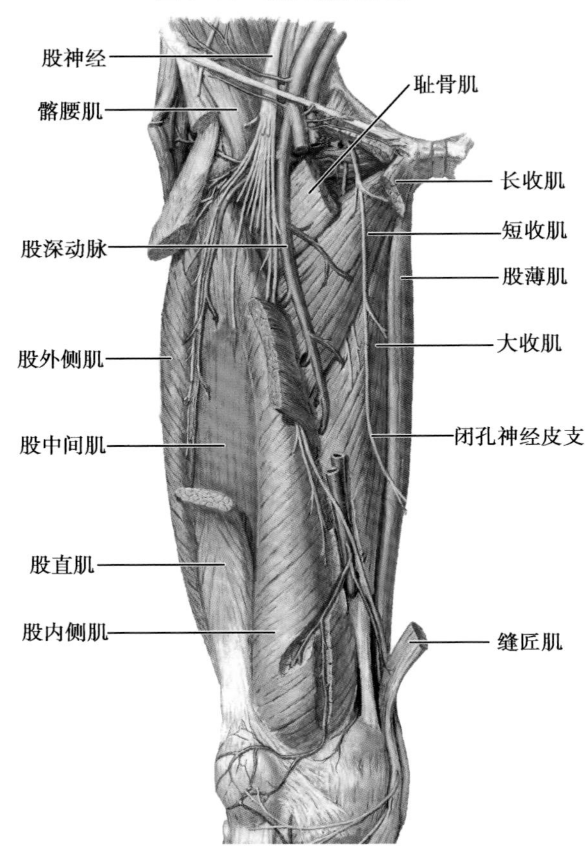

▲图 5-35　股中间肌解剖

三、徒手定位注射

1. 股直肌

［体位］ 仰卧位，或坐位、双小腿垂于床边。

［注射点］ 大腿前方，髌骨和髂前上棘的连线的中点处（图 5-36）。

2. 股外侧肌

［体位］ 仰卧。

［注射点］ 大腿外侧面，髌骨上方 5 横指处（图 5-37）。

3. 股内侧肌

［体位］ 仰卧或坐位。

［注射点］ 髌骨内上角的近端 4 横指处（图 5-38）。

4. 股中间肌

［体位］ 仰卧或坐位。

［注射点］ 大腿前方，髌骨和髂前上棘的连线的中点处（图 5-39）。

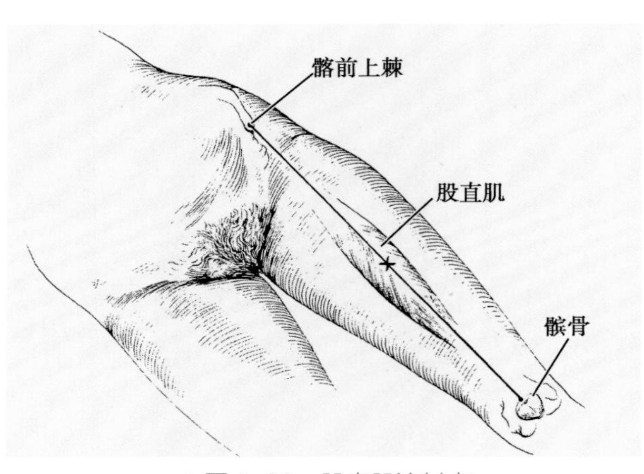

▲图 5-36　股直肌注射点

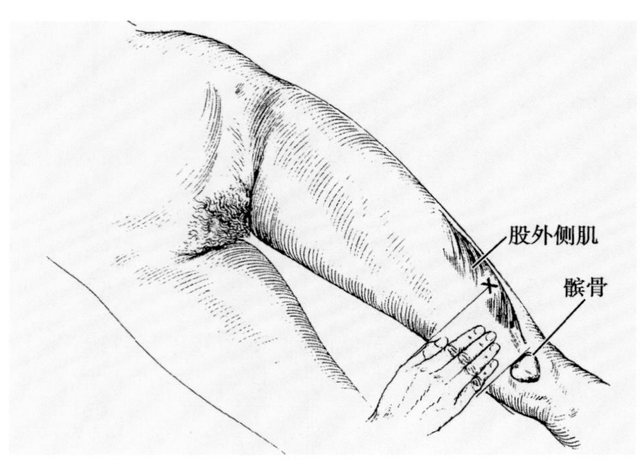

▲图 5-37　股外侧肌注射点

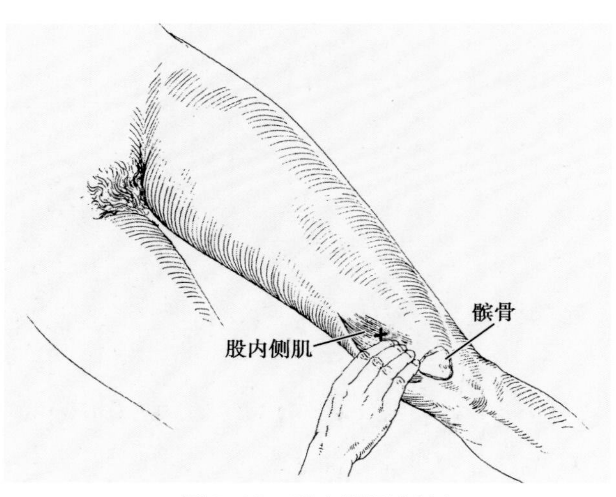

▲图 5-38　股内侧肌注射点

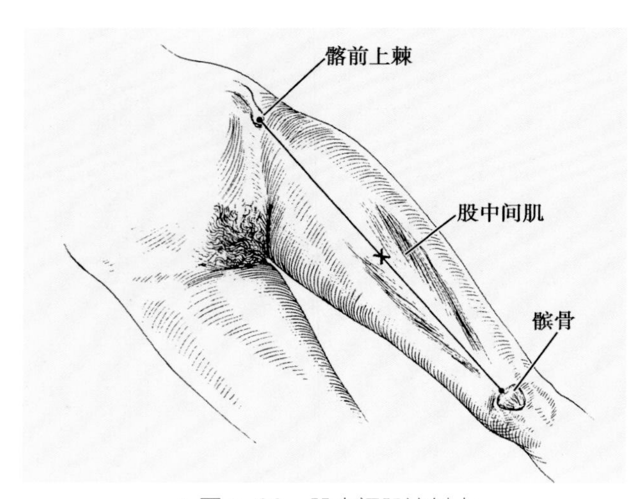

▲图 5-39　股中间肌注射点

四、电刺激定位注射

1. **体表电刺激定位注射**　按照体表标记定位法（图 5-40）。地极和参考电极置于小腿胫前肌上，刺激笔放置于定位点上，同时调节电流输出强度，选择最小的能引起靶肌（股四头肌）明显收缩的电流强度，此时稳定电流输出强度，在定位点周围移动刺激笔，取肌肉收缩最明显处做出修正标记，选择此点定位注射。

2. **体内电刺激定位注射**　采用特氟龙涂层注射针头定位和注射。定位方法同体表电刺激。将特氟龙涂层注射针与电刺激器的记录电极相连，从标记的定位点刺入肌层，打开电源给予电刺激，同时调节电流强度，直至出现可见的靶肌收缩动作（伸膝）。调节针头方向，达到同一刺激强度下使该肌肉收缩达最大幅度时，接上注射器，注射药物。

五、肌电引导定位注射

按照徒手定位法或体表标记定位法进针。打开肌电引导仪电源，在静息状态下或被动屈膝下，观察靶肌动作电位波幅和波幅的有效值，或调节音量，听到“嗒嗒嗒”声，波幅越高、声音越大提示痉挛程度越严重。调节针头方向与深度，接上注射器，在合适的靶点下注射药物。

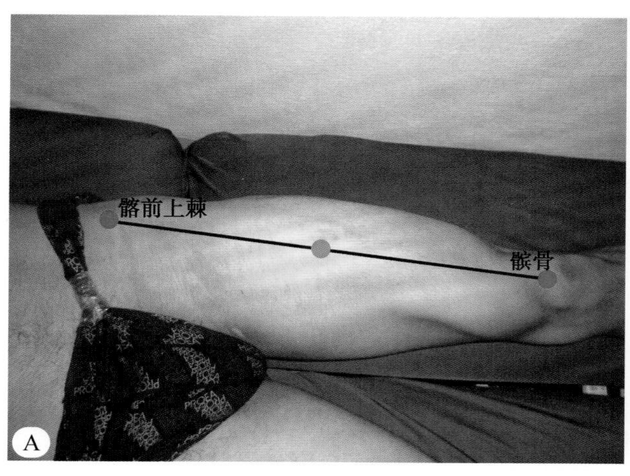

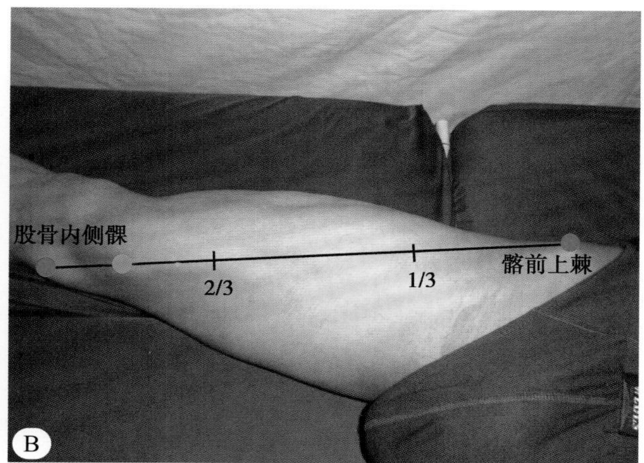

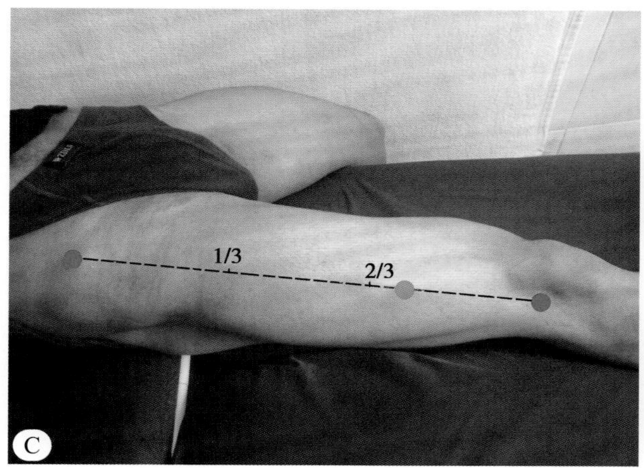

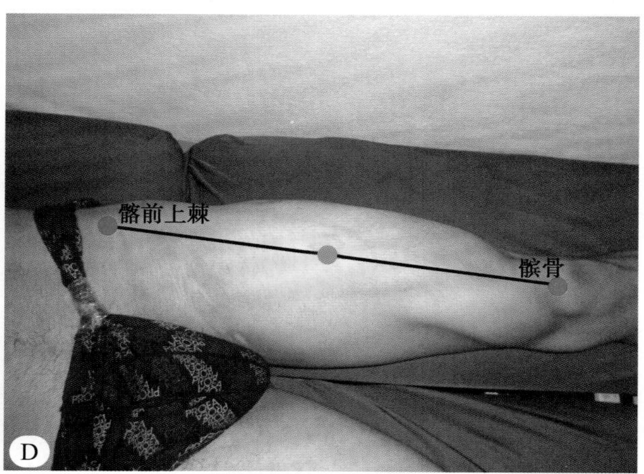

▲图 5-40　股四头肌注射点

A. 股直肌；B. 股内侧肌；C. 股外侧肌；D. 股中间肌

六、超声引导定位注射

1. 解剖截面（图 5-41）

2. 超声引超定位注射步骤

(1) 股直肌和股中间肌：患者取仰卧位，超声探头置于髌骨与髂前上棘连线中点处，探头方向垂直股骨纵轴。超声影像下，股直肌位于第一层，横截面呈椭圆形。其内侧为股内侧肌，外侧为股外侧肌，下方为股中间肌，形态宽大，包绕股骨（图 5-42A、B）。

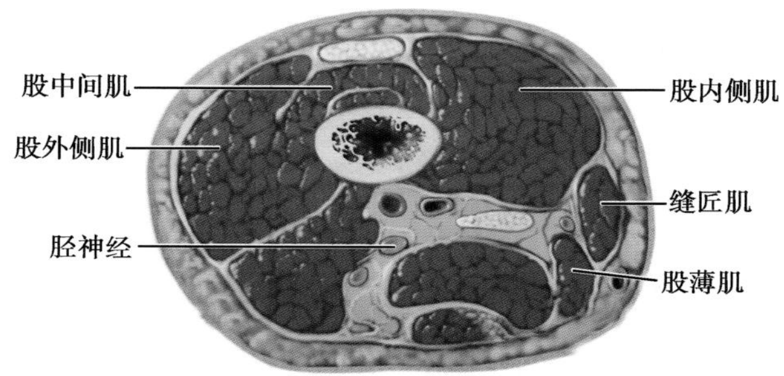

▲图 5-41　大腿下段截面

(2) 股外侧肌：患者取仰卧位，超声探头方向及放置水平同股直肌，沿大腿中线向大腿外侧平移。可见超声影像下位于股直肌外侧的第一层肌肉，就是股外侧肌。其下方为股中间肌（图 5-42B）。

(3) 股内侧肌：探头方向及放置水平同股直肌，沿大腿中线向大腿内侧平移。位于股直肌内侧的第一层肌肉即为股内侧肌。其下方为股中间肌。股内侧肌的内侧为截面形态扁圆的缝匠肌，缝匠肌的下方为股动静脉，可见血管搏动影像。

(4) 患者取仰卧位，嘱患者主动伸膝关节或被动快速屈膝，可见股四头肌收缩活动影像，选择合适位点，超声引导下注入药物。

七、注射剂量及注意事项

1. 注射剂量及位点：股直肌 100～150U，股内侧肌 100～150U，股外侧肌 100～150U。每块肌肉注射 2～4 个点。

2. 针头长度：37～50mm。

3. 超声探头下大腿前部的肌肉形态较大，易于分辨寻找，因腘绳肌横截面积大，各点注射剂量较上肢肌肉应有所增加，注射点间隔应相应加大。

4. 注射股外侧肌时，若太偏后，可能触及股二头肌，若太靠中线，可能触及股直肌。

5. 注射股内侧肌时，若太偏后，可能触及股薄肌或缝匠肌；若太偏前，可能触及股直肌。

6. 注射股直肌时，若太深可能触及股中间肌。

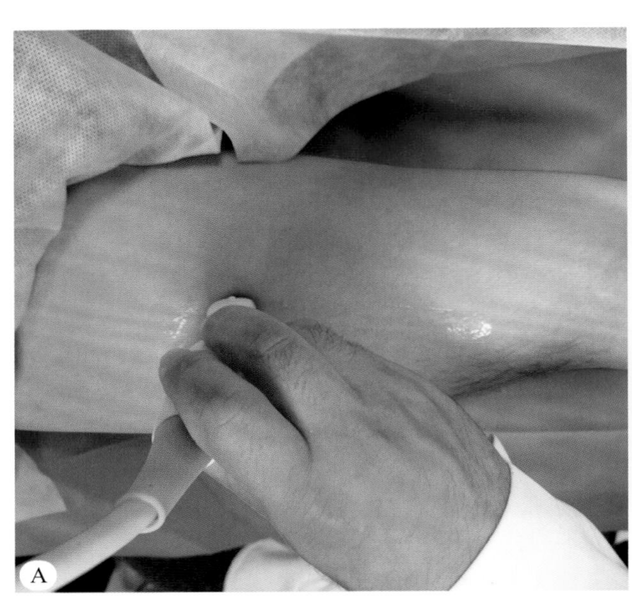

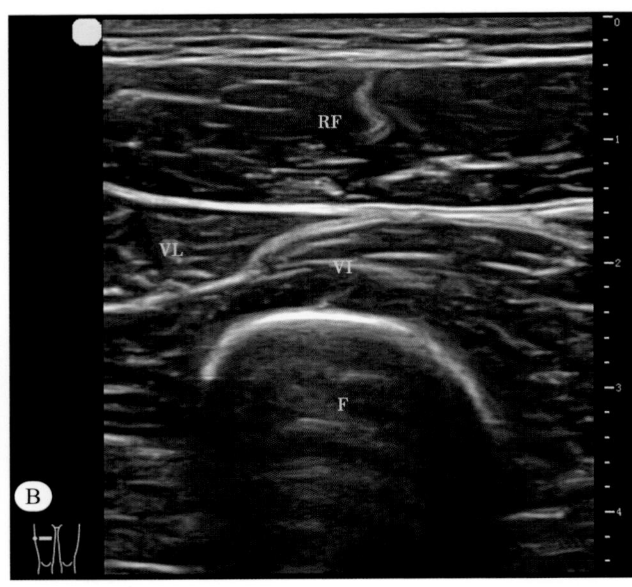

▲图 5-42　股直肌超声探头放置及声像

A. 仰卧位，探头置于大腿正中部。B. 声像：RF. 股直肌；VI. 股中间肌；VL. 股外侧肌；F. 股骨

第五节　足　内　翻

一、典型异常表现

足内翻畸形是临床上非常多见，受累及的肌肉包括腓肠肌、比目鱼肌、胫骨后肌、蹋长屈肌、趾长屈肌（图 5-43）。胫骨前肌也参与，容易被临床医生忽视。步行时，足外侧缘着地，脚趾屈曲影响步态与平衡。

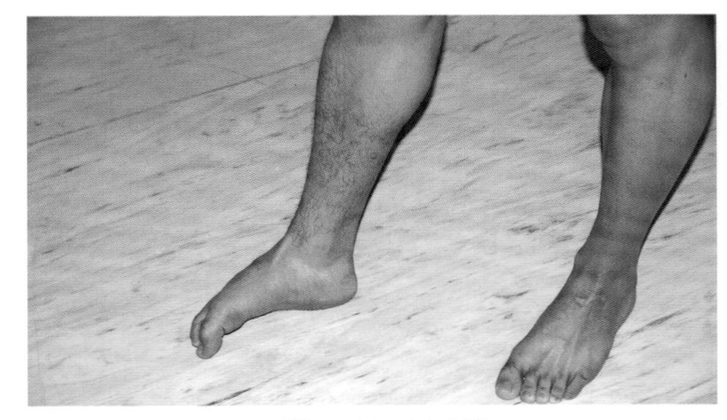

▲图 5-43　足内翻

二、涉及肌肉及解剖

1. **腓肠肌**（gastrocnemius）（图 5-44）

［起点］ 内侧头：股骨内上髁；外侧头：股骨外侧髁。

［止点］ 跟骨结节。

［作用］ 屈膝关节，足跖屈。

［神经支配］ 胫神经。

2. **比目鱼肌**（soleus）（图 5-45）

［起点］ 胫腓骨上端。

［止点］ 跟骨结节。

［作用］ 踝跖屈。

［神经支配］ 胫神经。

3. **胫骨后肌**（tibialis posterior）（图 5-46）

［起点］ 胫腓骨后面及骨间膜。

［止点］ 足舟骨粗隆，内、中间和外侧楔骨。

［作用］ 足跖屈、内翻。

［神经支配］ 胫神经。

4. **胫骨前肌**（tibial anterior）（图 5-47）

［起点］ 胫骨外侧髁和胫骨外侧面的近端。

［止点］ 楔骨的内侧跖面、第 1 跖骨的基底部。

［作用］ 足背屈、内翻。

［神经支配］ 腓深神经。

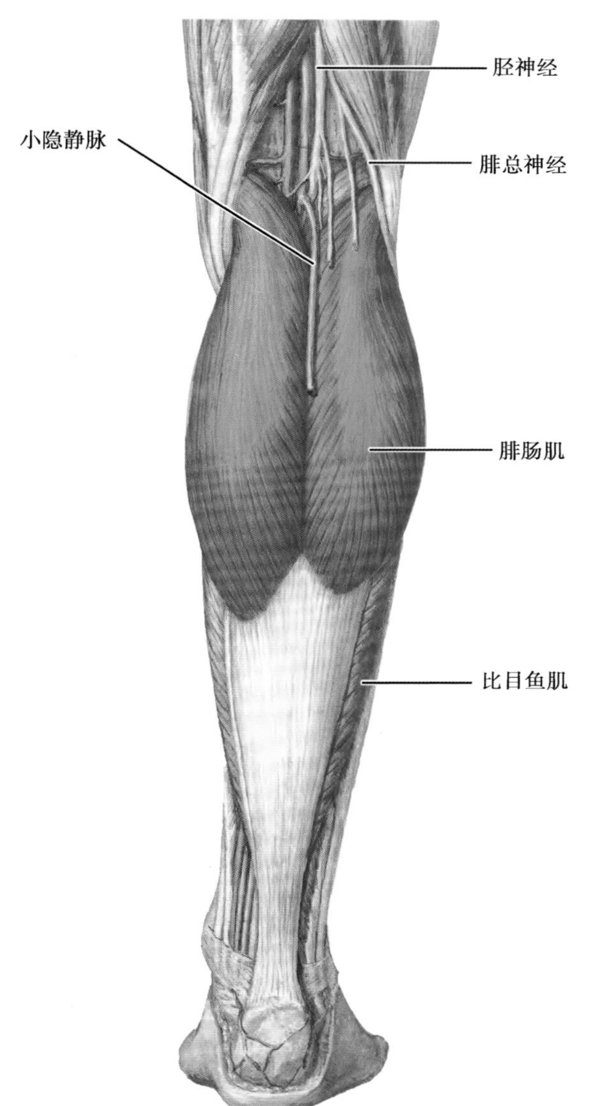

▲图 5-44　腓肠肌解剖

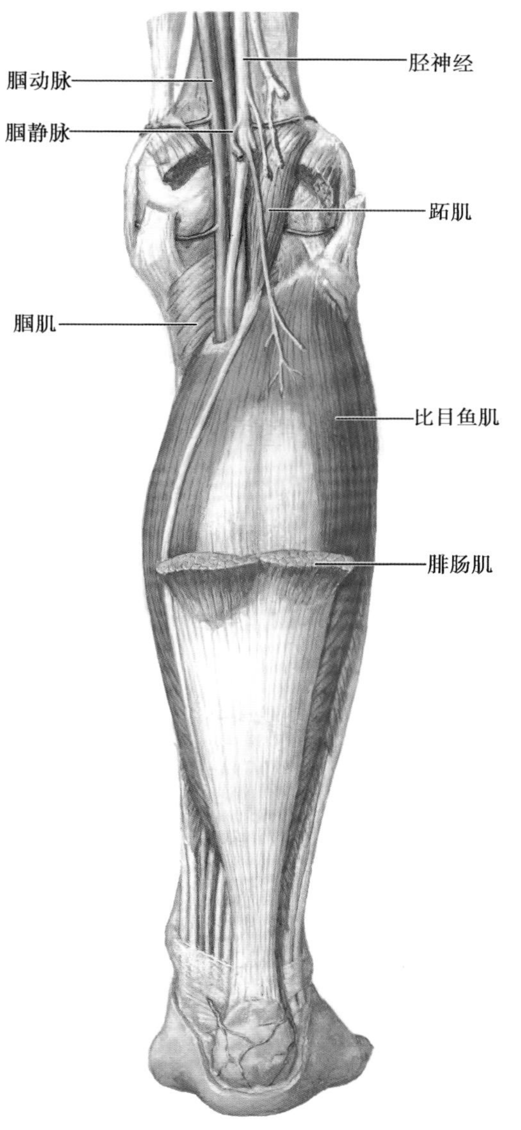

▲图 5-45　比目鱼肌解剖

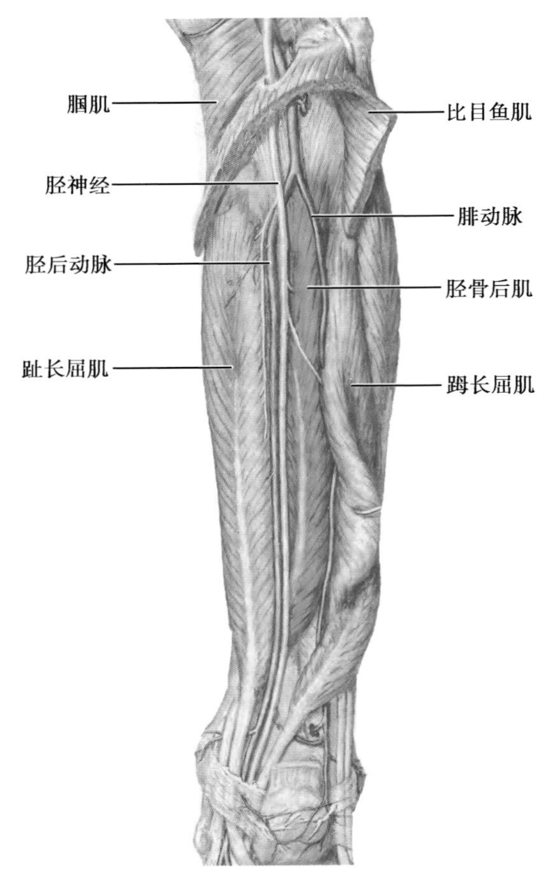

▲图 5-46　胫骨后肌解剖

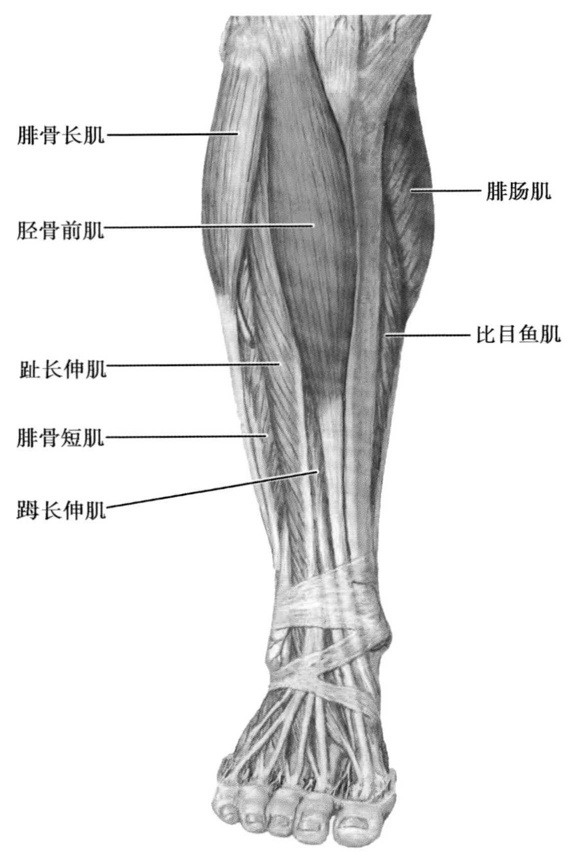

▲图 5-47　胫骨前肌解剖

5. 跗长屈肌（flexor hallucis longus） 详见本章第六节趾屈曲（见图 5-58）。

6. 趾长屈肌（flexor digitorum longus） 详见本章第六节趾屈曲（见图 5-59）。

三、徒手定位注射

1. 腓肠肌

［体位］ 俯卧位，伸膝，足垂于床边

［定位］ 腓肠肌位于小腿上半部分，小腿的中分线将肌纤维分为两个肌束。

［注射点］ 在腘窝皱褶线下方 5 横指处，隆起的内外侧肌腹处进针（图 5-48）。

2. 比目鱼肌

［体位］ 俯卧位，足垂于床边。

［定位］ 在小腿上半部分比目鱼肌位于腓肠肌的前方和深面，小腿下半部分，此肌逐渐变浅，仅位于腓肠肌的下缘。

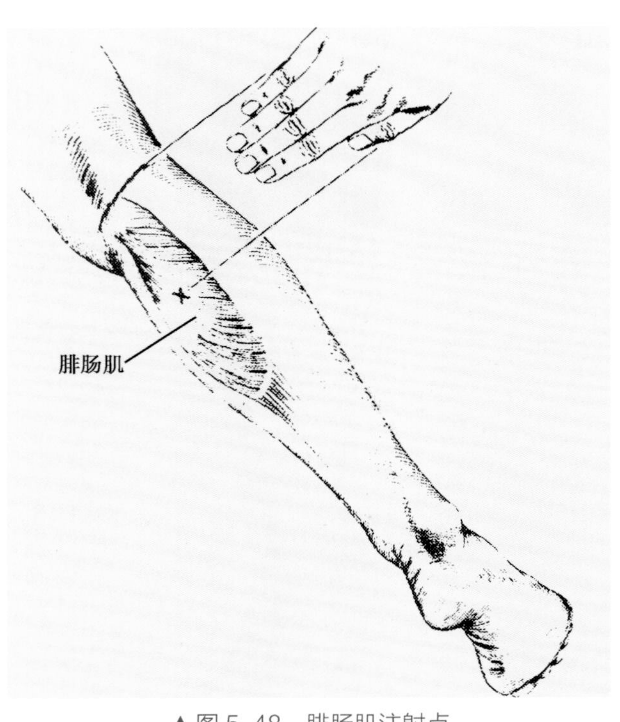

▲图 5-48　腓肠肌注射点

［注射点］ 在腓肠肌肌腹的远端、跟腱的内前方进针（图 5-49）。

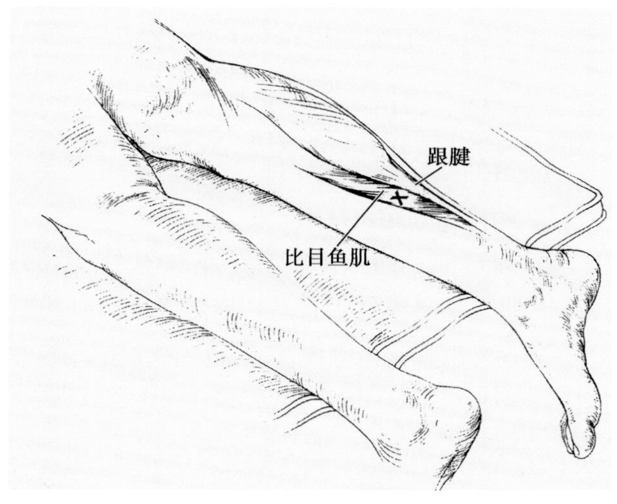

▲图 5-49　比目鱼肌注射点

3. 胫骨后肌

［体位］ 俯卧位，双足垂于床边，大腿内旋或仰卧位。

［注射点］ 胫骨结节远端 5 横指、胫骨内侧 1 横指处进针，斜穿比目鱼肌和趾长屈肌，紧贴于胫骨后方（图 5-50）；也可在胫骨前方进针，在小腿中下 1/3 处胫骨和腓骨之间进针，穿过胫前肌或趾长伸肌，通过前方的骨间膜时有突破感，然后可直接进入胫骨后肌。

4. 胫骨前肌

［体位］ 仰卧位，膝伸直。

［注射点］ 胫骨结节远端 5 横指、胫骨内侧 1 横指宽处进针（图 5-51）。

5. 踇长屈肌　详见第六节趾屈曲。

6. 趾长屈肌　详见第六节趾屈曲。

四、电刺激定位注射

1. 体表电刺激定位注射　按照体表标记定位法（图 5-52）。地极和参考电极置于股四头肌上，刺激笔放置于定位点上，同时调节电流输出强度，选择最小的能引起靶肌明显收缩的电流强度，此时稳定电流输出强度，在定位点周围移动刺激笔，取肌肉收缩最明显处做出修正标记，选择此点定位注射。

2. 体内电刺激定位注射　采用特氟龙涂层注射针头定位和注射。定位方法同体表电刺激。将特氟龙涂层注射针与电刺激器的记录电极相连，从标记的定位点刺入肌层，打开电源给予电刺激，

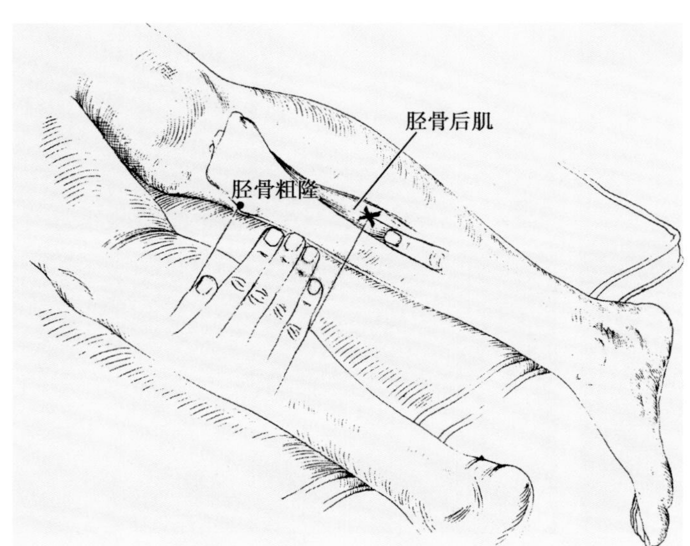

▲图 5-50　胫骨后肌注射点

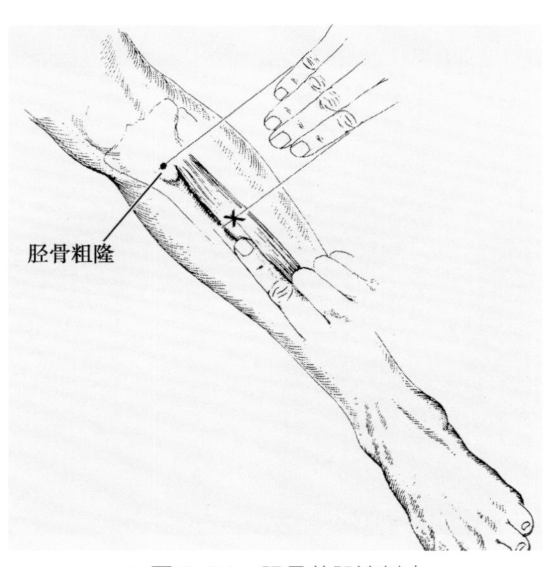

▲图 5-51　胫骨前肌注射点

同时调节电流强度，直至出现可见的靶肌收缩动作（足内翻）。调节针头方向，达到同一刺激强度下使该肌肉收缩达最大幅度时，接上注射器，注射药物（视频 5-1）。

视频 5-1
胫后肌体内电刺激定位注射技术

五、肌电引导定位注射

按照徒手定位法或体表标记定位法进针。打开肌电引导仪电源，在静息状态下或足被动外翻下，观察靶肌动作电位波幅和波幅的有效值，或调节音量，听到“嗒嗒嗒”声，波幅越高、声音越大提示痉挛程度越严重。调节针头方向与深度，接上注射器，在合适的靶点下注射药物。

六、超声引导定位注射

1. 解剖截面（图 5-53）

2. 超声引导定位注射

(1) 腓肠肌：超声探头置于小腿上 1/3 中部，探头方向与小腿纵轴垂直。超声影像下，腓肠肌处于第一层位置，内外侧头由肌间隔分开。下方为比目鱼肌（图 5-54A、B）。

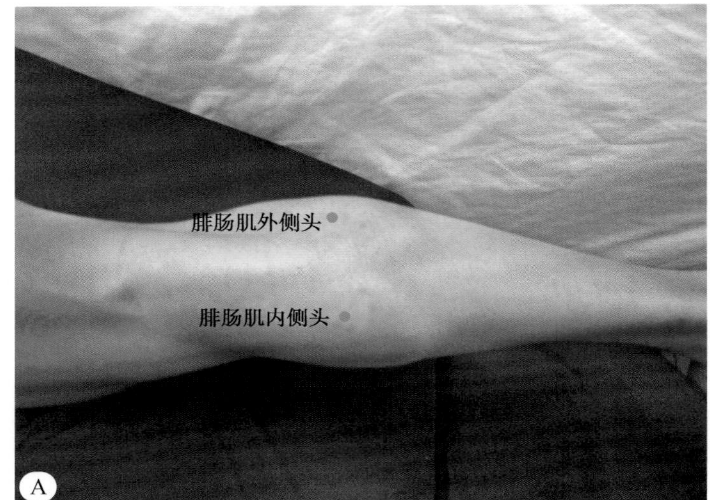

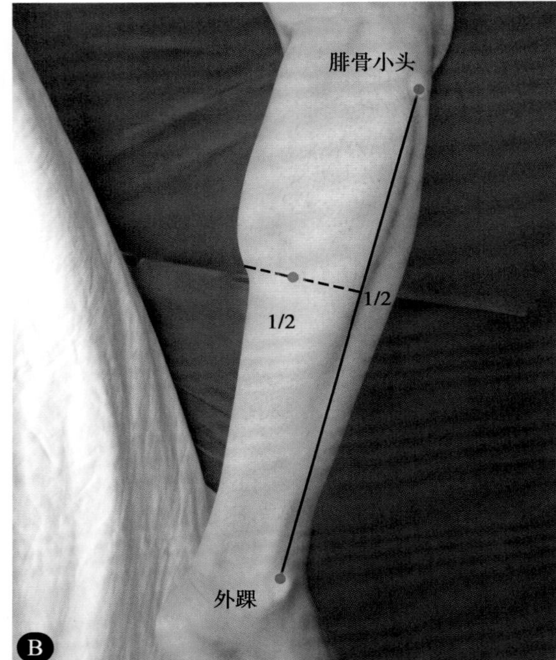

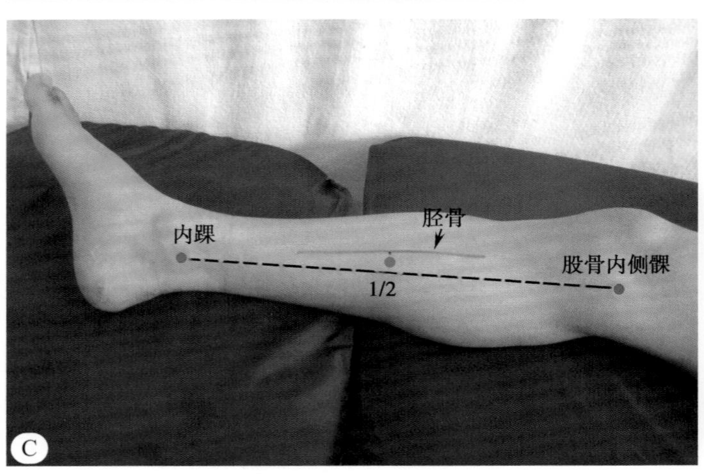

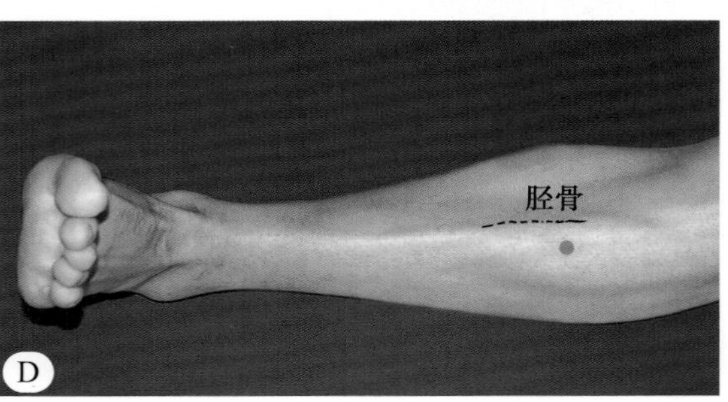

▲图 5-52 小腿肌群注射点

A. 腓肠肌；B. 比目鱼肌；C. 胫骨后肌；D. 胫骨前肌

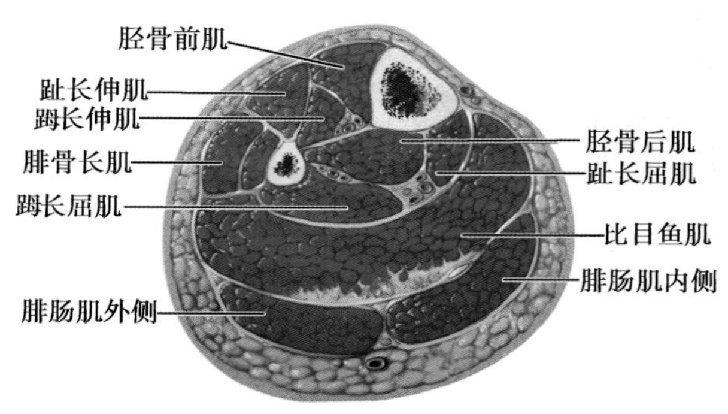

▲图 5-53　小腿中段截面

(2) 比目鱼肌：超声探头置于小腿中段，中线上方。超声探头与小腿长轴垂直。超声影像下第二层肌肉就是比目鱼肌，横截面较宽大。其上方为腓肠肌内外侧头。下方从胫侧到腓侧分别为趾长屈肌、胫后血管神经及踇长屈肌（图 5-54）。

(3) 胫骨后肌：超声探头置于小腿中段内侧，位于胫腓骨之间的深层肌肉就是胫骨后肌，胫侧与胫骨相接，腓侧与腓骨相连。上方从胫侧到腓侧分别为趾长屈肌、胫后血管神经及踇长屈肌（图 5-55）。超声探头置于小腿内侧中下段时，第一层为比目鱼肌，紧贴胫骨的为趾长屈肌（图 5-55，视频 5-2）。

视频 5-2
胫后肌超声引导定位注射技术

(4) 胫骨前肌：超声探头置于小腿前方中段，紧贴胫骨外侧第一层即为胫骨前肌，其下方内侧为踇长伸肌，外侧下方为趾长伸肌（图 5-56）。

(5) 患者取不同体位，嘱患者主动做足下垂内翻动作或被动快速牵张踝关节，使踝外翻背伸，可见靶肌活动影像，选择合适位点，注入药物。

七、注射剂量及注意事项

1. 注射剂量及注射位点：腓肠肌内侧头 100～200U，1～3 个位点；腓肠肌外侧头 100～200U，1～3 个位点；比目鱼肌 50～200U，1～3 个位点；胫骨后肌 50～150U，2～3 个位点；胫骨前肌 50～150U，1～3 个位点；趾长屈肌 50～80U，1～2 个位点；踇长屈肌 50～80U，1～2 个位点。

2. 针头长度 50～75mm。

3. 注射腓肠肌时，虽然腓肠肌很厚，若进

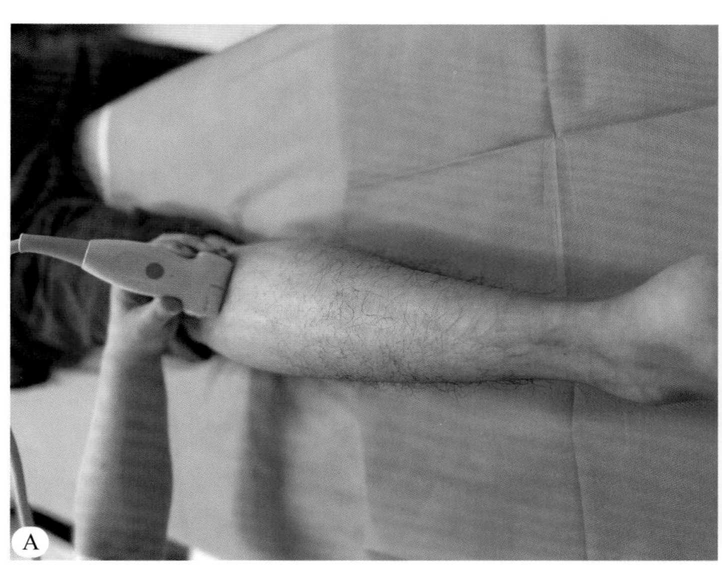

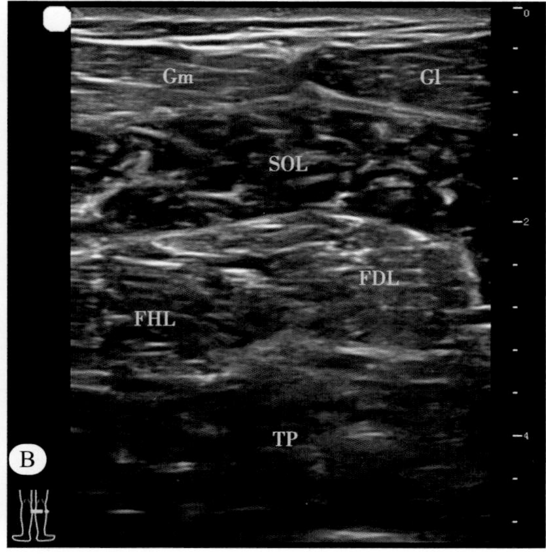

▲图 5-54　小腿后方中上段超声探头放置及声像
A. 患者俯卧，探头置于小腿正后方中上段。B. 声像：Gm. 腓肠肌内侧头；Gl. 腓肠肌外侧头；SOL. 比目鱼肌；FDL. 趾长屈肌；FHL. 踇长屈肌；TP. 胫骨后肌

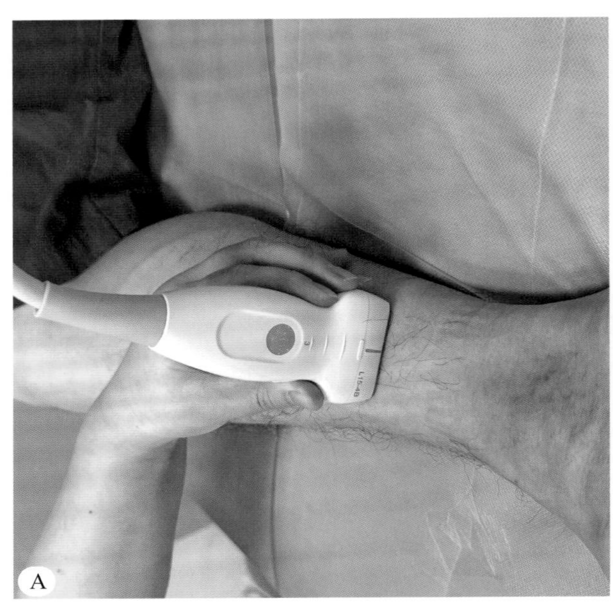

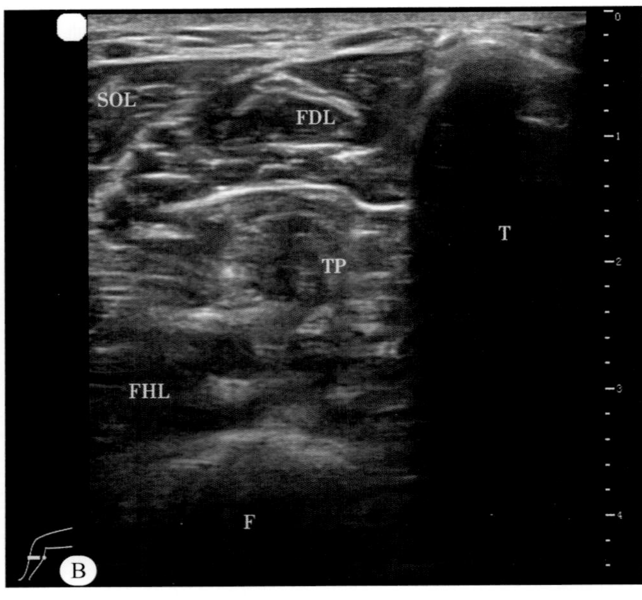

▲图 5-55　小腿下段探头放置及声像

A. 患者仰卧，小腿外旋，探头置于小腿中段前内侧

B. 胫骨后肌声像：SOL. 比目鱼肌；FDL. 趾长屈肌；TP. 胫骨后肌；F. 腓骨；T. 胫骨

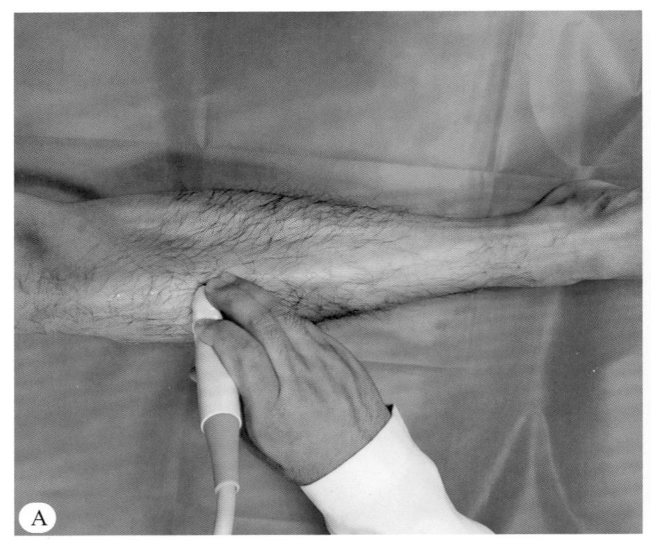

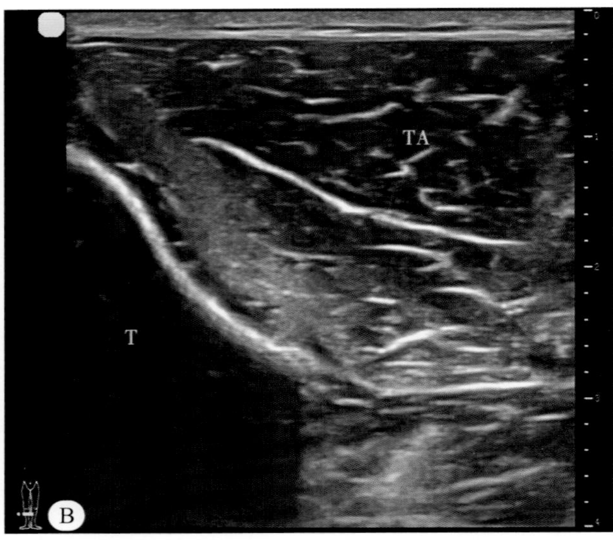

▲图 5-56　小腿前方中段超声探头放置及声像

A. 患者仰卧，小腿轻度内旋，探头位于小腿前方中段

B. 胫骨前肌声像：T. 胫骨；TA. 胫骨前肌

针太深易触及比目鱼肌，甚至趾长屈肌。肌电图不能区分腓肠肌和比目鱼肌，超声可较清晰地分辨。

4. 腓肠肌和比目鱼肌横截面都较宽大，可内外侧对称取点进行注射。胫神经在腓肠肌深面，注意避开。

5. 胫骨后肌由于位置较深，且其上方走行腓骨动静脉和胫后动静脉。从小腿正后方进针走行距离较长，针头要求较长（50～75mm），可改为从胫骨的内或外侧进针。若进针太浅，易触及比目鱼肌或趾长屈肌；如果进针太深，易触及胫骨前肌，又容易触及血管神经，有一定难度。推荐采用超声定位，可选择从小腿外侧方进针，此处距离胫骨后肌位置较近，超声影像更清晰，且不易触及血管神经，能较准确找到胫骨后肌。

6. 血管神经束位于比目鱼肌、胫骨后肌与胫腓骨之间，应避开。

第六节　趾　屈　曲

一、典型异常表现

单纯的趾屈曲较少见，常合并有足内翻（图 5-57）。前节已述及，主要涉及的肌肉为踇长屈肌、趾长屈肌、踇短屈肌、趾短屈肌。

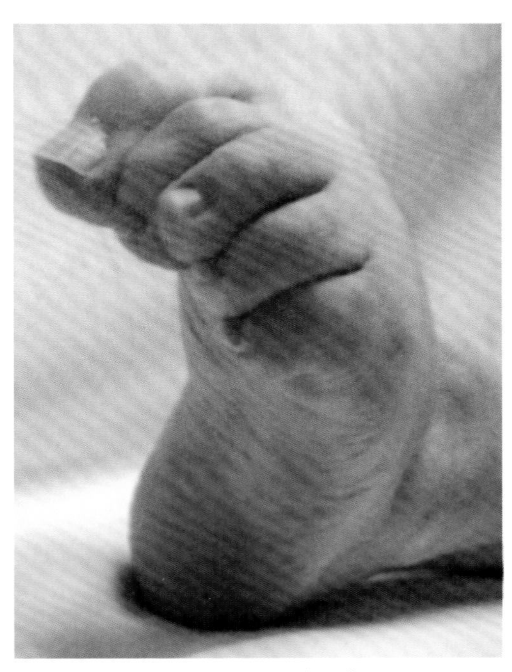

▲图 5-57　趾屈曲

二、涉及肌肉及解剖

1. 踇长屈肌（flexor hallucis longus）（图 5-58）

［起点］ 腓骨后面下 2/3 及骨间膜。

［止点］ 踇趾远节趾骨。

［作用］ 屈踇趾。足屈跖。

［神经支配］ 胫神经。

2. 趾长屈肌（flexor digitorum longus）（图 5-59）

［起点］ 胫骨后面中 1/3 及骨间膜。

［止点］ 第 2～5 趾远节趾骨底。

［作用］ 足跖屈，屈第 2～5 趾骨。

［神经支配］ 胫神经。

3. 踇短屈肌（flexor hallucis brevis）（图 5-60）

［起点］ 内侧楔骨。

［止点］ 踇趾近节趾骨底。

［作用］ 屈踇趾。

［神经支配］ 足底内侧神经。

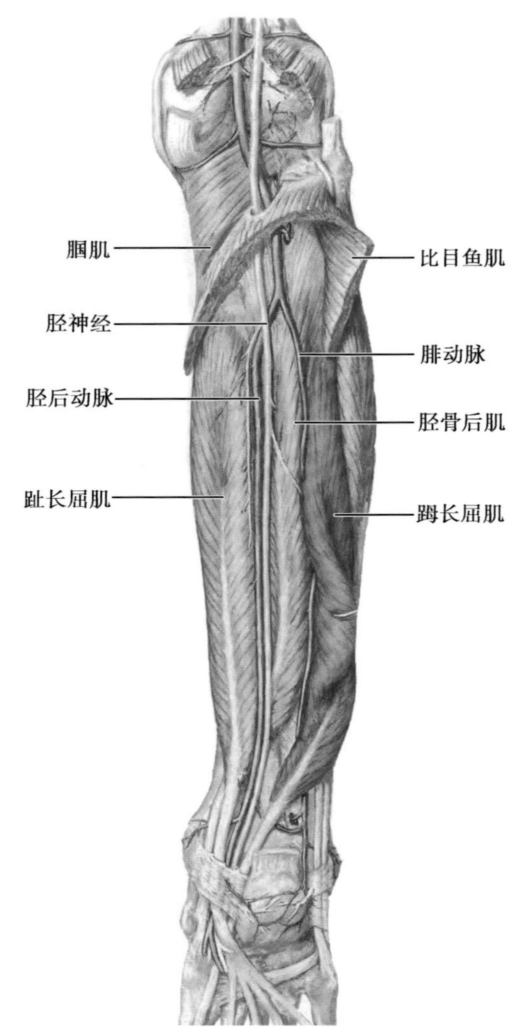

▲图 5-58　姆长屈肌解剖

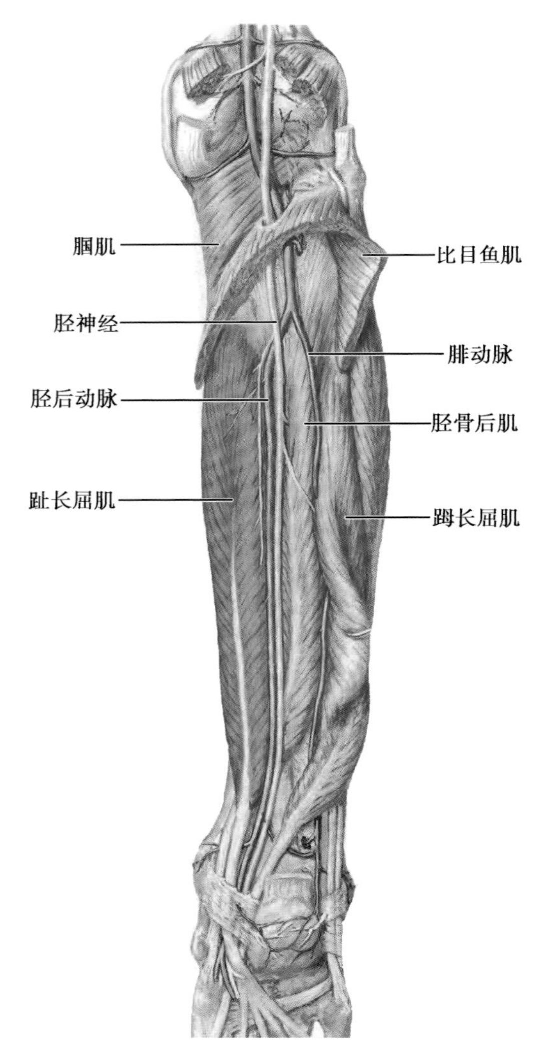

▲图 5-59　趾长屈肌解剖

4. 趾短屈肌（flexor digitorum brevis）（图 5-61）

［起点］ 跟骨。

［止点］ 第 2～5 中节趾骨。

［作用］ 屈第 2～5 趾。

［神经支配］ 足底内侧神经。

三、徒手定位注射

1. 姆长屈肌

［体位］ 俯卧位，足垂于床边。

［注射点］ 跟骨结节上方 5 横指处，在跟腱前方、向胫骨方向斜插进针，注射药物（图 5-62）。

2. 趾长屈肌

［体位］ 俯卧位，双腿分开，小腿稍内旋，足垂于床边。

［注射点］ 在胫骨平台和胫骨内踝的中点水平、胫骨的后外侧 1 横指处进针，注射药物（图 5-63）。

3. 姆短屈肌

［体位］ 俯卧位，足垂于床边。

［定位］ 姆短屈肌位于距骨和姆趾趾骨之间连线上。

［注射点］ 在第 1 跖趾关节近端、姆长屈肌肌腱内侧进针，注射药物（图 5-64）。

4. 趾短屈肌

［体位］ 俯卧位，足垂于床边。

［注射点］ 跟骨和第 3 跖趾关节连线的中点处进针，触及跖骨时稍退出后，注射药物（图 5-65）。

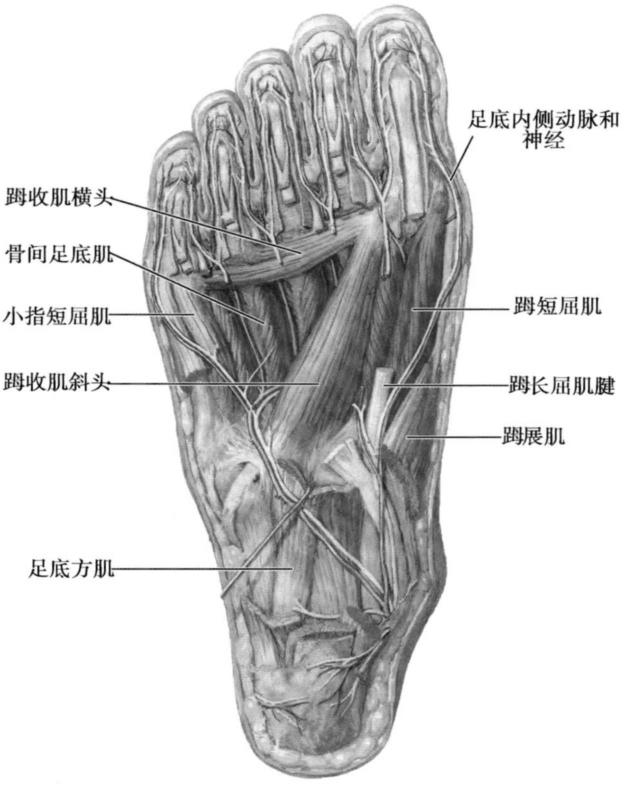

足底内侧动脉和
神经
踇收肌横头
骨间足底肌
小指短屈肌
踇短屈肌
踇收肌斜头
踇长屈肌腱
踇展肌
足底方肌

▲图 5-60　踇短屈肌解剖

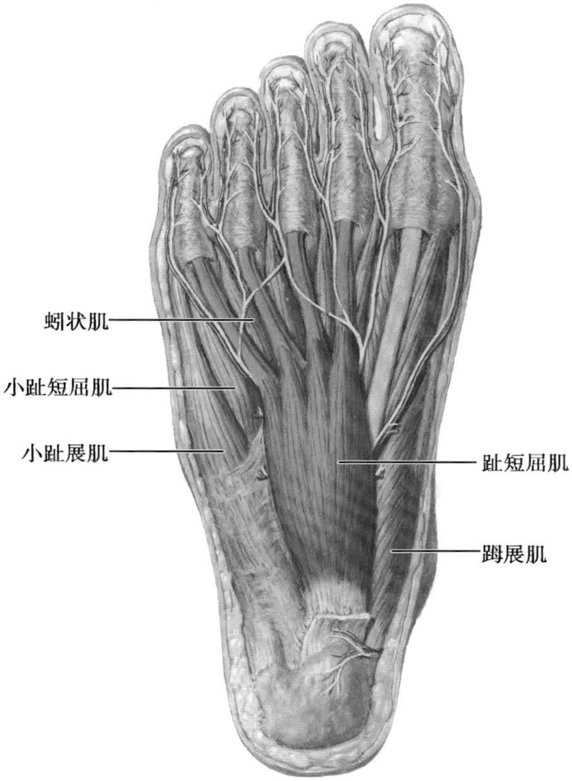

蚓状肌
小趾短屈肌
小趾展肌
趾短屈肌
踇展肌

▲图 5-61　趾短屈肌解剖

踇长屈肌
跟腱
足跟骨

▲图 5-62　踇长屈肌注射点

趾长屈肌

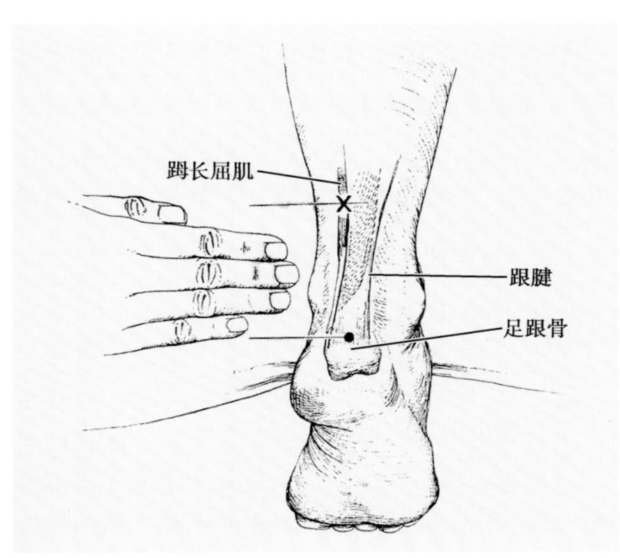

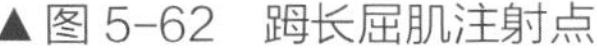

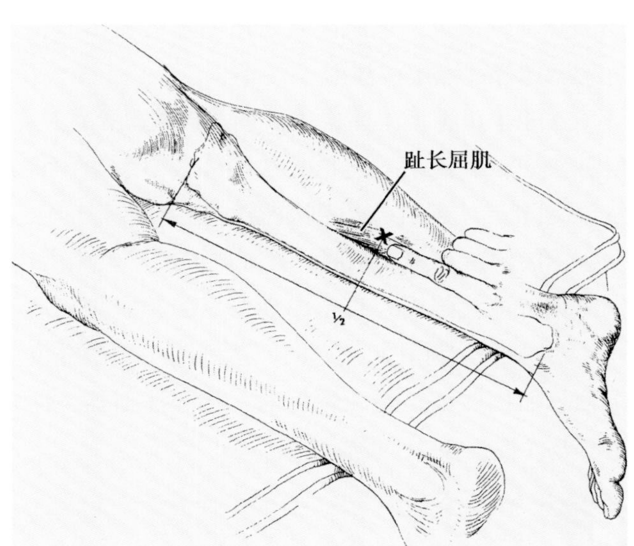

▲图 5-63　趾长屈肌注射点

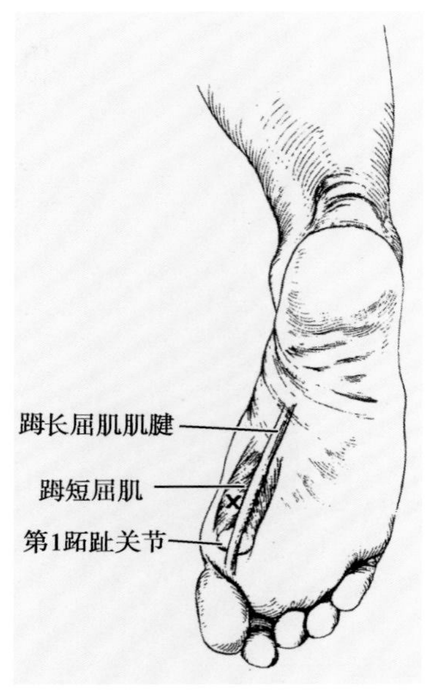

▲图 5-64 踇短屈肌注射点

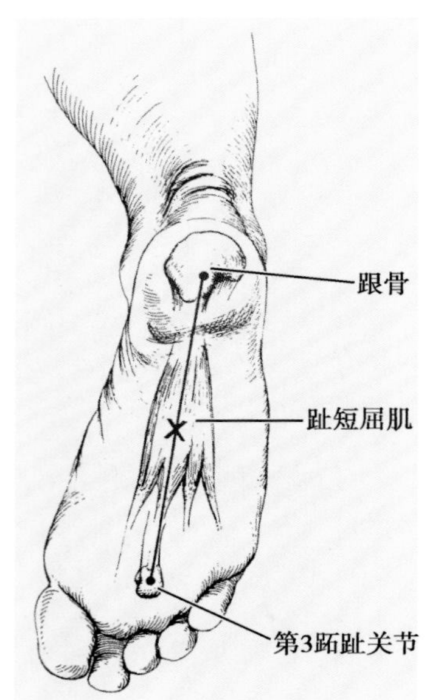

▲图 5-65 趾短屈肌注射点

四、电刺激定位注射

1. 体表电刺激定位注射 按照体表标记定位法（见图 5-66A、B、C、D）。地极和参考电极置于腘绳肌上，刺激笔放置于定位点上，同时调节电流输出强度，选择最小的能引起靶肌明显收缩的电流强度，此时稳定电流输出强度，在定位点周围移动刺激笔，取肌肉收缩最明显处做出修正标记，选择此点定位注射。

2. 体内电刺激定位注射 采用特氟龙涂层注射针头定位和注射。定位方法同体表电刺激。将特氟龙涂层注射针与电刺激器的记录电极相连，从标记的定位点刺入肌层，打开电源给予电刺激，同时调节电流强度，直至出现可见的靶肌收缩动作（趾屈曲）。调节针头方向，达到同一刺激强度下使该肌肉收缩达最大幅度时，接上注射器，注射药物（视频 5-3，视频 5-4）。

视频 5-3
趾长屈肌体内电刺激定位注射技术

视频 5-4
踇长屈肌体内电刺激定位注射技术

五、肌电引导定位注射

按照徒手定位法或体表标记定位法进针。打开肌电引导仪电源，在静息状态下或足趾被动伸展下，观察靶肌动作电位波幅和波幅的有效值，或调节音量，听到“嗒嗒嗒”声，波幅越高、声音越大提示痉挛程度越严重。调节针头方向与深度，接上注射器，在合适的靶点下注射药物。

六、超声引导定位注射

1. 解剖截面（图 5-67，图 5-68）

2. 超声引导定位注射

(1) 踇长屈肌：超声探头放置于小腿中下段外侧，探头沿小腿纵轴中线向腓侧平移。超声影像下显示的第二层肌肉即是踇长屈肌，其上方为比目鱼肌，下方为腓骨，其相邻内侧依次为胫后血管及神经、胫骨后肌，见图 5-69A、B。

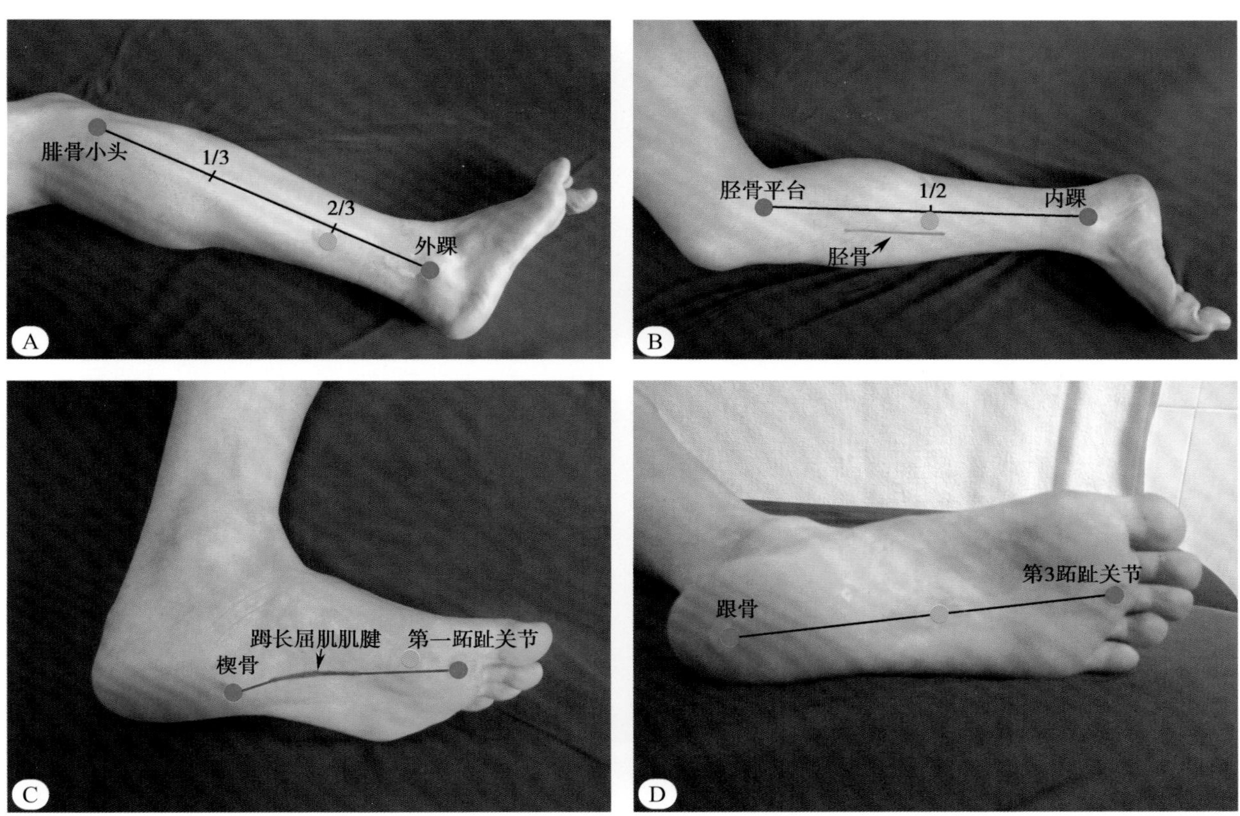

▲图 5-66　踇、趾屈肌群注射点

A. 踇长屈肌；B. 趾长屈肌；C. 踇短屈肌；D. 趾短屈肌

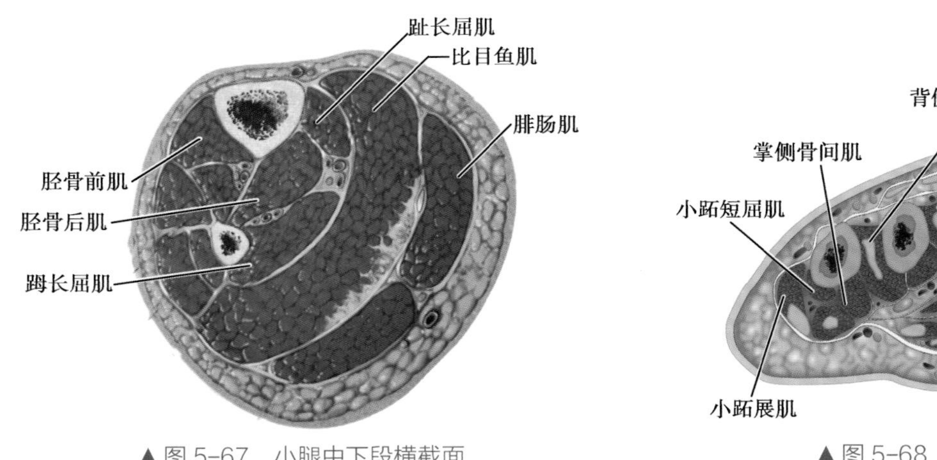

▲图 5-67　小腿中下段横截面

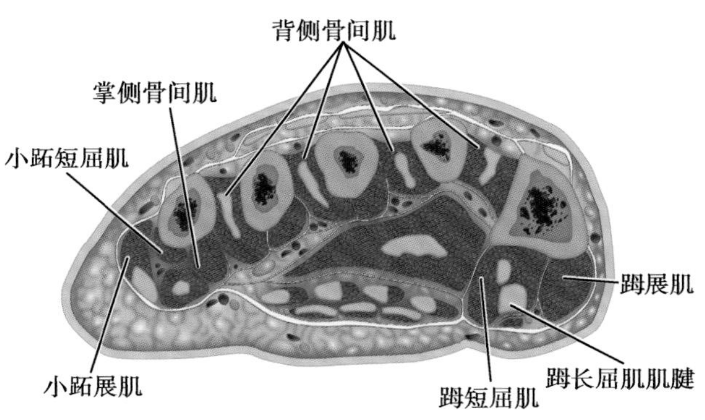

▲图 5-68　足掌骨中段横截面

(2) 趾长屈肌：超声探头放置于小腿中下段后内侧，探头沿小腿纵轴中线向胫侧平移。超声影像下显示的第二层肌肉即是趾长屈肌，其上方为比目鱼肌，下方为胫骨、胫骨后肌，腓侧依次为胫后血管及神经，见图 5-70A、B。

(3) 踇短屈肌：将超声探头置于第一跖骨上方，探头方向与跖骨长轴平行。超声影像上，与第一跖骨籽骨端相连的即是踇短屈肌，其下方为第一跖骨。或将探头水平放置于籽骨上方，超声影像下可见踇短屈肌内外侧头分别与内外侧籽骨相连，其上方为踇长屈肌肌腱，下方为第一跖骨（图 5-71A、B）。

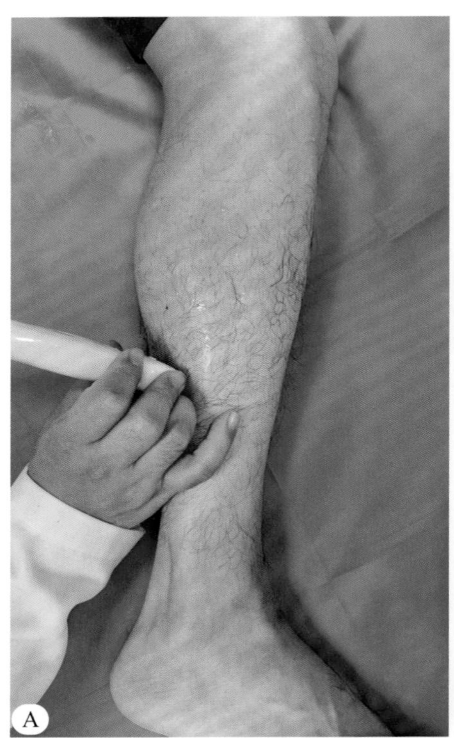

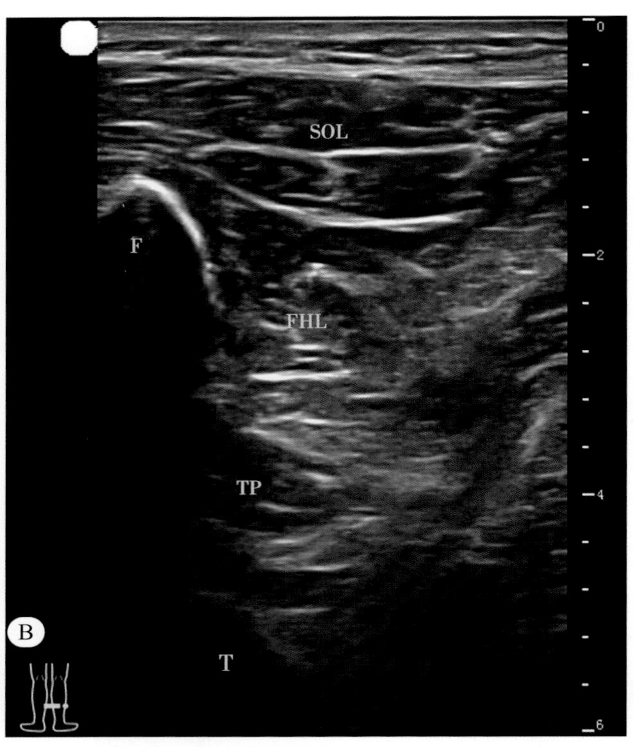

▲图 5-69　小腿中段前外侧横切面超声探头放置及声像

A. 患者仰卧，小腿内旋，探头置于小腿中段前外侧

B. 声像：FHL. 踇长屈肌；SOL. 比目鱼肌；TP. 胫骨后肌；F. 腓骨；T. 胫骨

(4) 趾短屈肌：超声探头横置于足底正中，超声影像下第一层肌肉即为趾短屈肌。其上方为跖筋膜，胫侧为踇外展肌，腓侧为小趾展肌，下方为足底骨间肌（图 5-71C、D）。

(5) 嘱患者屈曲足趾或被动快速牵伸足趾，注意牵张时，避免踝关节活动，可见靶肌收缩活动影像，选择适当位点，注射药物。

七、注射剂量及注意事项

1. 注射剂量及位点：踇长屈肌 25～75U，1～2 个位点；趾长屈肌 50～100U，2～3 个位点；趾短屈肌 25～50U，1～2 个位点；踇短屈肌 20～40U，1 个位点。

2. 针头长度 25～37mm。

3. 注射趾长屈肌时，若进针太表浅，易触及比目鱼肌；若进针太深，易触及胫骨后肌。

4. 注射踇长屈肌时，若进针太深，易触及胫骨后肌；若进针太靠前，易触及趾长屈肌；若进针太靠近近端，易触及比目鱼肌下缘肌纤维。

5. 趾长屈肌和踇长屈肌部分肌腹走行于跟腱后方，建议注射时从侧方进针，减少对跟腱的刺伤，同时也可缩短注射距离。

6. 足底神经末梢丰富，注射过程不要拖延，尽可能减少患者痛苦。

7. 趾长屈肌和踇长屈肌位置较深，肌肉体积小，强烈推荐采用超声定位。若超声定位踇短屈肌时，应横切或纵切比较确定靶肌，可通过籽骨来辅助定位。足底筋膜较厚，须上下移动探头，仔细观察确认趾短屈肌位置。

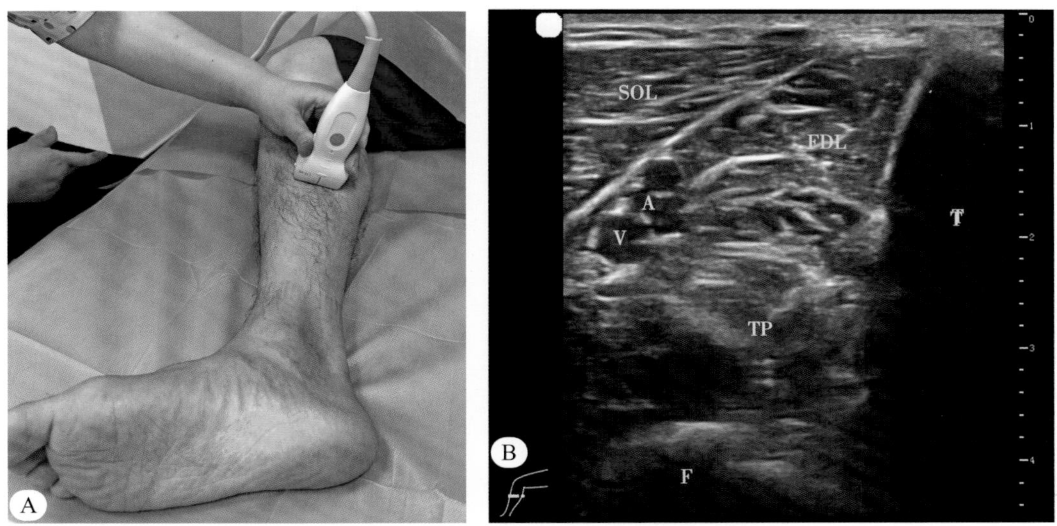

▲图 5-70　小腿中段前内侧横切面超声探头放置及声像

A. 患者仰卧，小腿外旋，探头置于小腿中段前内侧

B. 声像：SOL. 比目鱼肌；FDL. 趾长屈肌；TP. 胫骨后肌；A. 胫后动脉；V. 胫后静脉；T. 胫骨；F. 腓骨

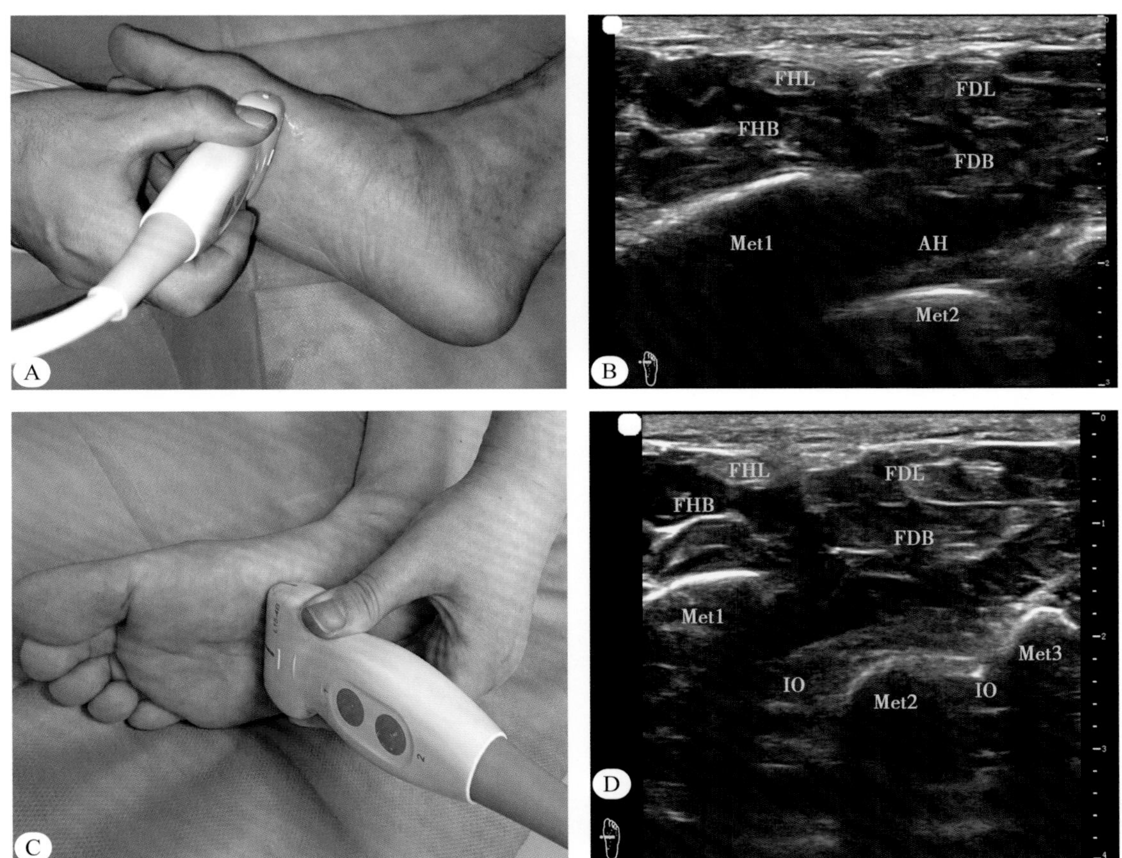

▲图 5-71　足底肌肉超声探头放置及声像

A. 患者仰卧，探头置于第一跖骨上方。B. 踇短屈肌、趾短屈肌声像：FHL. 踇长屈肌腱；FDL. 趾长屈肌；FHB. 踇短屈肌；FDB. 趾短屈肌；AH. 踇收肌；Met. 跖骨

C. 患者仰卧，探头置于第 1 跖骨中部。D. 声像：FHL. 踇长屈肌；FDL. 趾长屈肌；FHB. 踇短屈肌；FDB. 趾短屈肌；IO. 足底骨间肌；Met. 跖骨

第七节 踇趾上翘

一、典型异常表现

踇趾上翘在临床中并不鲜见，时间久之，即可将鞋面穿破，影响步行与平衡。主要受累踇长伸肌（图 5-72）。

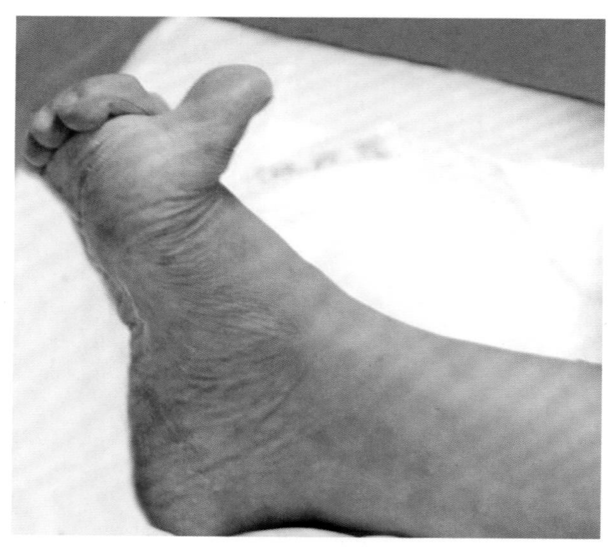

▲图 5-72 踇趾上翘

二、涉及肌肉及解剖

踇长伸肌（extensor hallucis longus）（图 5-73）

［起点］ 胫腓骨上端及骨间膜前面。

［止点］ 踇趾远节趾骨底背面。

［作用］ 屈背屈，伸踇，伸趾。

［神经支配］ 腓深神经。

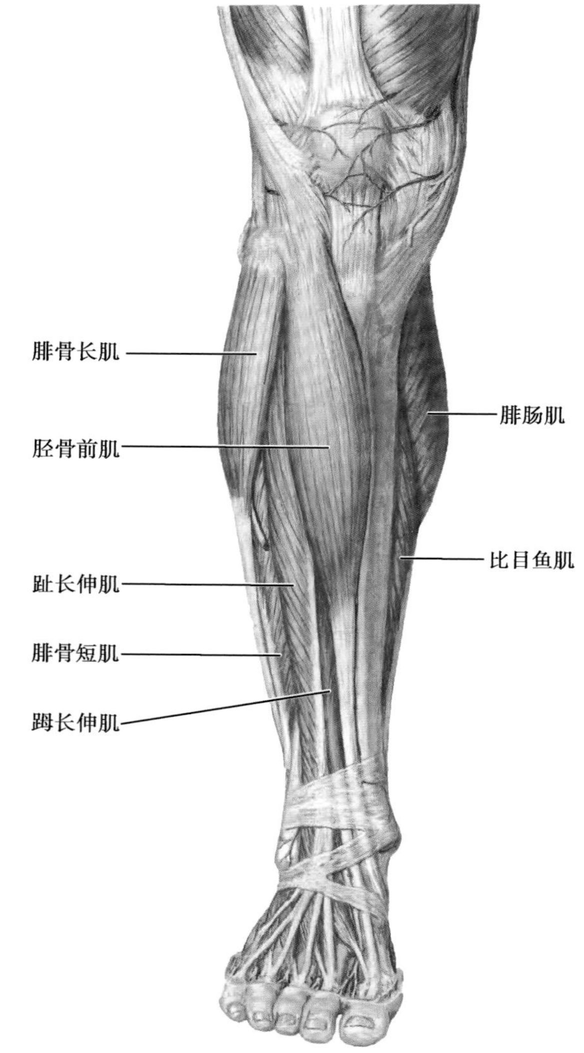

▲图 5-73 踇长伸肌解剖

三、徒手定位注射

［体位］ 仰卧位。

［注射点］ 内外侧踝的连线上方 3 横指，胫前肌肌腱外侧进针，针朝向深部及内侧进入（图 5-74）。踇长伸肌的肌腹是斜行的，此方法是引导针从肌肉的侧面进入，可以更容易到达靶肌。

四、电刺激定位注射

1. 体表电刺激定位注射 按照体表标记定位法（图 5-75）。地极和参考电极置于腓肠肌上，刺激笔放置于定位点上，同时调节电流输出强度，选择最小的能引起靶肌（踇长伸肌）明显收缩的电流强度，此时稳定电流输出强度，在定位点周围移动刺激笔，取肌肉收缩最明显处做出修正标记，选择此点定位注射。

2. **体内电刺激定位注射**　采用特氟龙涂层注射针头定位和注射。定位方法同体表电刺激。将特氟龙涂层注射针与电刺激器的记录电极相连，从标记的定位点刺入肌层，打开电源给予电刺激，同时调节电流强度，直至出现可见的踇趾背伸的动作。调节针头方向与深度，达到同一刺激强度下使该肌肉收缩达最大幅度时，接上注射器，注射药物。

五、肌电引导定位注射

按照徒手定位法或体表标记定位法进针。打开肌电引导仪电源，在静息状态下或踇趾被动屈曲下，观察靶肌动作电位波幅和波幅的有效值，或调节音量，听到"嗒嗒嗒"声，波幅越高、声音越大提示痉挛程度越严重。调节针头方向与深度，接上注射器，在合适的靶点下注射药物。

六、超声引导定位注射

1. **解剖截面**（图 5-76）

2. **超声引导定位注射**　超声探头水平放置于小腿中段，胫骨稍外侧。超声影像下，第二层肌肉即为踇长伸肌，其横切面为类三角形。腓侧上部为趾长屈肌，腓侧下部为腓骨，其胫侧为胫骨前肌，紧邻胫骨，胫侧下方为胫前动静脉和深腓神经（图 5-77A、B）。

嘱患者主动伸踇指，或快速被动屈曲踇趾，超声下可见该肌收缩影像，选择适当位点，注射药物。

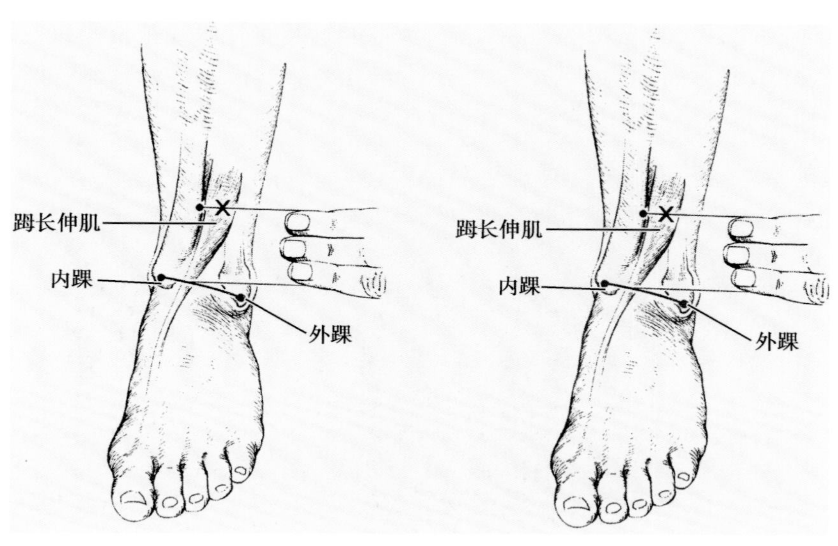

▲图 5-74　踇长伸肌注射点

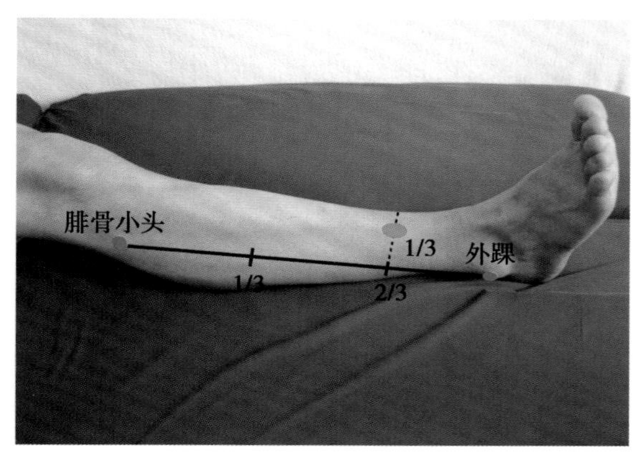

▲图 5-75　踇长伸肌体表定位

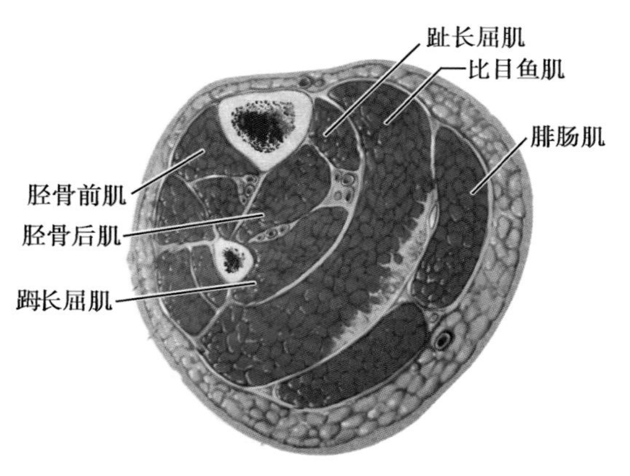

▲图 5-76　小腿下段截面

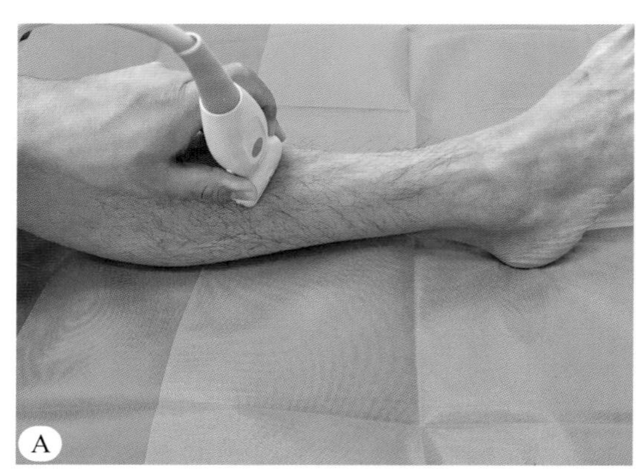

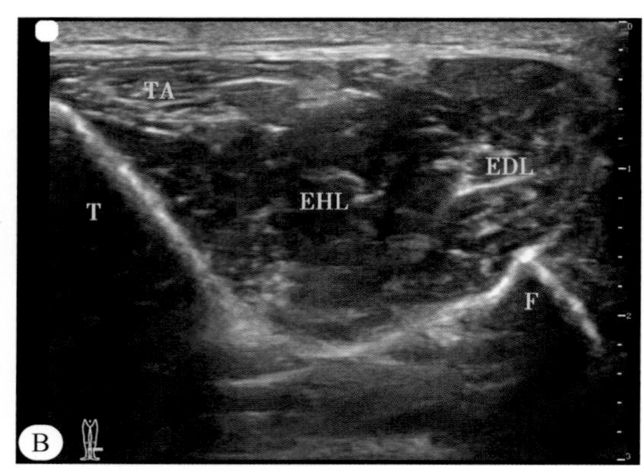

▲图 5-77 小腿前外侧下段超声探头放置及声像
A. 患者仰卧，小腿内旋，探头置于小腿外侧下段
B. 踇长伸肌声像：TA. 胫骨前肌；EDL. 趾长伸肌；EHL. 踇长伸肌；F. 腓骨；T. 胫骨

七、注射剂量及注意事项

1. 注射剂量及位点：踇长伸肌 50～60U，1～2 个位点。

2. 针头长度 25mm。

3. 踇长伸肌肌腹主要位于小腿中下段，且在下段部分肌腹浅出至第一层。选择靶肌注射位点时应注意其走行特点，减少穿刺距离。推荐肌电图或超声引导注射。

4. 注射踇长伸肌时，若进针太靠近近端或太表浅，可能触及胫骨前肌；如果进针太靠近外侧，可能触及腓骨肌或趾长伸肌；若太靠胫内侧，可能伤及走行的血管和神经，进针时注意控制深度及方向。

（卫小梅　姜　丽　窦祖林）

第6章　头颈面部痉挛注射技术

第一节　痉挛性斜颈

一、典型异常表现

痉挛性斜颈又称颈部肌张力障碍，确切病因不明。根据涉及的肌群不同，可表现为扭转型、后仰型、前屈型、鹅颈型、侧屈型等多种表现形式。临床上最常见的是扭转型，其异常表现见图6-1。

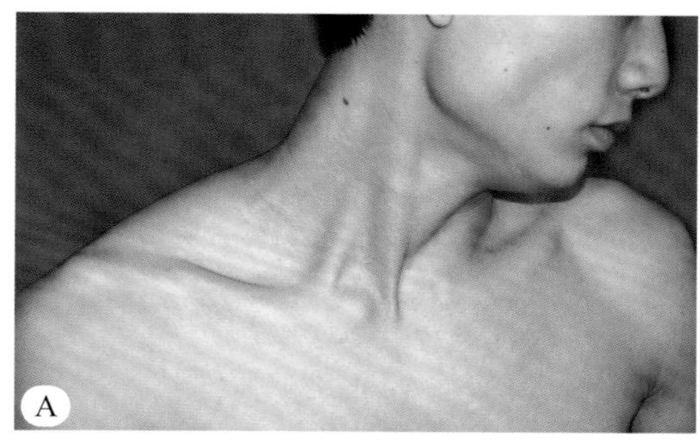

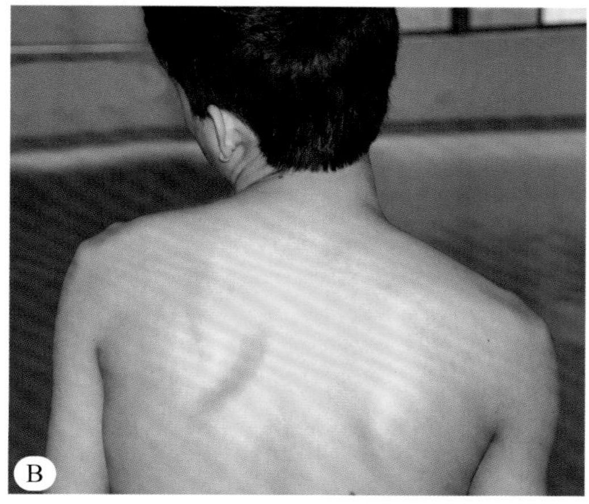

▲图6-1　扭转型痉挛性斜颈
A. 前面观；B. 后面观

二、涉及肌肉及解剖

1. 头夹肌（splenius capitis）及颈夹肌（splenius cervicis）（图6-2）

［起点］ 项韧带下部、第7颈椎棘突和上部胸椎棘突及棘上韧带。

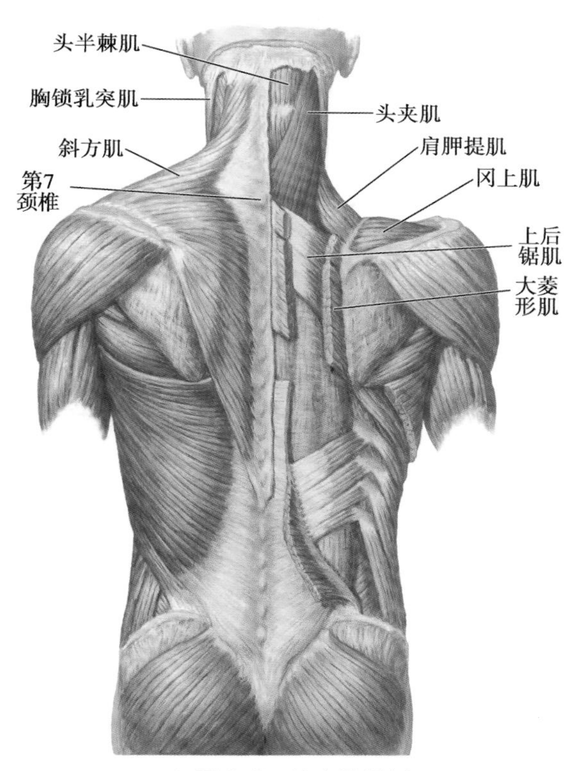

▲图6-2　头夹肌解剖

［止点］ 颞骨乳突和第 1～3 颈椎横突。

［作用］ 单侧收缩使头转向同侧或侧屈，两侧收缩使头后仰。

［神经支配］ 颈神经后支。

2. **肩胛提肌**（levator scapulae）（图6-3）

［起点］ 上位颈椎横突。

［止点］ 肩胛骨内侧角。

［作用］ 上提肩胛骨。

［神经支配］ 肩胛背神经。

3. **胸锁乳突肌**（sternocleidomastoid）（图 6-4）

［起点］ 胸骨柄、锁骨内侧端。

［止点］ 颞骨的乳突。

［作用］ 单侧收缩使头向同侧倾斜，脸转向对侧，双侧收缩使头向后仰。

［神经支配］ 副神经。

4. **斜角肌**（scalene complex）（图 6-5）

［起点］ 颈椎横突。

［止点］ 前、中斜角肌止于第 1 肋，后斜角肌止于第 2 肋。

［作用］ 一侧收缩使颈侧屈；两侧同时收缩上提第 1、2 肋辅助深呼吸，如肋骨固定，可使颈前屈。

［神经支配］ 颈神经前支。

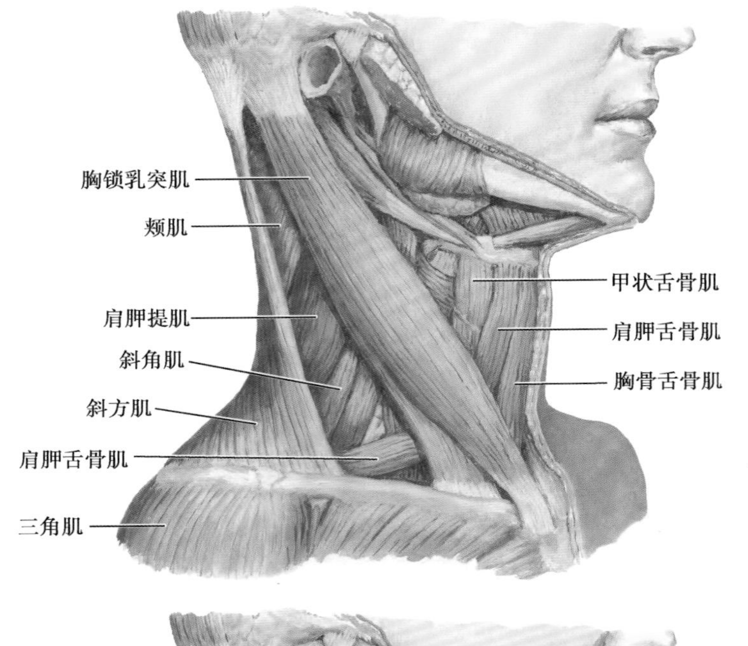

◀图 6-3 肩胛提肌解剖

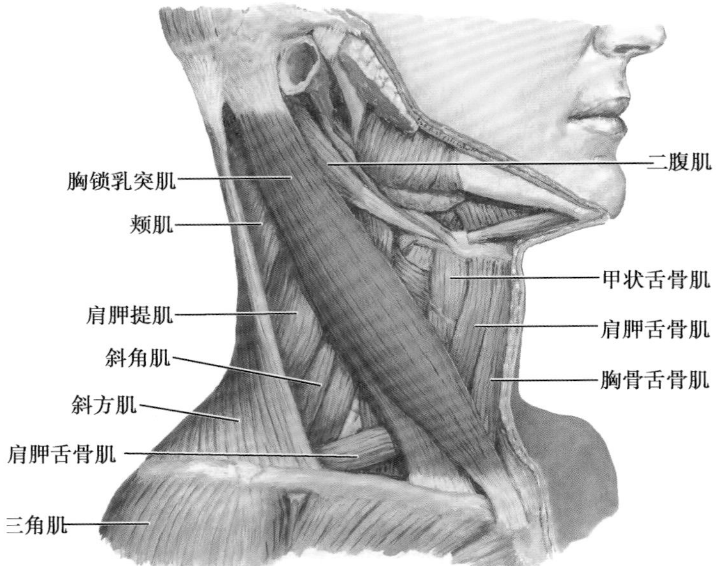

◀图 6-4 胸锁乳突肌解剖

5. 斜方肌（trapezius）（图 6-6）

［起点］ 上项线、枕外隆凸、项韧带全部胸椎棘突。

［止点］ 锁骨外 1/3、肩峰肩胛冈。

［作用］ 拉肩胛骨向中线靠拢，上部纤维提肩胛骨，下部纤维降肩胛骨。

［神经支配］ 副神经。

6. 头半棘肌（semispinalis）（图 6-7）

［起点］ 上胸椎和第 7 颈椎横突的顶端。

［止点］ 枕骨的上项线和下项线之间。

［作用］ 双侧收缩时头颈后仰，单侧收缩时向同侧屈曲。

三、徒手定位注射

颈部肌肉如头最长肌、头夹肌、颈夹肌、斜角肌等，体积小，且位置较深，周围血管较多，一般不采用徒手定位方法，需借助肌电图或 B 超，在此不作介绍。

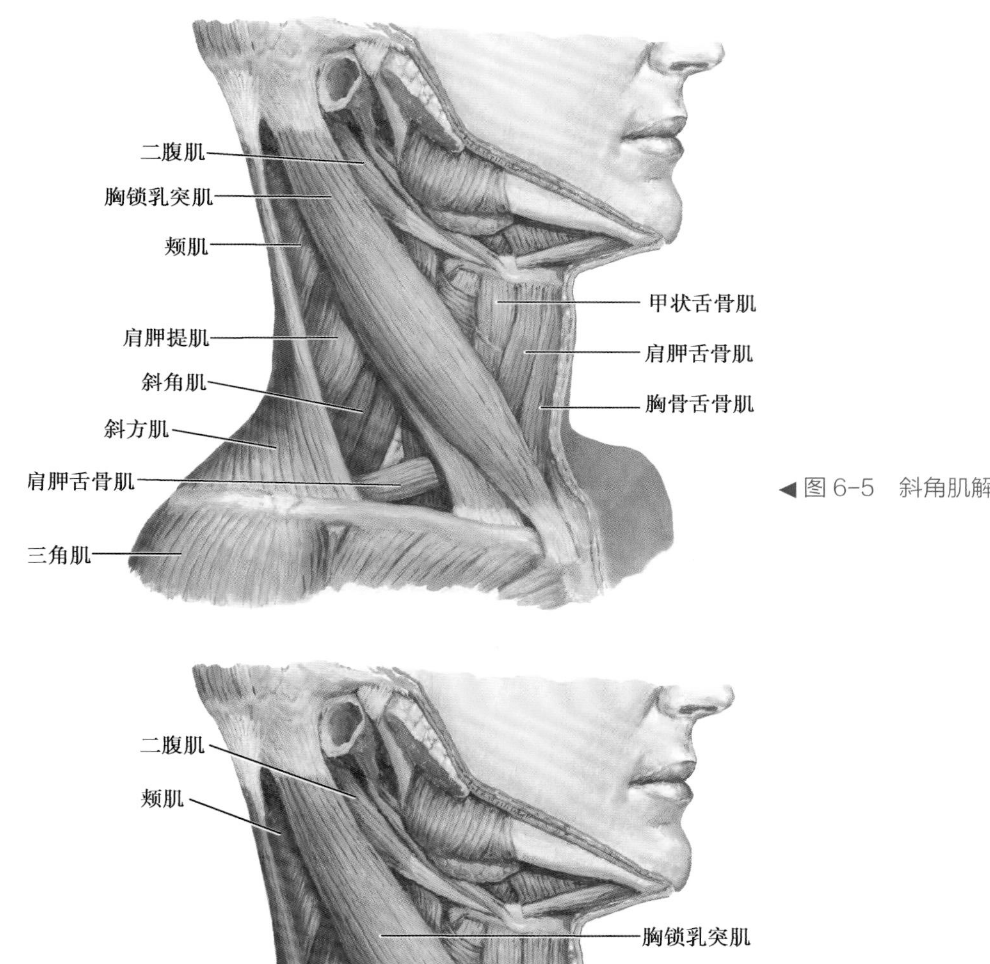

◀图 6-5　斜角肌解剖

◀图 6-6　斜方肌解剖

1．肩胛提肌

［体位］ 坐位。

［注射点］ 肩胛骨内上角上方 2 指，颈外侧缘偏内侧 1 指，穿过斜方肌进针，见图 6–8。

2．胸锁乳突肌

［体位］ 坐位或仰卧位。

［定位］ 坐位时，头转向同侧，下颌转向对侧，助手用手抵住下颌，施加阻力；卧位时，患者尽力抬头，双肩尽量不离开床面，助手在额部施加阻力；均可使肌肉激活隆起。

［注射点］ 在肌肉上 1/3 部位，约甲状软骨水平进针，见图 6–9。

3．斜方肌上部

［体位］ 坐位或俯卧位。

［注射点］ 颈肩部转折交界处进针，见图 6–10。

4．头半棘肌

［体位］ 坐位或俯卧位，俯卧位时置一枕头于患者胸部。

［注射点］ 枕骨下方 2.5～4cm 处，在颈 3 棘突外侧 1 指处朝椎板方向向下进针，见图 6–11。

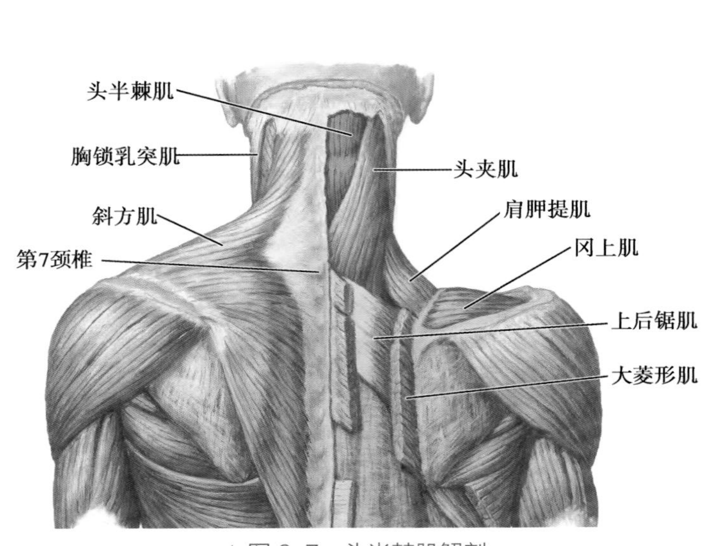

▲图 6–7 头半棘肌解剖

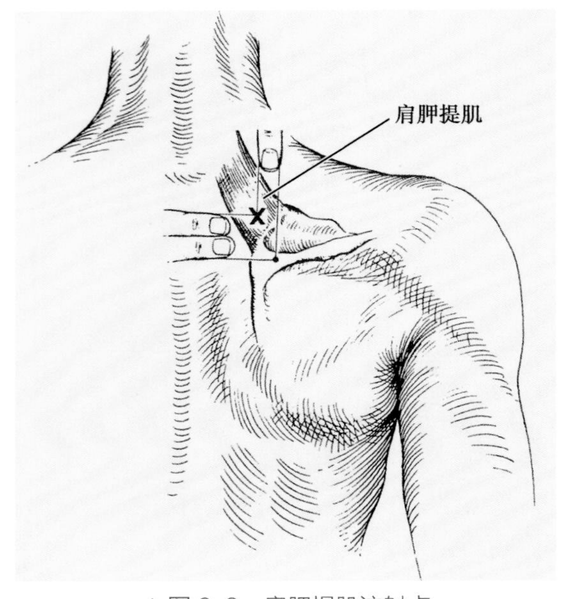

▲图 6–8 肩胛提肌注射点

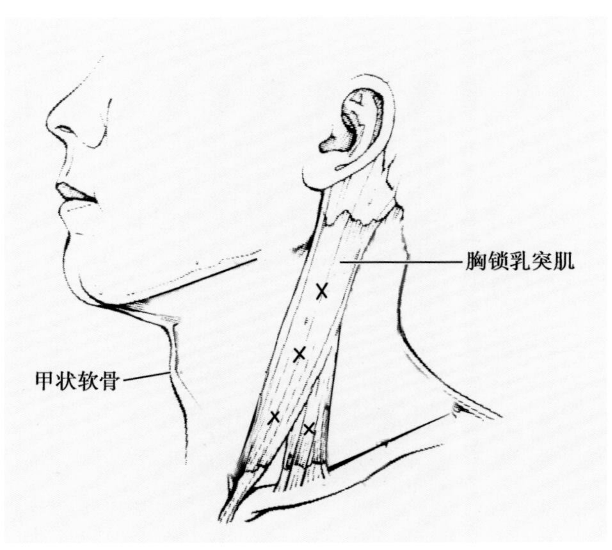

▲图 6–9 胸锁乳突肌注射点

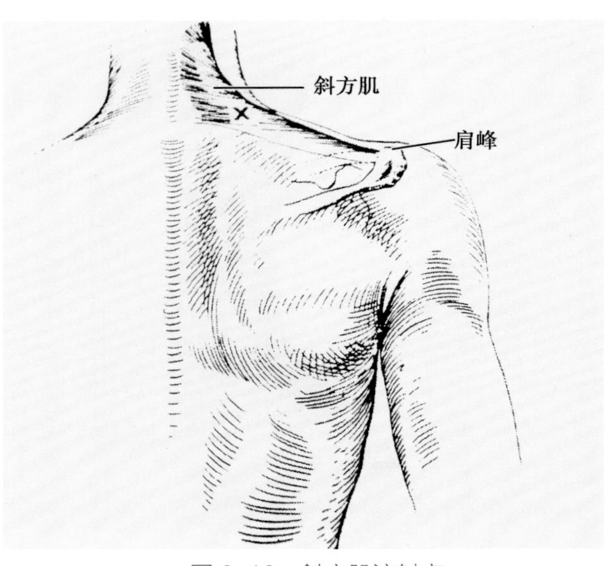

▲图 6–10 斜方肌注射点

四、电刺激定位注射

1. **体表电刺激定位注射**　按照体表标记定位法（图 6-12，图 6-13，图 6-14，图 6-15，图 6-16）。地极和参考电极置于胸大肌上，刺激笔放置于定位点上，同时调节电流输出强度，选择最小的能引起靶肌明显收缩的电流强度，此时稳定电流输出强度，在定位点周围移动刺激笔，取肌肉收缩最明显处做出修正标记，选择此点定位注射。

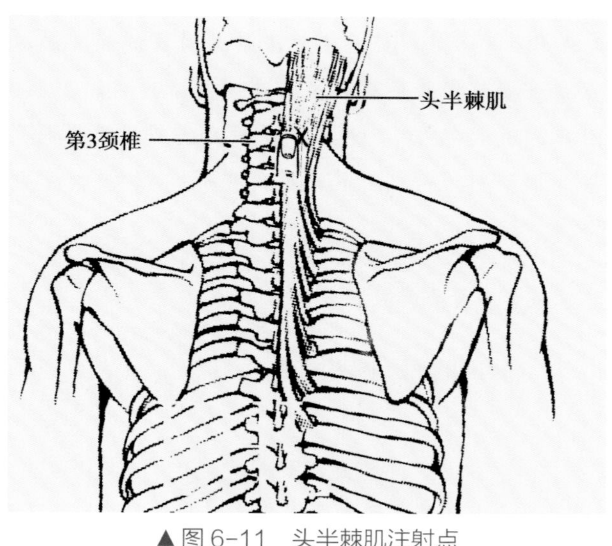

▲图 6-11　头半棘肌注射点

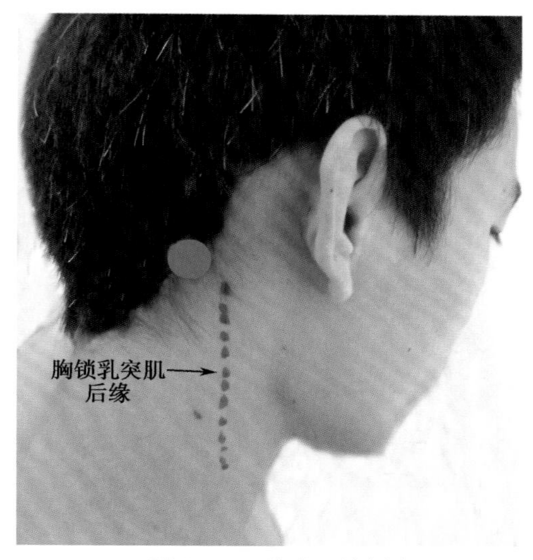

▲图 6-12　头夹肌注射点

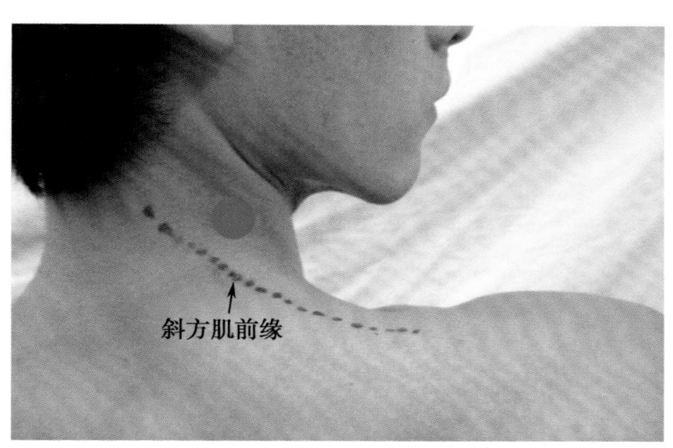

▲图 6-13　肩胛提肌注射点

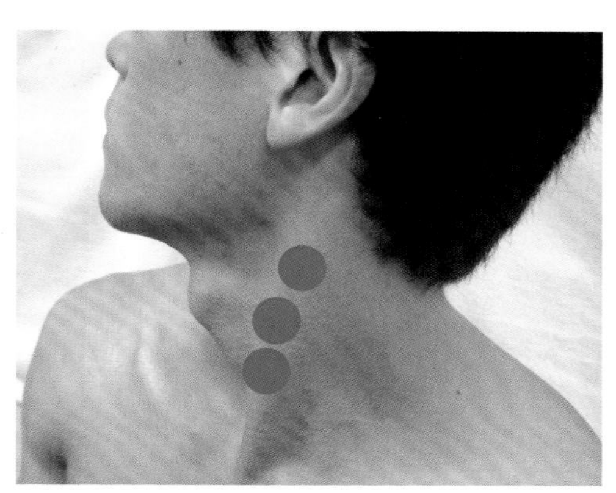
▲图 6-14　胸锁乳突肌注射点

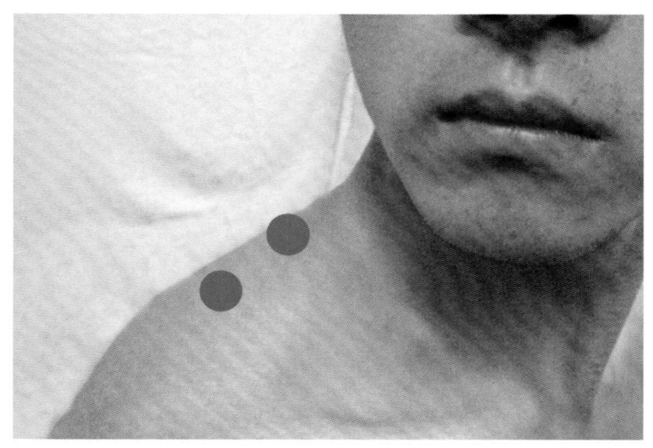
▲图 6-15　斜方肌注射点

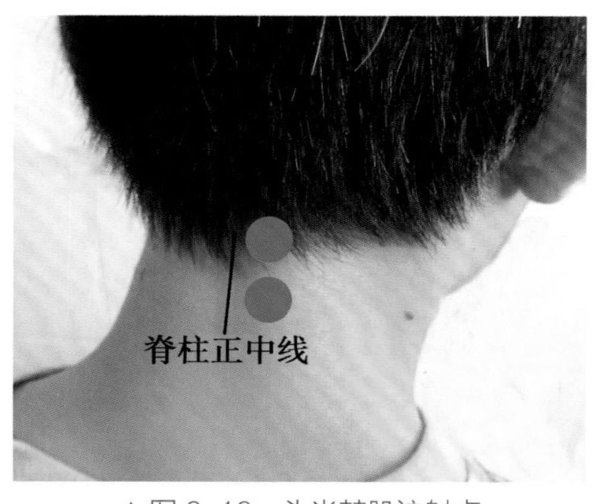

▲图 6-16　头半棘肌注射点

2. **体内电刺激定位注射** 采用特氟龙涂层注射针头定位和注射，定位方法同体表电刺激。将特氟龙涂层注射针与电刺激器的记录电极相连，从标记的定位点刺入肌层，打开电源给予电刺激，同时调节电流强度，直至出现可见的靶肌收缩动作。调节针头方向，达到同一刺激强度下使该肌肉收缩达最大幅度时，接上注射器，注射药物。

五、肌电引导定位注射

1. **头夹肌** 按照上述体表定位方法，把地极和参考电极置于胸大肌上，将特氟龙涂层注射针与肌电引导仪的记录电极相连后，在乳突下方，沿胸锁乳突肌后上缘进针，进针深度为10～25mm，打开肌电引导仪电源，在静息状态下或被动屈颈或转头时，观察靶肌动作电位波幅和波幅的有效值，或调节音量，听到"嗒嗒嗒"声。调节针头方向与深度，选择合适靶点注射药物。

2. **肩胛提肌** 按照徒手或体表定位法定位，地极和参考电极放置同头夹肌，注射电极针沿斜方肌前面颈根部进针，打开肌电引导仪电源，在静息状态下或嘱患者上提肩胛时，观察靶肌动作电位波幅和波幅的有效值，或调节音量，听到"嗒嗒嗒"声。调节针头方向与深度，选择合适靶点注射药物。

3. **胸锁乳突肌** 按照解剖图及徒手定位法定位，地极和参考电极放置同头夹肌，注射电极针从侧面进针，进针时针尖朝上且与肌纤维平行，打开肌电引导仪电源，调节音量。对于左侧胸锁乳突肌，注射者右手或助手置于患者下颌右侧，患者头转向右侧对抗操作者的右手，下颌朝右上，观察靶肌动作电位波幅和波幅的有效值，或调节音量，听到"嗒嗒嗒"声。调节针头方向与深度，选择合适靶点注射药物。

4. **斜方肌** 按照解剖图及体表定位法定位进针，地极和参考电极放置同头夹肌，注射电极针进针时针与肩平行，打开肌电引导仪电源，在静息状态下或让患者耸肩，为有助于确定是否耸肩，将手掌根部放于患者的肩部以提供阻力，触摸肌肉，并用力维持住。观察靶肌动作电位波幅和波幅的有效值，或调节音量，听到"嗒嗒嗒"声。调节针头方向与深度，选择合适靶点注射药物。

5. **头半棘肌** 按照徒手或体表定位法定位，地极和参考电极放置同头夹肌，注射电极针穿过头夹肌，打开肌电引导仪电源，调节音量，被动转颈，或抗阻头后仰时，观察靶肌动作电位波幅和波幅的有效值，或调节音量，听到"嗒嗒嗒"声。调节针头方向与深度，选择合适靶点注射药物。

六、超声引导定位注射

1. **解剖截面**（图 6-17）

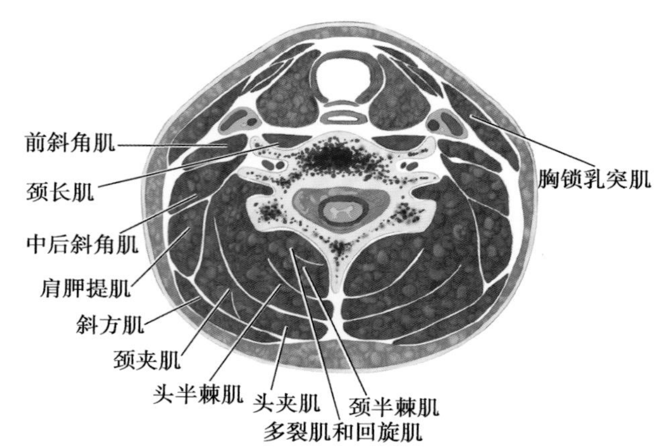

▲图 6-17　颈 5 水平颈部横截面

2. **超声引导定位注射**

(1) 体位：患者取坐位，头部置于正中。双臂扶靠椅背。助手固定患者头部，暴露颈项部拟注射部位（图 6-18A）。

(2) 定位：将超声探头置于颈后部，颈椎旁第二层肌肉即为头夹肌，第三层为头半棘肌，第四层为颈半棘肌，通过被动转颈，可看到头夹肌在体动态收缩影像，见图 6-18B。探头沿颈肩部向外下方移动，在颈肩部交界处可见第一层较宽大的肌肉即为斜方肌，第二层为肩胛提肌。通过被动上抬肩胛及耸肩动作，可看到肩胛提肌、斜方肌在体收缩影像，见图 6-19A、B。超声探查颈部前外侧，颈动脉上方的第一层肌肉即为胸锁乳突肌；通过被动转颈或头前屈，可看到胸锁乳突肌在体动态收缩影像，见图 6-20A、B。患者取仰卧位，探头稍向后移动，置于胸锁乳突肌和斜方肌之间，首先找到颈动脉、颈静脉，斜角肌即位于血管束的外后方，见图 6-21A、B。借助颈部肌肉解剖图，注射者确定各肌肉位置并选择注射位点，在拟注射部位旁边作记号标记（视频 6-1）。

视频 6-1
痉挛性斜颈肌电 + 超声引导定位注射技术

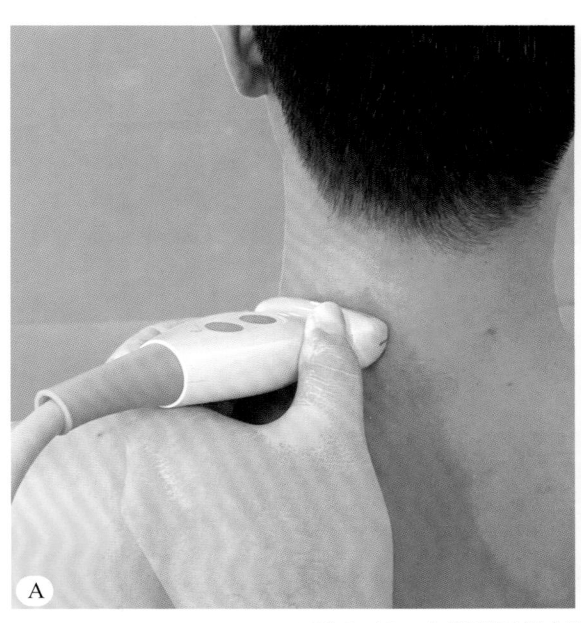

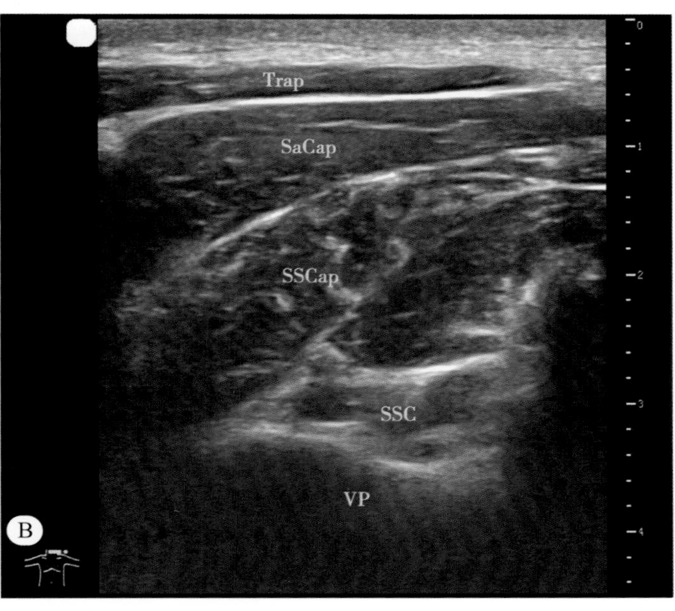

▲图 6-18　右侧颈后部中段横切面超声探头放置及声像（C_5 水平）
A. 患者坐位，探头置于右侧颈后第 5 颈椎水平外侧
B. 声像：Trap. 斜方肌；SaCap. 头夹肌；SSCap. 头半棘肌；SSC. 颈半棘肌；VP. 椎板

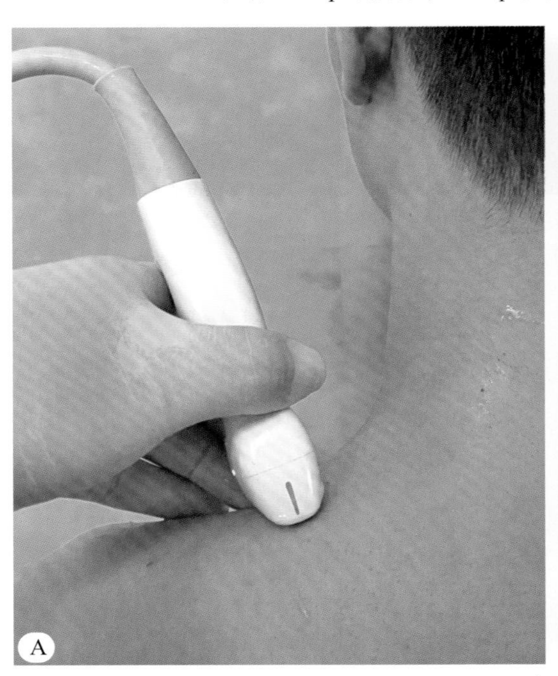

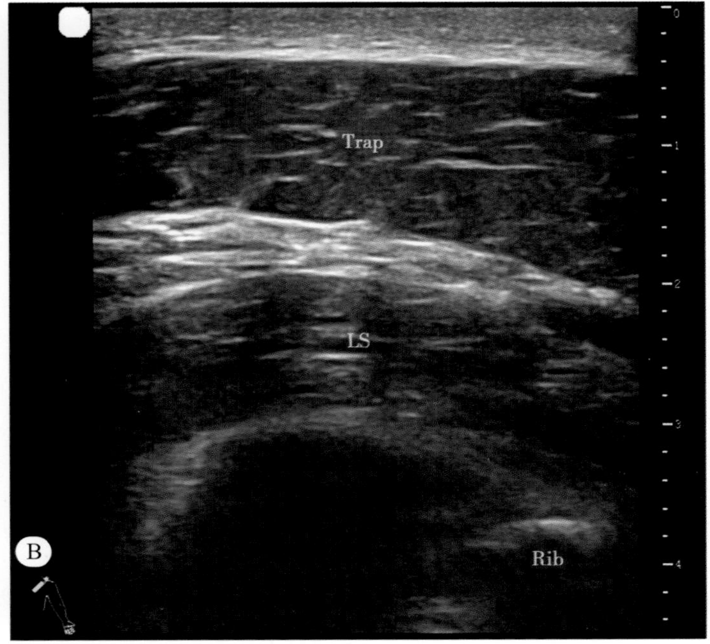

▲图 6-19　颈肩交界处横切面超声探头放置及声像
A. 患者坐位，探头置于左侧颈肩交界处
B. 声像：Trap. 斜方肌；LS. 肩胛提肌；Rib. 肋骨

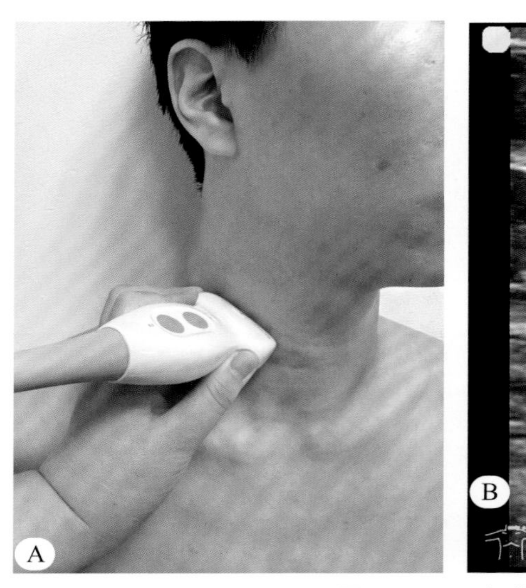

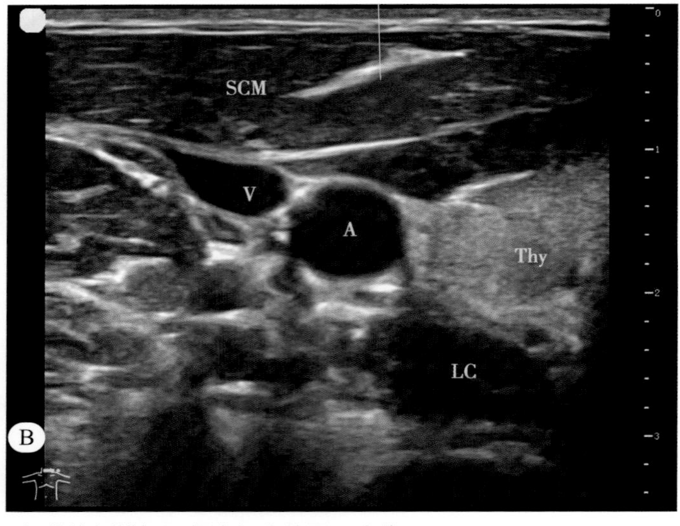

▲图 6-20　颈部前外侧横切面超声探头放置及声像

A. 患者坐位，探头置于胸锁乳突肌隆起处

B. 声像：SCM. 胸锁乳突肌；A. 颈动脉；V. 颈静脉；Thy. 甲状腺；LC. 颈长肌

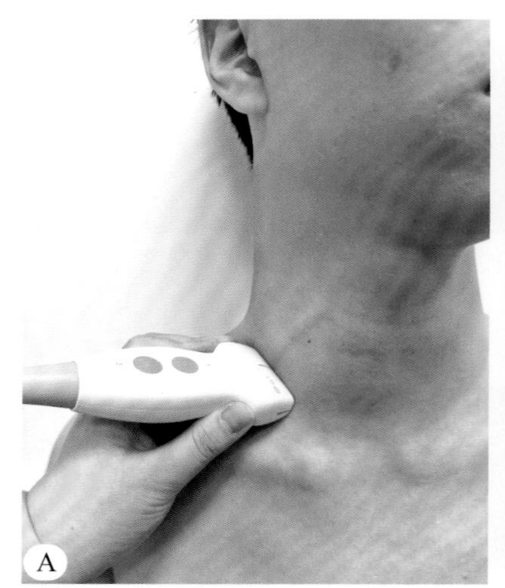

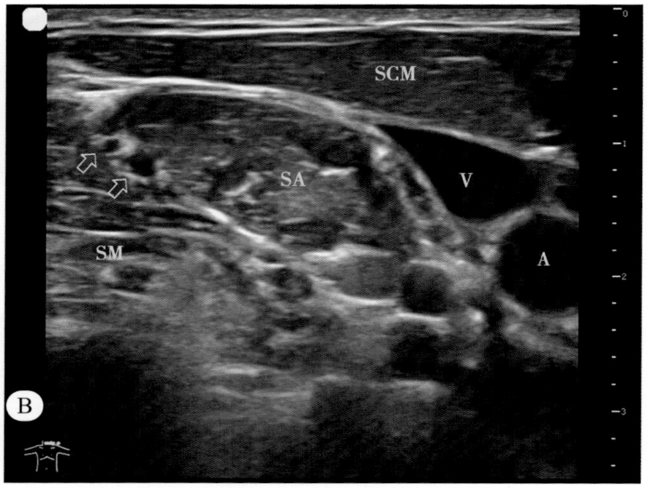

▲图 6-21　斜角肌超声探头放置及声像

A. 患者仰卧位，探头置于胸锁乳突肌与斜方肌之间、锁骨上窝上方

B. 声像：SCM. 胸锁乳突肌；A. 颈动脉；V. 颈静脉；⇧臂丛；SA. 前斜角肌；SM. 中斜角肌

七、注射剂量及注意事项

1. 注射剂量与位点。头夹肌 50～150U，肩胛提肌 25～100U，胸锁乳突肌 50～75U，斜方肌 50～100U，头半棘肌 50～150U，斜角肌群 15～50U，颈夹肌 20～60U，头最长肌 50～150U；较大肌肉，每块肌肉注射 2 个点，如胸锁乳突肌、斜方肌等；较小肌肉，每块肌肉注射 1 个点，如斜角肌、头夹肌、颈夹肌等。前 5 块肌肉为最常见注射靶肌，应根据斜颈的表现类型，选择目标肌肉。由于颈夹肌及头最长肌体积很少，且位置较深，临床上很少注射。

剂量选择应适当，因药物弥散或剂量过大，部分患者注射颈肌后可出现短暂可逆的吞咽障碍。

2. 针头长度 25～37mm。

3. 推荐使用肌电图或超声定位。由于颈夹肌、半棘肌、最长肌等，肌肉体积很小，界限不清，肌电图很难区别开，建议使用超声定位。斜方肌表浅，易于识别，可帮助确定其他肌肉的相对位置。

4. 注射斜方肌时进针太深可能进入肩胛提肌。

5. 注射肩胛提肌时，进针太浅或靠后，可能进入斜方肌。

6. 注射斜角肌、胸锁乳突肌时应特别注意避开血管神经束。进针靠后且过深，可能损伤臂丛，进针太靠下方且过深，可能损伤肺尖。

（窦祖林　温红梅）

第二节　偏侧面肌痉挛

一、典型异常表现

偏侧面肌痉挛是一侧面神经支配的肌肉不自主、阵发性、快速、不规律抽动，早期多表现为一侧眼轮匝肌的轻微抽动（下眼睑更多见），之后逐渐扩展到同侧额部、面颊、口角，严重者可累及同侧颈阔肌，从而颈部出现条索样颈纹，少数患者可出现同侧耳朵附近肌肉抽动，如累及镫骨肌可出现患侧耳部异常声音（和面肌痉挛节律一致的耳鸣）。

二、涉及肌肉及解剖

1. 眼轮匝肌　详见本章第三节眼睑痉挛（见图 6-36）。

2. 口轮匝肌（orbicularis oris）（图6-22）

［起止点］ 围绕在口裂周围数层不同方向的肌纤维，呈扁环形，可分为独立的上、下、左、右四个扇形部分。无明确的起止点。

［作用］ 闭唇，参与咀嚼、发音、面部表情。

［神经支配］ 面神经的颊支和下颌支。

3. 提口角肌（levator anguli oris）（图6-23）

［起点］ 上颌骨尖牙凹。

［止点］ 垂直下行止于口角上部皮肤。

［作用］ 上提口角与上唇。

［神经支配］ 面神经颊支。

4. 降口角肌（depressor anguli oris）（图6-24）

［起点］ 下颌尖牙和双尖牙根尖下骨面。

［止点］ 部分肌纤维止于口角的外下侧，部分止于皮肤，其后缘与颈阔肌肌纤维混合。

［作用］ 降口角与下唇。

［神经支配］ 面神经下颌支和下颌缘支。

5. 颧大肌（zygomaticus major）（图6-25）

［起点］ 颧骨的前面。

［止点］ 口角的皮肤和黏膜。

［作用］ 牵张口角向外上方。

［神经支配］ 面神经的颧支。

6. 颧小肌（zygomaticus minor）（图6-26）

［起点］ 颧骨外侧面的颧颌缝。

［止点］ 鼻唇沟下部附近皮肤。

［作用］ 提起上唇，上提口角加深鼻唇沟。

［神经支配］ 面神经的颧支和唇支。

7. 笑肌（risorius）（图 6-27）

［起点］ 腮腺咬肌筋膜和鼻唇沟附近皮肤。

［止点］ 肌束向内侧止于口角轴肌肉汇集点。

［作用］ 牵张口角向外侧，呈现微笑面容。

［神经支配］ 面神经的颊支。

8. 颏肌（mentalis）（图 6-28）

［起点］ 颏隆凸两侧，下颌骨的切牙窝。

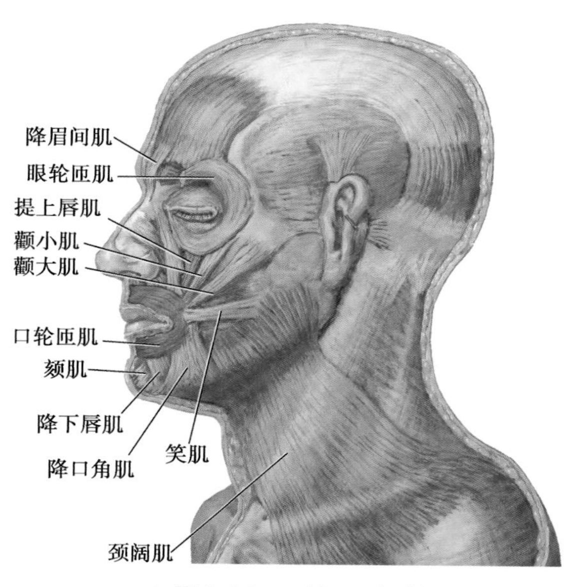

▲图 6-22　口轮匝肌解剖

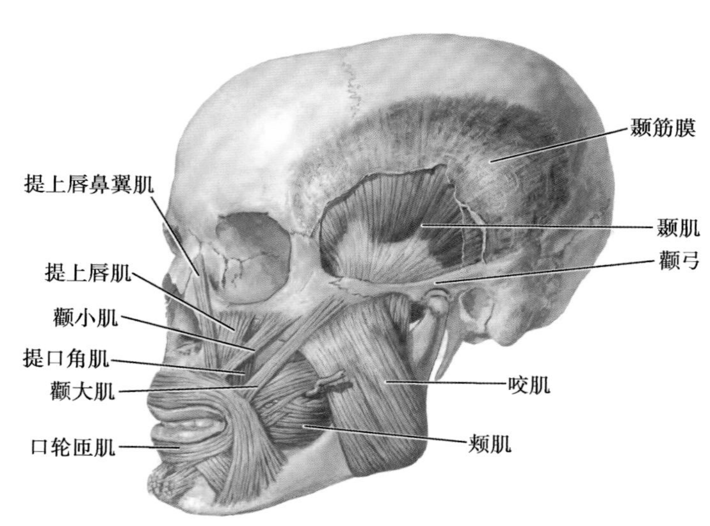

▲图 6-23　提口角肌解剖

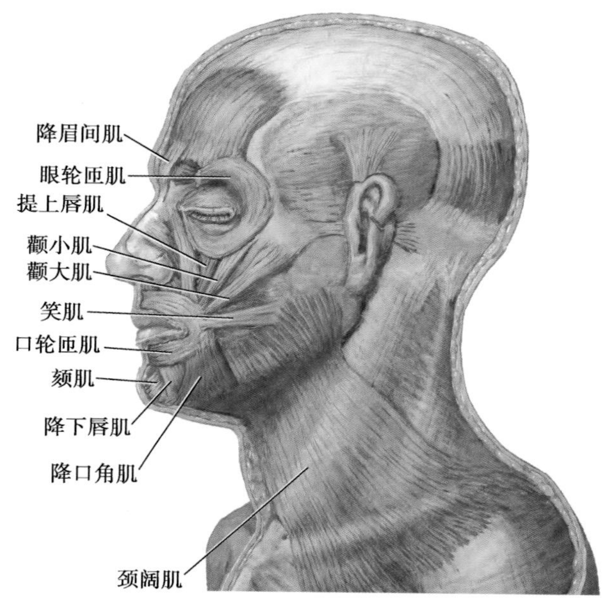

▲图 6-24　降口角肌解剖

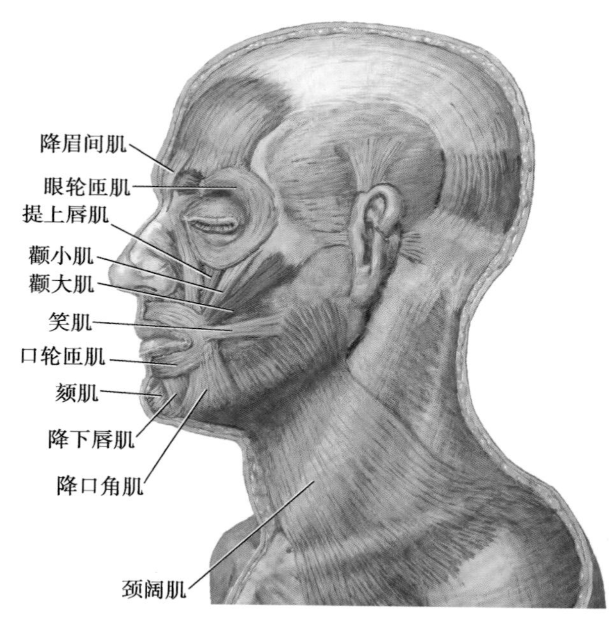

▲图 6-25　颧大肌解剖

［止点］ 颏部真皮。

［作用］ 上抬下唇，使颏部皮肤产生皱纹。

［神经支配］ 面神经下颌缘支。

9. 颈阔肌（platysma）（图 6-29）

［起点］ 胸大肌和三角肌表面的深筋膜。

［止点］ 口角、下颌骨下缘、腮腺咬肌筋膜。

［作用］ 牵张口角及下颌向下，并使颈部皮肤出现皱褶。

［神经支配］ 面神经颈支。

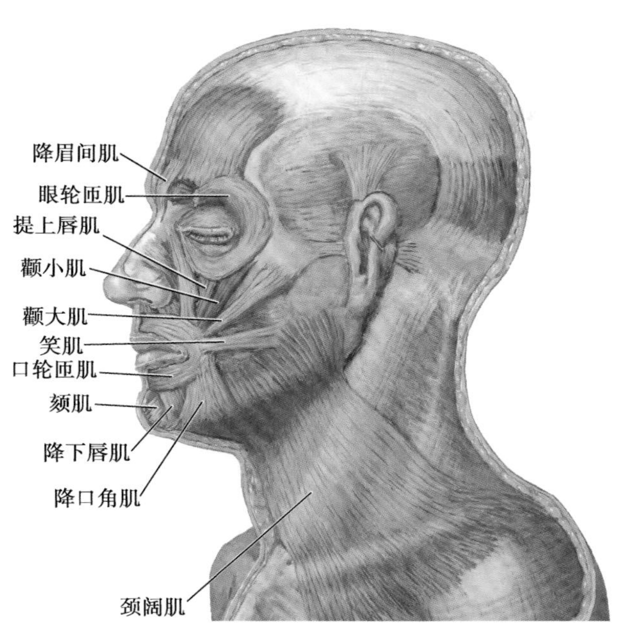

▲图 6-26　颧小肌解剖

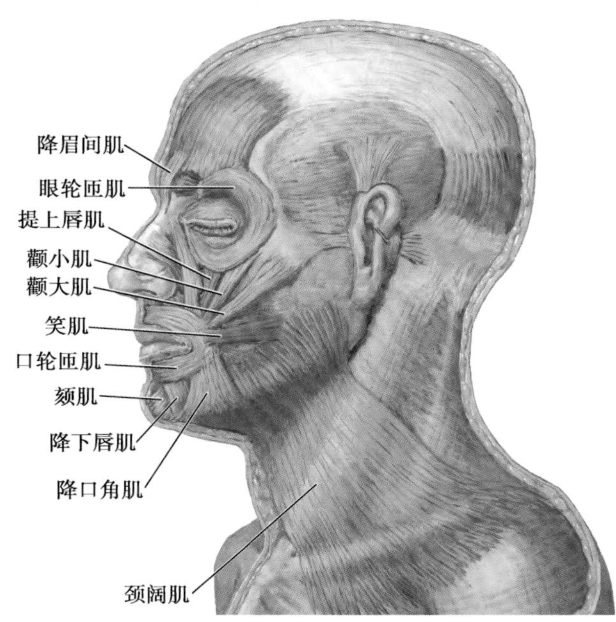

▲图 6-27　笑肌解剖

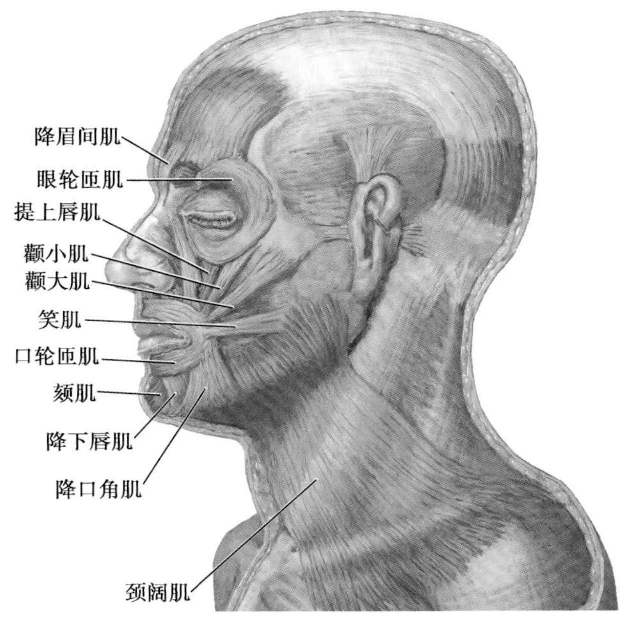

▲图 6-28　颏肌解剖

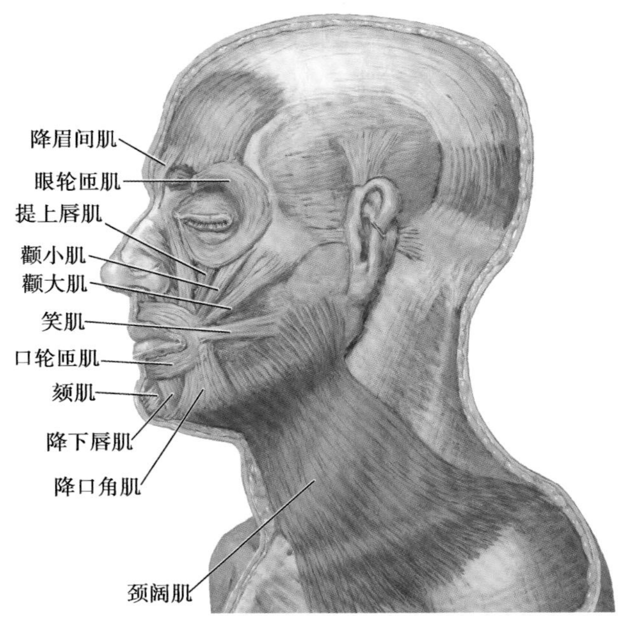

▲图 6-29　颈阔肌解剖

三、徒手定位注射

由于偏侧面肌痉挛、眼睑痉挛所累及的肌肉大多体积小、位置表浅，肉毒毒素的注射只需徒手注射即可，无须电刺激、肌电引导、超声引导等定位方法。

偏侧面肌痉挛通常首先需要处理眼轮匝肌，根据痉挛是否累及皱眉肌、降眉间肌、额肌、颧大肌、颧小肌、笑肌、口轮匝肌、颏肌、颈阔肌、镫骨肌等制订个体化方案。

1. 眼轮匝肌、皱眉肌、降眉间肌、额肌　详见本章第三节眼睑痉挛相关内容。

2. 口轮匝肌　按照图 6-30 标识的注射点，垂直进针，注射深度根据患者口轮匝肌的厚度而定，不宜过浅或过深。注射剂量 1.25～2.5U/ 点，健侧可注射患侧的 1/2～2/3 剂量，以免口角不对称。

3. **颧大肌** 按照图6-31标记的注射点，眼眶外侧缘至口角外侧连线中点（或者过外眦垂直线与过鼻底水平线的交点），位于颧小肌外侧，垂直进针，不宜过浅，注射剂量1.25～2.5U/点，对侧为患侧的1/2～2/3剂量。

4. **颧小肌** 在颧大肌内侧，眼裂外缘至口角连线中点（或者外眦与同侧口角连线与过鼻底水平线的交点），注射剂量1.25～2.5U/点，对侧为患侧的1/2～2/3剂量，见图6-31。通常颧大肌注射后效果满意，无须同时注射颧小肌。

5. **笑肌** 按照图6-32标记的注射点，嘴角水平外侧约1cm处，垂直进针，注意深度，注射剂量1.25～5U/点，对侧为患侧的1/2～2/3剂量。

6. **提口角肌** 在口角与瞳孔连线的外侧，上提口角时形成的皮肤皱褶线上，垂直进针。注射剂量为1.25～5U/点，对侧可减量注射，以免口角不对称。该肌肉不常注射（图6-33）。

7. **降口角肌** 位于口唇的下外方，颏肌的外侧，垂直进针，表浅。注射剂量为1.25～5U/点，对侧酌情减量注射，以免口角不对称，见图6-33，该肌肉不常注射。

8. **颏肌** 在颏隆凸两侧皮肤皱纹处垂直进针，左右对称，注射剂量1.25～5U/点（图6-34）。

9. **颈阔肌** 按照图6-35标记注射点，选取痉挛程度最明显处，提起条索样皮肌，分多点表浅注射，注射剂量2.5～5U/点。每条纵行条索肌肉分3～5点表浅注射，视频6-2。

视频6-2
偏侧性面肌痉挛BoNT/A注射技术

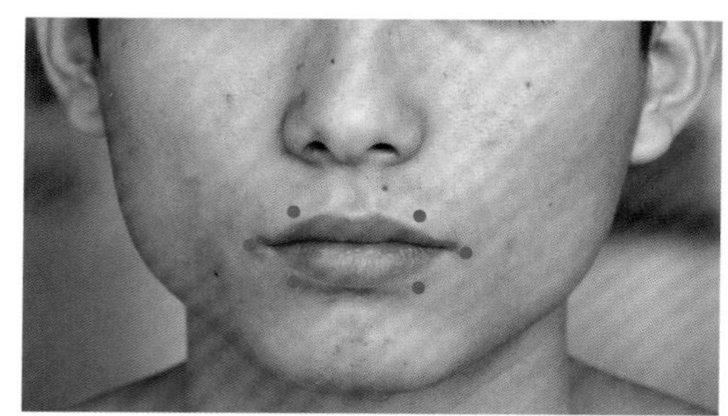

▲图6-30　口轮匝肌注射点

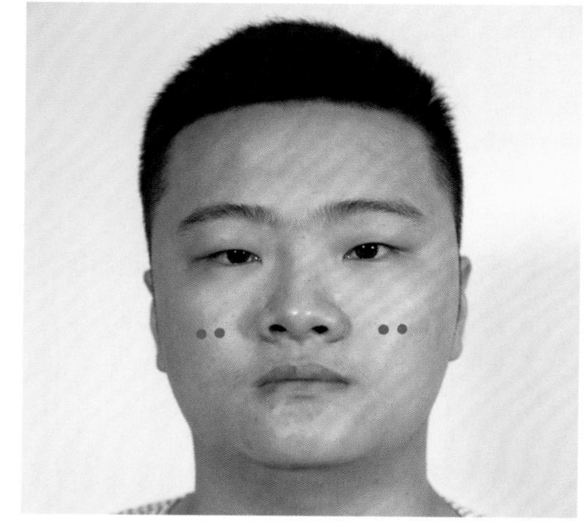

▲图6-31　颧大肌（外侧）和颧小肌（内侧）注射点

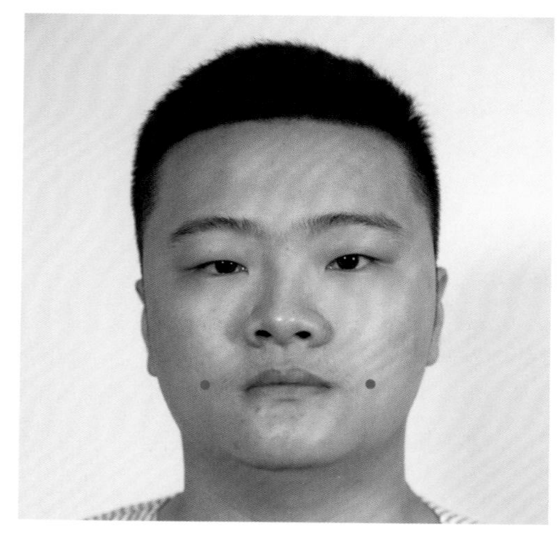

▲图6-32　笑肌注射点

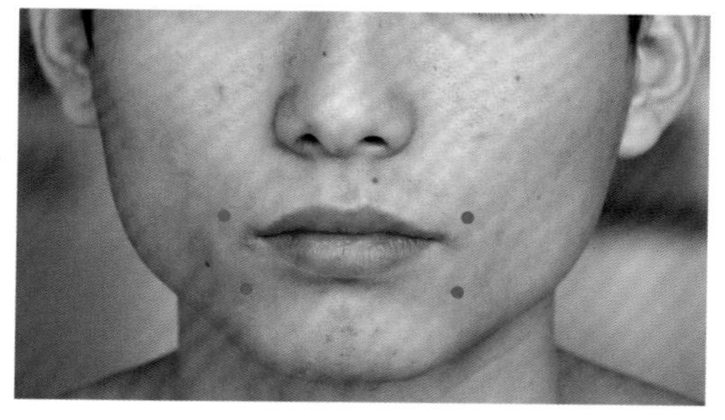

▲图6-33　提降口角肌注射点

四、注射剂量及注意事项

1. 选择细小针头，减轻疼痛和出血：27～30G针头。

2. 让病人取坐位以减少皮下出血或青肿，注

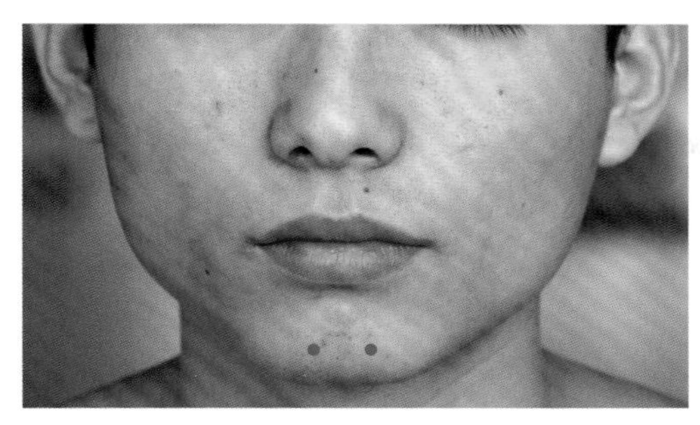

▲ 图 6-34　颏肌注射点

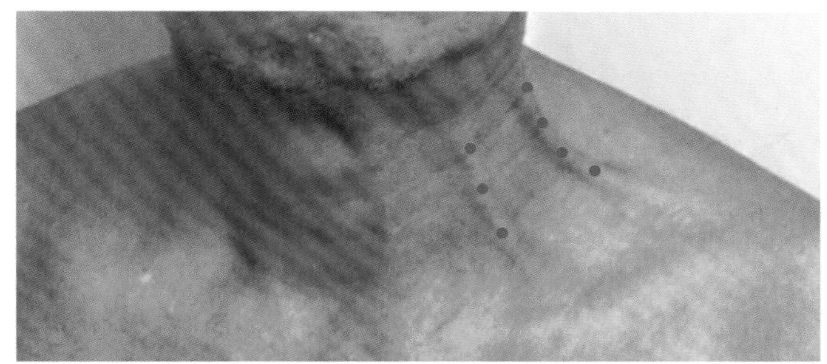

▲ 图 6-35　颈阔肌注射点

射前先回抽无血再注射，避免注射到浅表血管和骨膜，注射后即刻按压，避免注射部位出血、瘀斑。

3. 单侧注射可能导致两侧面部表情不对称，对侧可以酌情减量注射。对于下半部面肌痉挛不严重者，提上唇肌和口轮匝肌可先不注射，减少颧肌注射剂量等，以免出现口角不对称和唇形改变等。

4. 告知患者注射 3～7 天后起效，注射后局部不要热敷、搓揉。

5. 单次注射剂量一般 50～100U。

（张为西　刘妍梅）

第三节　眼 睑 痉 挛

一、典型异常表现

眼睑痉挛是以眼轮匝肌过度活动导致患者瞬目次数增多、阵发性睁眼困难、持续性不自主闭眼为特征的局灶性肌张力障碍。严重者双眼紧闭，不能正常睁眼视物和行走。

二、涉及肌肉及解剖

1. 眼轮匝肌（orbicularis oculi）（图6-36）

［起止点］ 围绕眼眶周围的椭圆形薄层扁平肌，分为眶部、睑部和泪腺部。

［作用］ 闭眼、扩大泪囊使泪液流通。

［神经支配］ 面神经的颞支和颧支。

2. 额肌（frontalis）（图 6-37）

［起止点］ 起自帽状腱膜，肌纤维向前下方止于额部皮肤，并与眼轮匝肌交错，深部筋膜止于眼眶上部。

［作用］ 牵张帽状腱膜，形成额部横纹，上提眉部和眼睑，协助睁眼。

［神经支配］ 面神经的颞支。

3. 降眉间肌（procerus）（图 6-38）

［起止点］ 额肌的延续，起自鼻根部，向上终止于眉间皮肤。

［作用］ 牵引眉间皮肤，参与皱眉及双眉集中动作，形成鼻根部横纹。

［神经支配］ 面神经颞支。

4. 皱眉肌（corrugator）（图 6-39）

［起止点］ 起自额骨鼻部，肌纤维斜向上外，终止于眉内侧皮肤。

［作用］ 收缩时眉间形成纵向皱纹，产生皱眉表情。

［神经支配］ 面神经颞支。

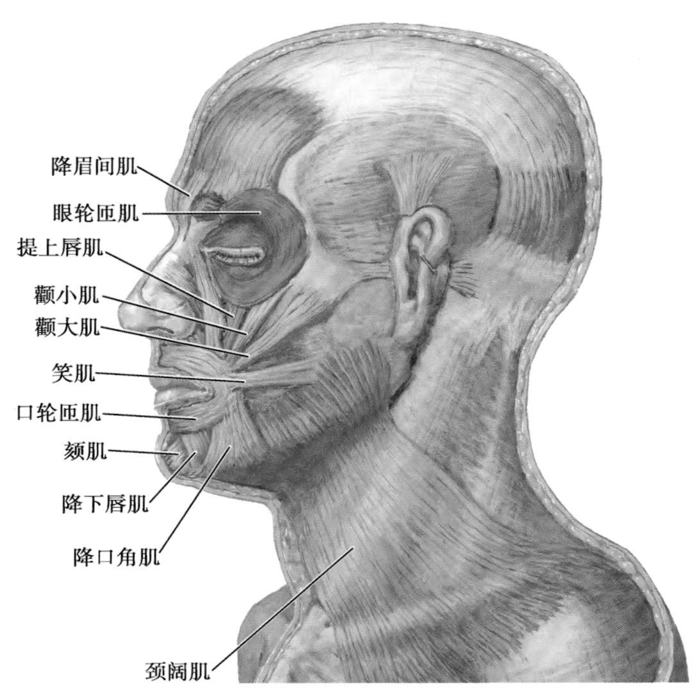

▲图 6-36　眼眼轮匝肌解剖

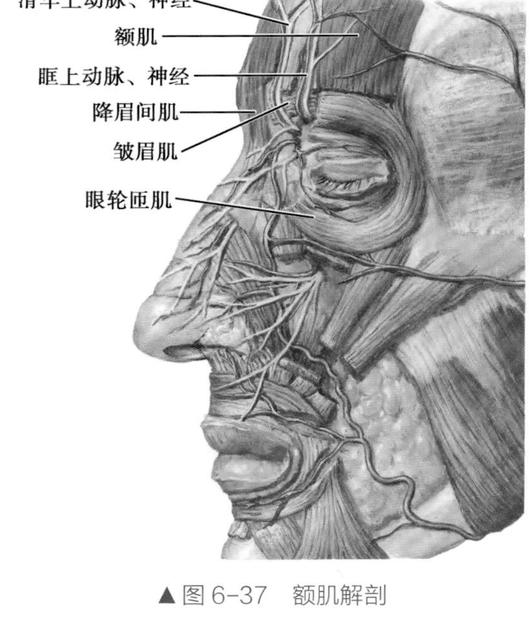

▲图 6-37　额肌解剖

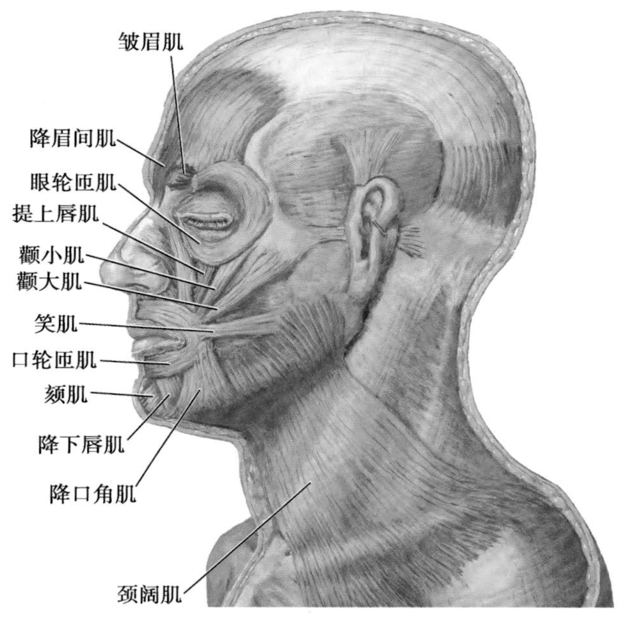

▲图 6-38　降眉间肌解剖

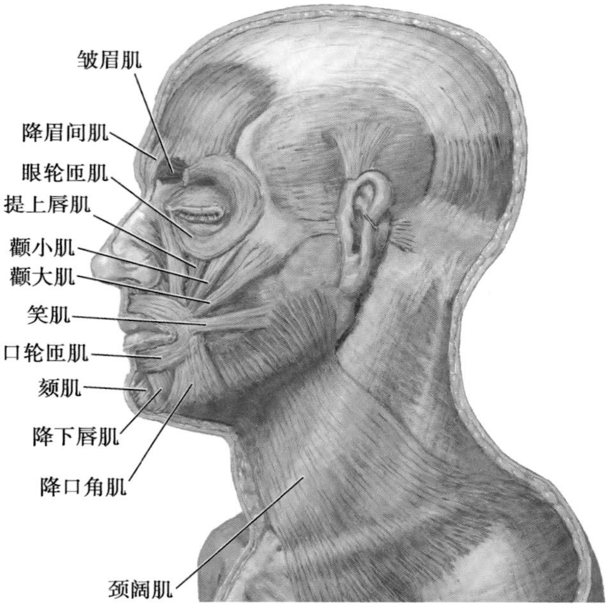

▲图 6-39　皱眉肌解剖

三、徒手定位注射

眼轮匝肌是眼睑痉挛患者最主要的受累肌肉，需重点处理（视频 6-3）。部分患者尚可累及额肌、皱眉肌和降眉间肌，可根据患者鼻根、眉间的皱纹情况，选择性增加注射位点并采用肌内注射的方式，同时注意注射位点的对称性。

1. 眼轮匝肌　单侧眼轮匝肌一般选择 5 个注射位点，即上下睑的外 1/3 距眼睑边缘 2～3mm 处，上睑的内 1/3 和下睑的内 1/2 距眼睑边缘 2～3mm 处，以及距外眦 5mm 处的颞侧皮下眼轮匝肌。以 15°～25° 的角度进针至皮下，缓慢注射，建议眼睑内侧注射时针头朝向鼻侧，眼睑外侧注射时针头朝向颞侧，每个位点注射 1.25～5U（多选择 2.5U/ 点）。这样不仅可以减少内眦附近的出血，而且也可减少流泪和复视的发生（图 6-40）。

2. 额肌　注射点应在眉毛上方 2cm 外，根据患者额部皱纹具体情况对称选择，注射部位位于额部横行皱纹隆起处肌肉内垂直注射，注射剂量为 2.5～5U/ 点（图 6-41）。

3. 皱眉肌　按照图 6-42 标识的注射点，垂直进针，注射剂量为 1.25～5U/ 点。严重者增加双侧眉弓处皱眉肌注射位点，1.25U/ 点。

4. 降眉间肌　按照图 6-43 标识的注射点，通常和皱眉肌同时注射，注射剂量为 1.25～5U/ 点。

视频 6-3
眼睑痉挛 BoNT/A 注射技术

四、注射剂量及注意事项

1. 注射针头选择、患者体位、起效时间以及注射后注意事项同偏侧面肌痉挛。

2. 上睑注射时，应避开上眼睑中部，尽量靠近两侧，且进针方向远离提上睑肌，注射后用棉签从内向外侧压迫，以防止上睑下垂。

3. 下睑内侧注射时，避免注射过深导致药物弥散到下斜肌，以防止复视发生。

4. 降眉间肌注射应注射到皮肤皱纹之间的隆起中，非皱纹处。

5. 前额外侧尽量小剂量注射，并注意影响眉形。

6. 建议初始剂量为 1.25～2.5U/ 点，根据痉挛程度可以适当增加剂量。首次注射总量不宜超过 50U。

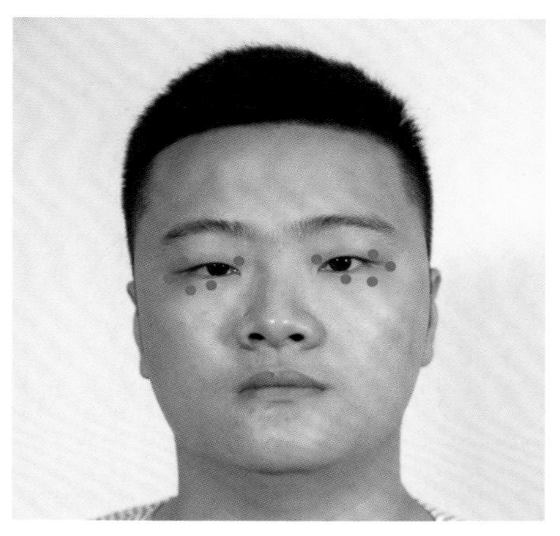

▲图 6-40　眼轮匝肌注射点

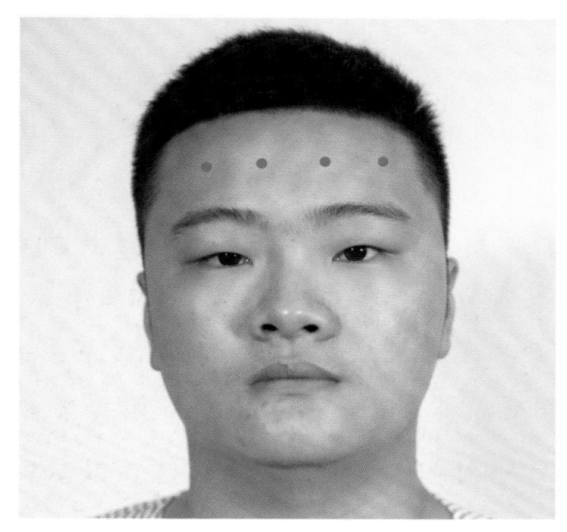

▲图 6-41　额肌注射点

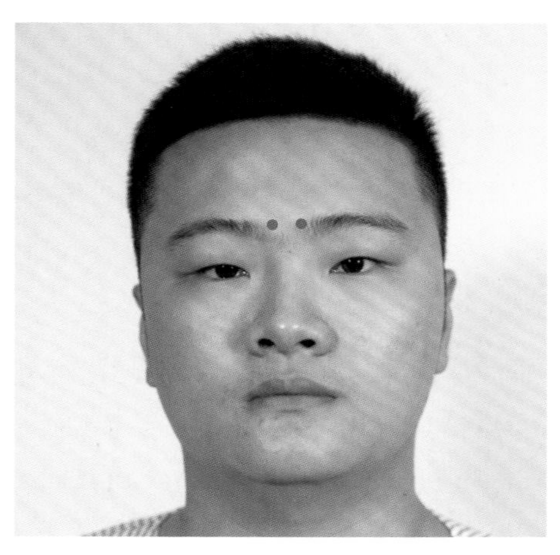

▲图 6-42　皱眉肌注射点

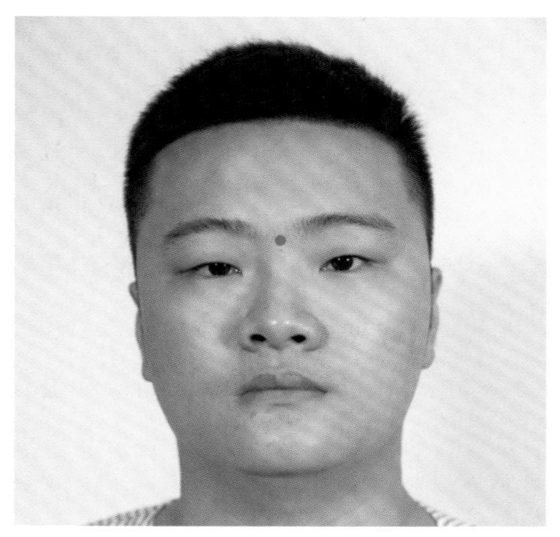

▲图 6-43　降眉间肌注射点

（张为西　刘妍梅）

第 7 章　运动障碍定位注射技术

第一节　喉肌张力障碍注射技术

一、典型临床表现

喉肌张力障碍（laryngeal dystonia，LD）是一种局灶性肌张力障碍，也常被称为痉挛性发声困难。其病因尚不明确，多认为以神经因素为主，患病率为 1/100 000～6/100 000，女性好发，男女发病率比为 1∶4。LD 分为内收型（adductor laryngeal dystonia，ADLD）、外展型（abductor laryngeal dystonia，ABLD）、混合型、歌者型（singer's laryngeal dystonia，SLD）以及呼吸内收型（adductor respiratory laryngeal dystonia，ARLD）等形式，以 ADLD 最常见，占 80% 以上。ADLD 表现为以甲杓肌为主的声带内收肌痉挛（视频 7–1），可导致声带不自主内缩，发声气流受阻，出现紧张性断音，以发连续元音或浊辅音（如汉语普通话声母 m，n，l，r）后接元音症状较重；ABLD 少见，占 10%～15%，表现为以喉内唯一的声带外展肌环杓后肌痉挛，可导致声带在内收时出现不自主外展（视频 7–2），使过多气流逸出，可产生气息音或耳语样声音，以发清辅音（如汉语普通话声母 p，t，k）或喉清擦音 /h/ 后接元音语料时较重；混合型不足 5%，兼有 ADLD 和 ABLD 的特征；SLD 通常影响专业歌手，使之在演唱过程中选择性地出现 ADLD 或 ABLD 的特征；ARLD 在吸气时喉内收肌痉挛，导致喉喘鸣、呼吸困难。

视频 7–1
频闪喉镜示 ADLD，发声时声带不自主内收

视频 7–2
频闪喉镜示 ABLD，声带内收时不自主外展

二、涉及肌肉及解剖

1. 甲杓肌（thyroarytenoid muscle，TA）（图 7–1）

［起止点］ 起自甲状软骨的内侧面，分为内侧部（声带肌）和外侧部（肌层），止于杓状软骨的外侧基底部（包括声带突和肌突）。

［作用］ 使声带内收、降低、缩短、增厚以及声带边缘变圆钝，使声带被覆层和过渡层结构变松弛，体层结构韧性增加。

［神经支配］ 喉返神经内收支（recurrent laryngeal nerve，RLN）。

2. 环杓后肌（posterior cricoarytenoid muscle，PCA）（图 7–2）

［起止点］ 起自环状软骨板后外侧，止于杓状软骨肌突的后侧，形成覆盖肌突头端的短肌腱。

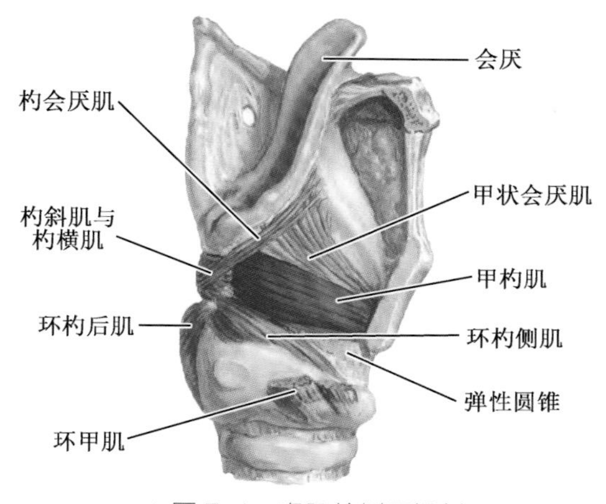

▲图 7-1　喉肌外侧面解剖

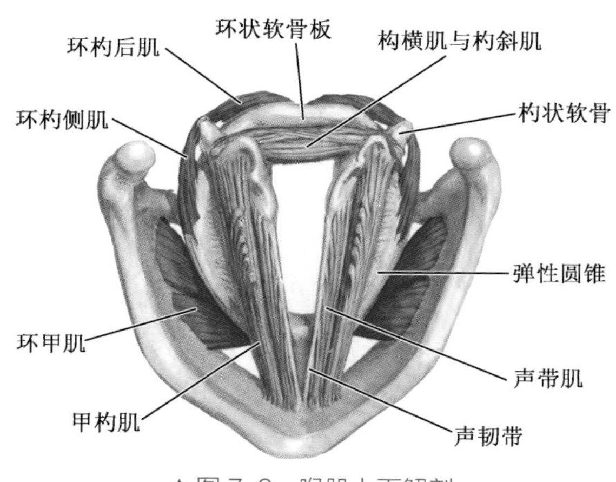

▲图 7-2　喉肌上面解剖

［作用］ 使声带外展、提升、拉长、变薄以及使声带边缘变圆，使声带各层次韧性增加。

［神经支配］ RLN 外展支。

3. 环杓侧肌（lateral cricoarytenoid muscle，LCA）（见图 7-2）

［起止点］ 起自环状软骨上界外侧，止于杓状软骨肌突的前外侧面。

［作用］ 使声带内收、降低、拉长、变薄以及使各层韧性增加，使声带边缘变得尖锐。

［神经支配］ RLN 内收支。

4. 环甲肌（cricothyroid muscle，CT）（图 7-2）

［起止点］ 起自环状软骨弓的前部和外侧部，分为两个肌腹，斜腹止于甲状软骨板的后半部分和甲状软骨下角的前部；垂直腹止于甲状软骨板前面下缘。

［作用］ 牵拉声带至旁正中位，使声带降低、伸展、拉长以及变薄，使声带边缘变锐利，拉长声门裂。

［神经支配］ 喉上神经（superior laryngeal nerve，SLN）外侧支。

三、定位注射方法

1. 定位方法　喉肌张力障碍通常有两种定位注射方法：① 纤维鼻咽喉镜引导下直接或经皮注射，② 喉肌电图引导下经皮注射。前者往往因浪费较多的肉毒毒素药物，需要更高的治疗剂量，同时精准度欠佳，故已很少开展。目前常用喉肌电图引导下经皮注射治疗，操作容易，风险较低，可在门诊完成；绝对禁忌证较少（凝血功能障碍为相对禁忌证）；且可同时评估喉内肌肌电活动，帮助精准判别痉挛的喉内肌，有助于 LD 的分型和肉毒毒素注射肌肉的选择，大部分受累喉肌的动作电位可表现出高波幅、非规律性的特点；同时能监测肉毒毒素的疗效，指导下次注射。

2. 注射前准备

(1) 嗓音功能评估：治疗前应尽可能完善嗓音功能评估，含动态喉镜、空气动力学检查及声学主客观评估。值得注意的是，在声学评估时让 LD 患者朗诵特定语料的同时评估非言语发声（如笑、咳嗽、打哈欠等），对 LD 的类型有初步合理的判断。初次行肉毒毒素治疗者还须完善喉肌电图检查，明确是否存在异常肌电信号。

(2) 体位：患者一般取头后仰过伸位，使喉部更贴近体表，充分暴露甲状软骨角、环甲膜等解剖标志。可通过环甲间隙向气管腔注入少量 1% 利多卡因以麻醉气道，减少咳嗽或呕吐反应（图 7-3，视频 7-3）。

视频 7-3
经环甲膜穿刺肌电引导下喉内肌注射技术

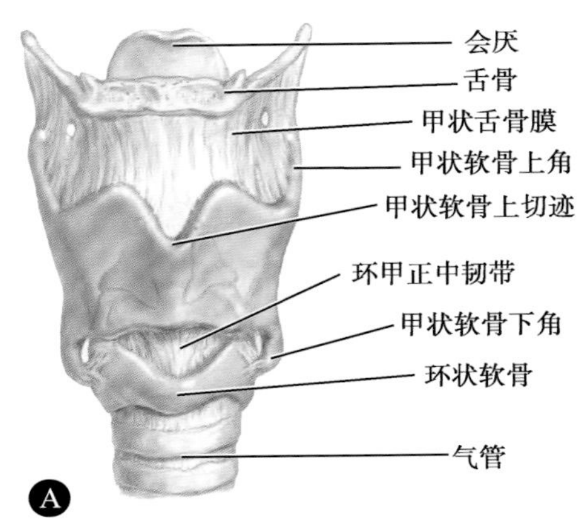

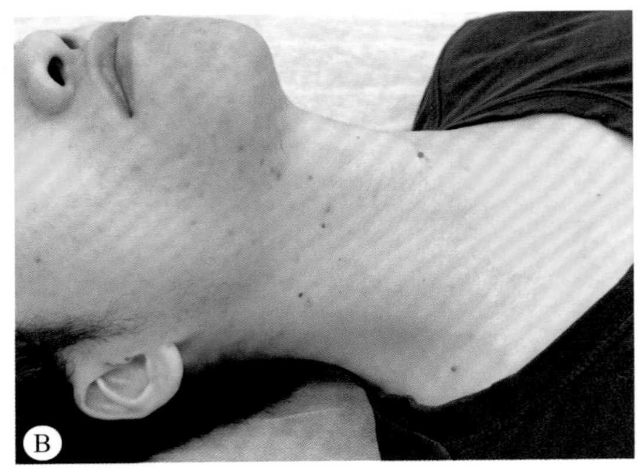

▲图 7-3　环甲膜穿刺

A. 环甲膜解剖位置（即图中环甲正中韧带）；B. 环甲膜穿刺注射点（即颈正中线甲状软骨下缘与环状软骨弓上缘之间）

(3) 设备：国产肌电引导电刺激仪，可选用 25 号绝缘特氟龙或塑料涂层的单极电极针注射，长度 25mm。

3. 注射操作方法

(1) ADLD 注射肌肉及定位：注射肌肉以 TA 为主或 TA-LCA 复合体，有时也需要 IA 注射。

① TA 定位方法：在环甲膜中线旁开 0.5cm 位置插入针电极，向上 30°～45° 进针，深度 1～2cm，该方法无须进入气道（见图 7-1）；或者在环甲膜中线旁开 5mm 位置插入针电极（见图 7-2），进入气道后，可感受到突破感且肌电图上可闻及特殊的吹风样呼呼声，斜向后上外 30°～45°，深度 1～2cm，可一次进针依次注射双侧声带，此时嘱患者发音 /i：/，当观察到肌电活动急剧增加表示针电极位于 TA 中（视频 7-4）。

视频 7-4
右侧甲杓肌肌电引导定位注射技术

② LCA 定位方法：与上述相似，但须注意其位置略低于 TA，且更靠近喉的侧后方，故须将针头倾斜到更靠后外侧。TA 和 LCA 因触发模式不同而肌电活动特征不同，故当患者发音 /i：/ 时，如电极置于 TA 中，整个发声期间肌电水平相对稳定，如电极置于 LCA 中，LCA 带动声带突向中线靠近，肌电活动会大幅增加，维持声带在内收位置则肌电活动迅速降低至较低水平，该方法常用于鉴别电极位置。

③ 注射剂量：多以双侧 TA 小剂量起始，一侧初始剂量范围为 0.25～5U，最常使用的初始剂量为每侧 1.25U，一般不超过 2U。职业用嗓人员或部分注射 TA-LCA 复合体后因严重的声门闭合不全出现显著气息音，下次注射可改为双侧室带黏膜下注射（可经纤维鼻咽喉镜引导），每侧平均剂量为 7.5U，以减少注射 TA-LCA 复合体后出现的发声相关不良反应。部分 ADLD 可有 IA 受累，故对于 TA/LCA 注射肉毒毒素疗效欠佳者，可在 IA 额外注射肉毒毒素以控制症状，通常平均为 2U。

(2) ABLD 注射肌肉和定位：注射肌肉以 PCA 为主，部分患者需要在 CT 注射。

① PCA 定位方法：由于 PCA 位于喉后部，故注射难度较高，常用以下两种穿刺方法。一种可通过拇指和示指旋转喉部，使针电极贴着甲状软骨板下半部后方进针，当触及环状软骨背板可感受阻力，此时在原方向稍退针；另一种使针电极通过环甲膜、气道、环状软骨后板到达 PCA，但该方法仅适用于喉软骨钙化不明显者。嘱患者用鼻腔深吸气，可观察到肌电活动增加，而吞咽、发 /i：/ 音时肌电活动减弱，表示针电极位于 PCA 中（视频 7-5）。

视频 7-5
右侧环杓后肌肌电引导定位注射技术

② 环甲肌定位方法：部分需要在环甲肌注射者，可在环甲膜中线旁开约 0.5cm 处插入针电极，向侧方 30°～45° 进针，深度约 1cm，嘱患者发由低到高的 /i：/ 音，可观察到肌电活动增加表示针电极位于环甲肌中。

③ 剂量：常选择喉镜下体征较严重侧或肌电信号活跃侧 PCA 行单侧注射，剂量范围为 3.75～10U，最常使用的初始剂量为 5U，此后可于 2 周后行喉镜下评估，如喉部痉挛仍存在，则可在对侧 PCA 小剂量注射（如 0.5U），也有学者每隔 1 周以每次 5U 做补充注射，最高总剂量为 25U，但必须非常谨慎，避免双侧大剂量注射导致双侧声带麻痹，引起呼吸困难。此外，部分 ABLD 可有环甲肌受累，故对于向 PCA 肉毒毒素注射但仍有持续嗓音症状者，或因颈部组织较厚 PCA 定位困难情况下，可考虑双侧 CT 引导下肉毒毒素注射，剂量为每侧 3.75～5U。

(3) 其他型喉肌张力障碍注射肌肉和定位

① 混合型：单侧 PCA 联合 TA 同时注射，PCA 的初始剂量为 3.75U/0.15ml，TA 的初始计量为 1.0U/0.1ml，肉毒毒素注射后，如存在声带持续内收过度，可在对侧 TA 追加注射，如存在对侧外展肌功能亢进，则提示可追加注射该侧 PCA。

② ARLD 型：双侧 TA 注射，每侧 0.625～3.75U，建议注射后配合呼吸训练。

③ SLD 型：SLD 患者对肉毒毒素更敏感，剂量较大时出现音量变小、颤音减少以及音域变窄，故提倡双侧 TA 小剂量注射，每侧 0.25～0.5U。

四、注射剂量及注意事项

BoNT/A 注射是首选的治疗方法。稀释浓度多采用每毫升 25U、12.5U 或 10U，稀释浓度依据注射量进行选择，确保单侧注射总量不超过 0.1ml，以尽可能减少体积扩散影响非注射肌肉。

关于注射总剂量，不同文献报道差异较大，尚无统一定论，为目前探索的重点。通常首次注射总量不超过 10U，平均起效时间 2.4 天，一般维持 3～4 个月，此后须再次注射，剂量根据严重程度与上次注射效果而定，有文献报道最大剂量单侧 7.5～25U，双侧 1～5U 不等。

注意事项如下。

1. 在喉肌电图操作中，告知患者尽量避免未经指示咳嗽、吞咽或发声，避免针电极偏移错位。

2. 肉毒毒素的作用强度、效果及短期不良反应与注射剂量及个体敏感度有关，故肉毒毒素注射策略具有个体性，须指导患者在注射后详细记录症状改善及不良反应的情况，作为调整下一次注射剂量的依据。

3. 嗓音训练可用于肉毒毒素注射的辅助治疗，特别是对于喉镜下呈代偿性声门上亢进或者合并肌紧张性发声困难的患者，有益于增益疗效并可能延长肉毒毒素注射的间隔时间。

4. 要注意为每位行喉肌电图检查的患者接地线，减少因电容耦合电流泄漏导致的心室颤动。

五、注射效果及不良反应

通常患者发声痉挛在注射后 24～48 小时可改善，见视频 7–6，视频 7–7，音频 7–1，音频 7–2；但有些患者在 1～2 周，可出现发声、呼吸、吞咽方面的不良反应，如气息声、声嘶、发声困难、饮水呛咳或者呼吸不畅等，此时神经末梢在 BoNT/A 作用下乙酰胆碱释放减少，新的神经末梢生长，产生少量的突触活动；在 2～4 周，BoNT/A 的作用逐渐趋于稳定，此时建议再次完善喉镜评估疗效，如此时喉镜下痉挛体征仍然存在、提示注射剂量不足，可再次补充注射，如 ADLD 可在双侧 TA 各补充 0.6～0.8U。如 ABLD 可在对侧 PCA 补充 0.625～2.5U；在 3～6 个月时，BoNT/A 的作用逐渐消失，症状也相应恢复。在 LD 患者中，BoNT/A 注射可使嗓音障碍指数（VHI）评分降低约 9.6%；90% 的 ADLD 患者经 BoNT/A 注射后症状得到缓解；但对于 ABLD 治疗效果有限，混合型 LD 疗效欠佳。故提高 LD 的 BoNT/A 治疗效果对于嗓音医生仍是巨大挑战。

视频 7-6
甲杓肌肉毒毒素注射前喉镜检查

音频 7-1
甲杓肌肉毒毒素注射前的语料阅读

视频 7-7
甲杓肌肉毒毒素注射后喉镜检查

音频 7-2
甲杓肌肉毒毒素注射后的语料阅读

（刘昀逸　庄佩耘）

第二节　躯干肌张力障碍

一、典型临床表现

躯干肌张力障碍主要见于帕金森病、帕金森综合征以及其他轴性肌张力障碍患者，临床主要表现为异常姿势，主要包括躯干前屈、比萨综合征、脊柱侧弯等（图 7-4）。躯干前屈为胸腰椎在站立和行走时矢状面严重屈曲（通常＞45°），在卧位时可消失，是帕金森病中晚期最常见的躯干肌张力障碍；比萨综合征其特征是胸腰椎明显的屈曲和向后轴向旋转，导致躯干强直并向一侧倾斜，大多数有比萨综合征的帕金森病患者身体通常向受影响较小的一侧倾斜；脊柱侧弯导致的躯干侧屈是一种固定的畸形，不能通过自主或被动运动来缓解。这些异常姿势可加重患者的步态问题，增加患者的跌倒次数，背部疼痛也严重影响患者的日常生活质量。

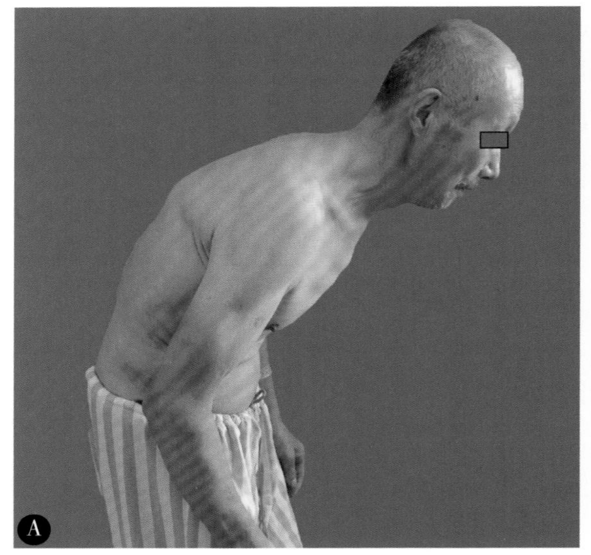

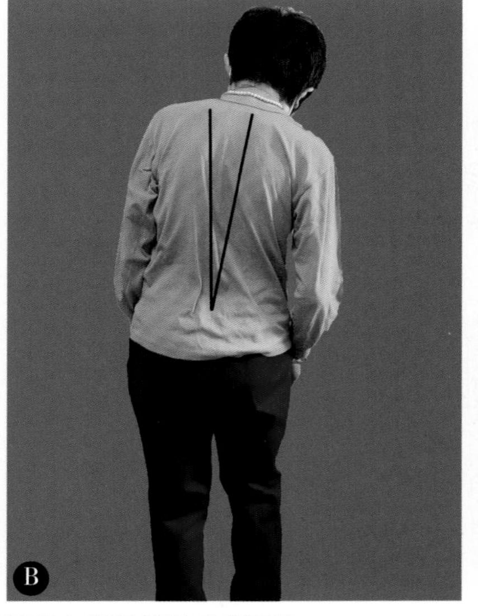

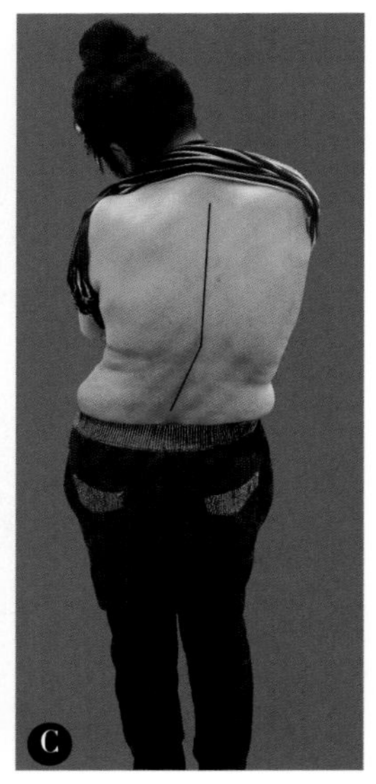

▲图 7-4　躯干肌张力障碍常见异常姿势
A. 躯干前倾；B. 比萨综合征；C. 脊柱侧弯

二、涉及肌肉及解剖

躯干前屈主要涉及的肌肉有腹直肌、髂腰肌和腹外斜肌；比萨综合征和脊柱侧弯主要累及脊柱屈曲侧 L_2～L_5 水平棘旁肌。

1. **腹直肌**（rectus abdominis）（图 7-5）

［起点］ 耻骨嵴和耻骨结节，耻骨联合前方。

［止点］ 耻骨、第 5、6、7 肋软骨、剑突。

［作用］ 脊柱屈曲，腹壁紧张，压缩腹腔内脏。

［神经支配］ 脊神经前支 $T_{7\sim12}$。

2. **腹外斜肌**（obliquus externus abdominis）（图 7-6）

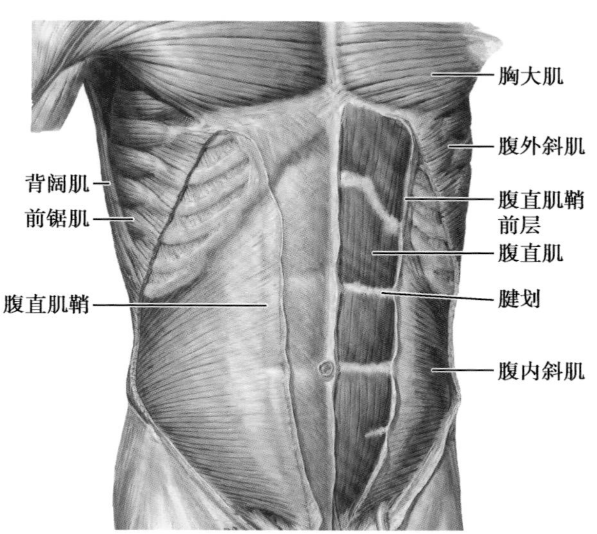

▲图 7-5 腹直肌解剖

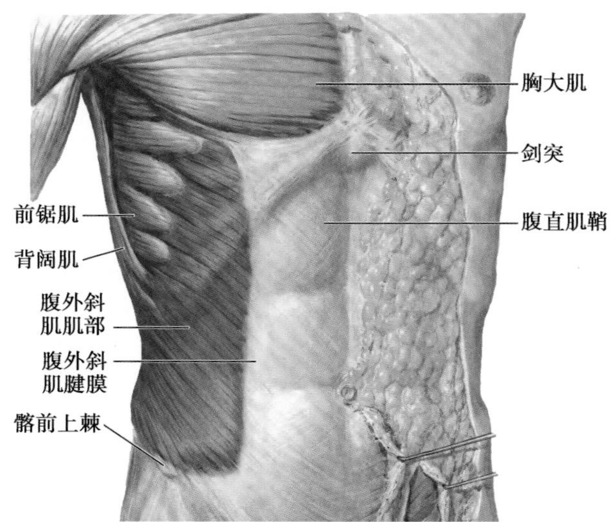

▲图 7-6 腹外斜肌解剖

［起点］ 胸骨、第 5～12 肋骨的外面和下缘。

［止点］ 耻骨、腹白线。

［作用］ 双侧：压缩腹部和弯曲脊柱；单侧：弯曲躯干至同侧，旋转躯干至对侧。

［神经支配］ 下肋间神经、髂下腹神经和髂腹股沟神经。

3. **棘旁肌（腰段）**（图 7-7）

(1) 胸最长肌（musculus longissimus thoracis）（图 7-7A）。

［起点］ 髂嵴和竖棘突外侧区。

［止点］ 第 6～7 肋角的下缘。

［作用］ 脊柱的伸展和侧屈。

［神经支配］ 相应节段的脊神经后支。

(2) 多裂肌（musculus multifidus）（图 7-7B）

［起点］ 骶骨、髂后上棘、腰椎乳状突。

［止点］ 起点上第 2～4 椎骨棘突。

［作用］ 脊柱的伸展和侧屈。

［神经支配］ 相应节段的脊神经后支。

4. **髂腰肌**（iliopsoas） 见第 5 章第二节髋屈曲涉及的肌肉及解剖（见图 5-14）。

三、徒手定位注射

1. **腹直肌**

［体位］ 仰卧。

［注射点］ 肚脐水平旁开 2 横指宽处（图 7-8）。

2. **腹外斜肌**

［体位］ 仰卧。

［注射点］ 髂前上棘上方 5～10cm 处，腋前线上（图 7-9）。

3. **棘旁肌（腰段）**

［体位］ 俯卧。

［注射点］ 腰椎棘突水平外侧 2～3cm 处（图 7-10）。

四、肌电引导定位注射

采用特氟龙涂层注射针头定位和注射，按照上述体表标记定位法进针。将特氟龙涂层注射针与电刺激器的记录电极相连，从标记的定

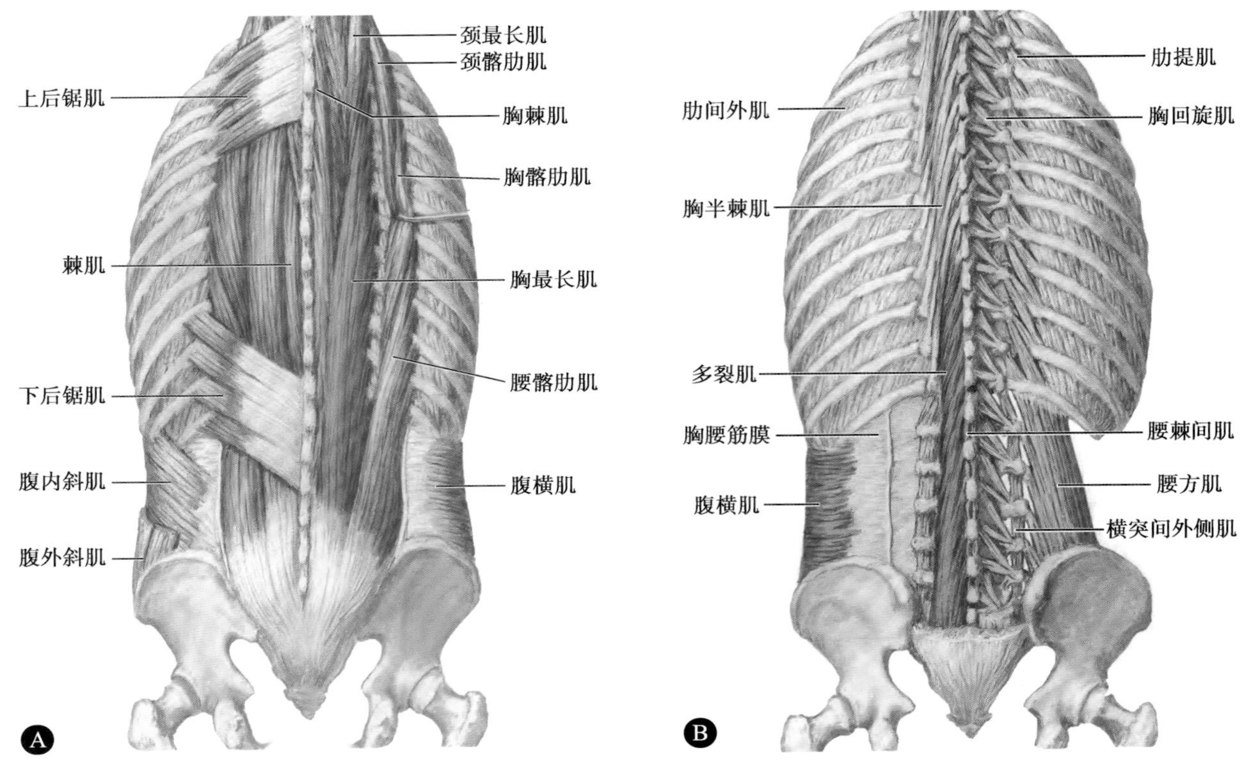

▲图 7-7　棘旁肌解剖
A. 胸最长肌；B. 多裂肌

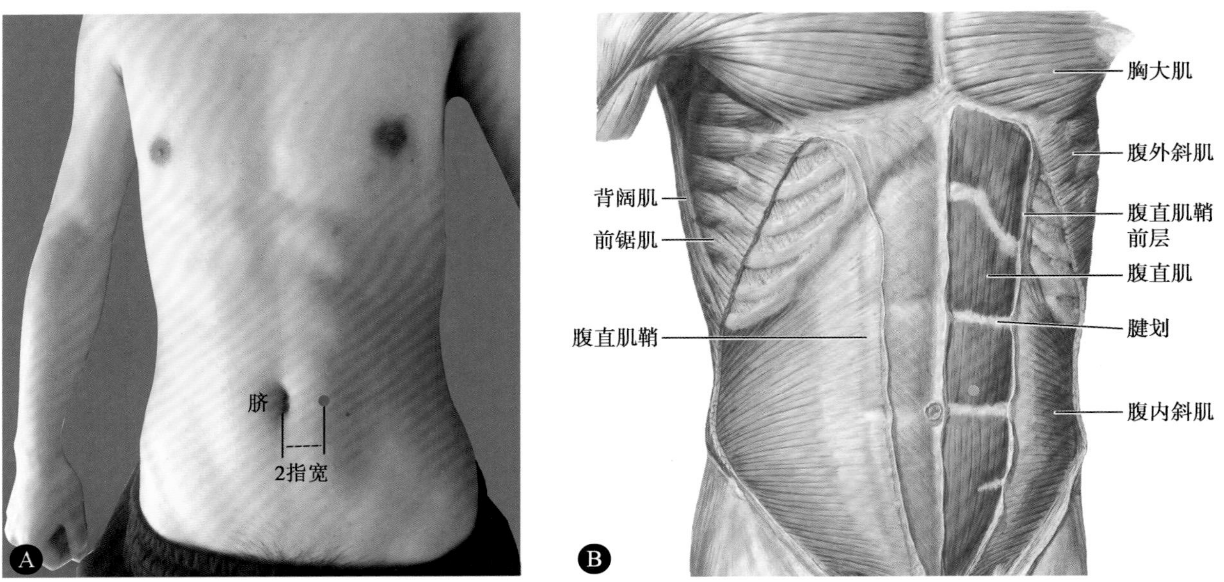

▲图 7-8　腹直肌注射点
A. 体表定位；B. 解剖定位

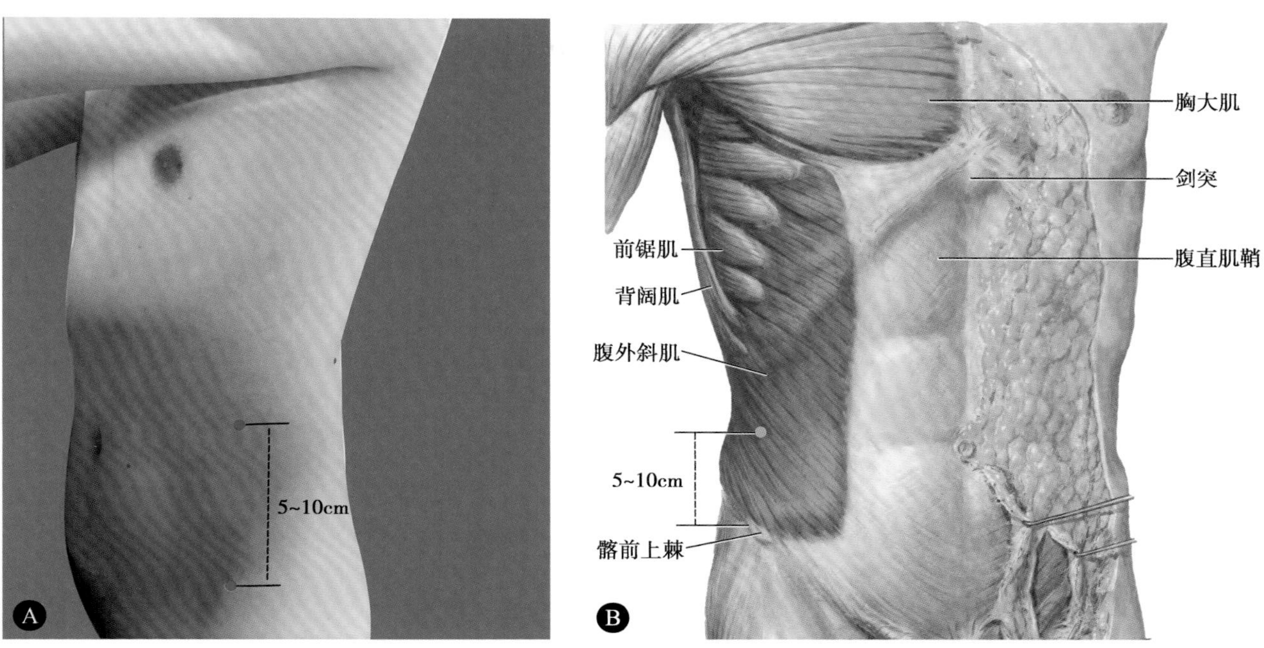

▲图 7-9　腹外斜肌注射点
A. 体表定位；B. 解剖定位

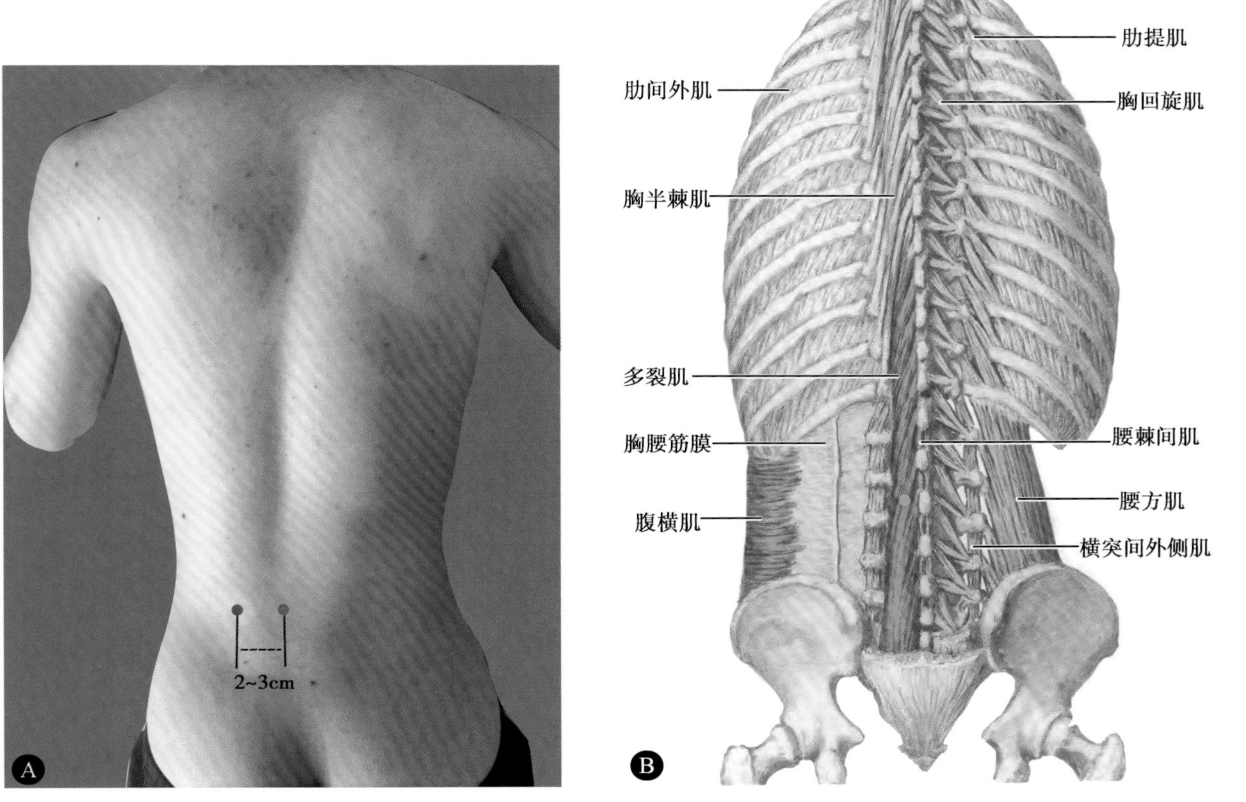

▲图 7-10　棘旁肌注射点
A. 体表定位；B. 解剖定位

位点刺入肌层，打开肌电引导仪电源，在静息状态下或主动运动时观察靶肌肉动作电位发放的波幅和频率，听到“嗒嗒嗒”声，波幅越高、频率越快提示痉挛程度越严重。调节针头方向与深度，接上注射器，在合适的靶点下注射药物。

五、超声引导定位注射

1. 解剖横截面（图 7-11）

2. 超声引导定位注射步骤

(1) 腹直肌：患者取仰卧位，置超声探头于腹白线与半月线之间，脐水平处，探头方向与躯干长轴垂直。超声影像中第一层肌肉即为腹直肌，其下为腹腔，较易识别。嘱患者主动前屈躯干，可见靶肌肉收缩影像，在超声引导下穿刺进针到达靶肌肉，注射药物（图 7-12）。

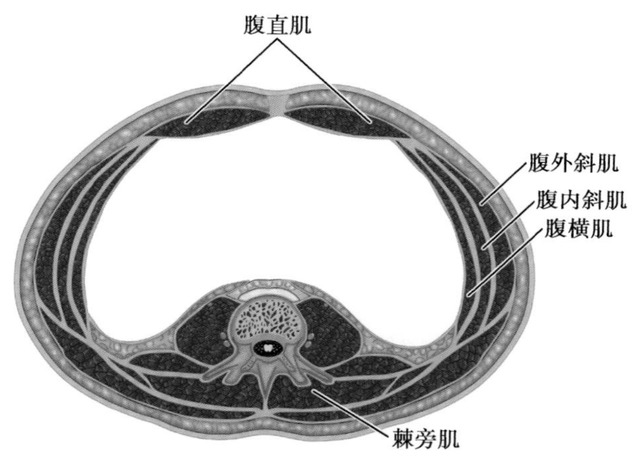

▲图 7-11　躯干腰段解剖横截面

(2) 腹外斜肌：超声探头置于髂前上棘上方 5～10cm 处，腋前线上，探头方向与躯干长轴垂直。超声下第一层肌肉即为腹外斜肌，下方为腹内斜肌。嘱患者主动前屈躯干，可见靶肌肉收缩影像，在超声引导下穿刺进针到达靶肌肉，注射药物（图 7-13）。

(3) 棘旁肌：患者俯卧位，置超声探头于腰段棘突稍外侧，探头方向与躯干长轴垂直。超声下可见棘旁肌影像，由浅层的胸最长肌和深层的多裂肌组成，横截面积较大。嘱患者主动伸展腰椎，可见靶肌肉收缩影像，在超声引导下穿刺进针到达靶肌肉，注射药物（图 7-14）。

六、注射剂量及注意事项

1. 注射剂量及注射位点：腹直肌 60～150U，2～6 个位点；腹外斜肌 50～150U，2～4 个位点；棘旁肌 100～150U，4 个位点；髂腰肌 60～200U，2～4 个位点。

2. 针头长度：40～75mm。

3. 腹直肌注射时，注意避开在腹直肌之间的横腱束，其下即为腹腔，注意针头进入的深度。

4. 注射腹外斜肌时，若进针太深，易误入腹内斜肌或腹横肌，甚至腹腔。

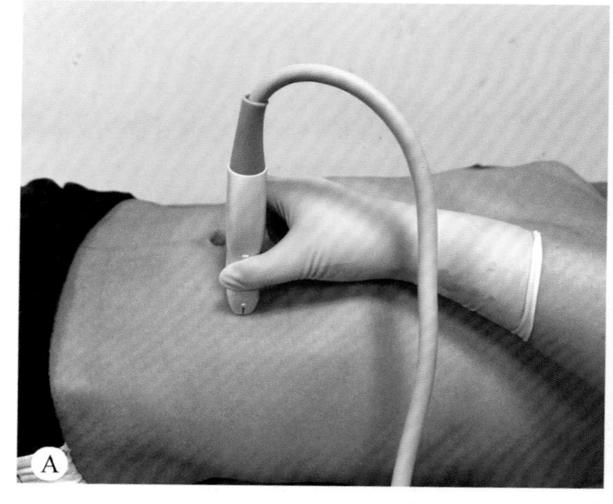

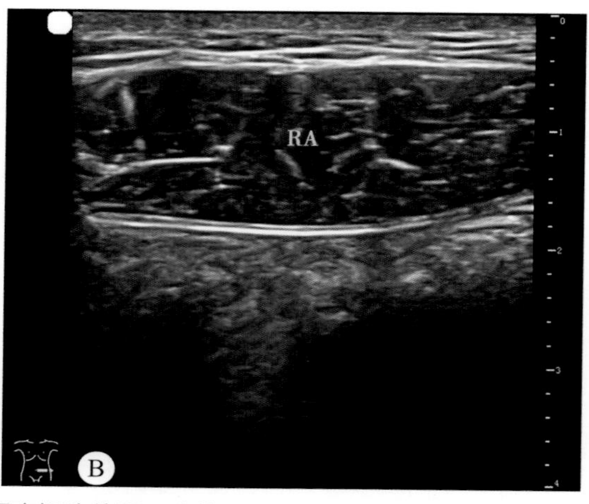

▲图 7-12　腹直肌超声探头放置及声像

A. 患者仰卧位，探头置于腹白线与半月线之间，脐水平线处

B. 腹直肌声像：RA. 腹直肌

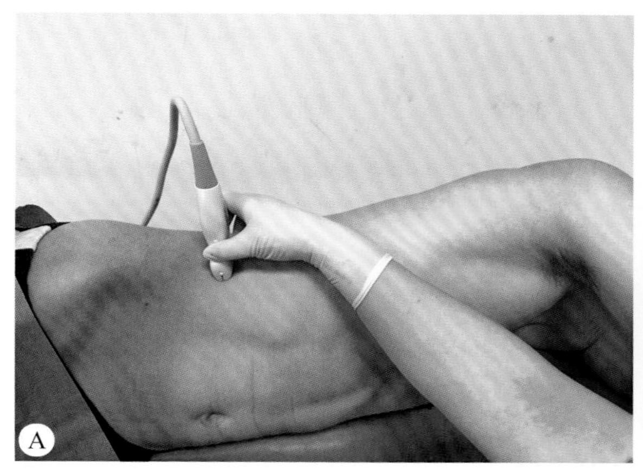

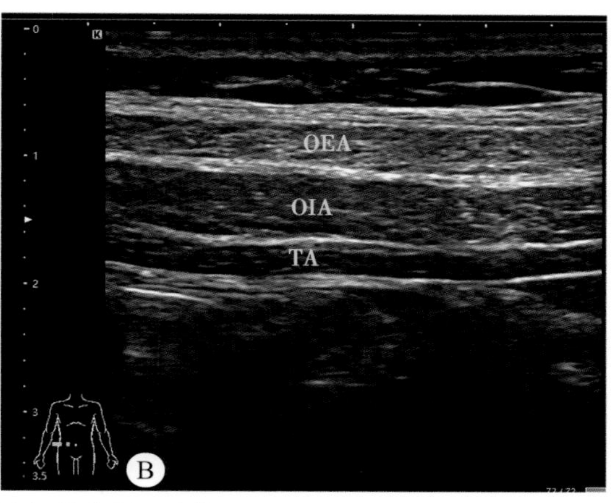

▲图 7-13　腹外斜肌超声探头放置及声像

A. 患者侧卧位，探头置于髂前上棘上方 5～10cm 处，腋前线上

B. 腹外斜肌声像：OEA. 腹外斜肌；OIA. 腹内斜肌；TA. 腹横肌

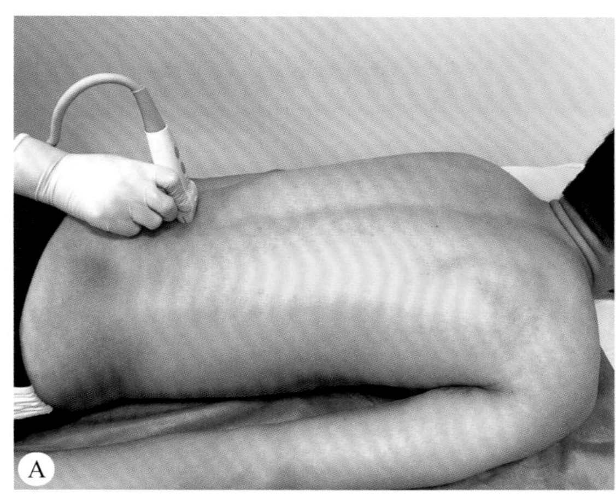

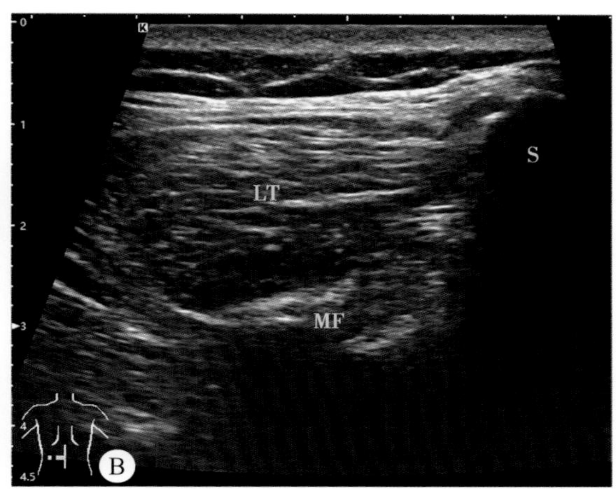

▲图 7-14　棘旁肌超声探头放置及声像

A. 患者俯卧位，探头置于棘突稍外侧

B. 棘旁肌声像：LT. 胸最长肌；MF. 多裂肌；S. 棘突

5. 棘旁肌注射时，应在棘突水平进针，避免触及神经根。

6. 注射髂腰肌时，若太靠近内侧，易触及神经血管束；若太靠近外侧，易触及缝匠肌。应尽可能在腹股沟韧带上方偏外侧进行。

7. 此组肌群注射通常不采用体内电刺激定位，推荐使用超声或肌电图引导注射。

（周丽娜　宋春莉　梁战华）

第三节　纹状体手足畸形

纹状体手足畸形常见于帕金森病和帕金森综合征患者。当畸形较轻时，左旋多巴或多巴胺受体激动药可能会改善症状，但是随着畸形的持续恶化，导致关节挛缩和半脱位，肢体出现严重的功能受限。肉毒毒素注射治疗纹状体手足畸形疗效显著，可以使靶肌肉松弛，缓解疼痛，矫正手足的异常姿势，改善和提高运动能力。

一、纹状体手畸形

1. 典型临床表现 纹状体手畸形典型临床表现为手部掌指关节中重度屈曲伴近端指间关节过伸，远端指间关节屈曲，手指呈“天鹅颈”畸形和尺侧偏移（图 7–15）。掌指关节屈曲主要涉及指浅屈肌和拇短屈肌；远端指间关节屈曲主要累及指深屈肌；拇指指间关节背伸主要涉及拇长伸肌；拇指内扣主要累及拇内收肌和拇对掌肌。

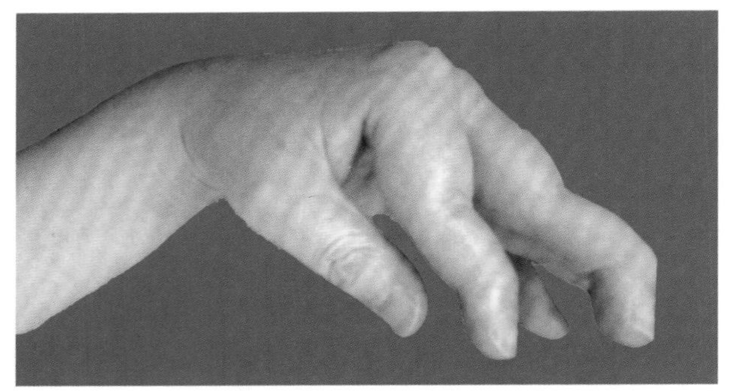

▲图 7–15 纹状体手畸形

2. 涉及肌肉及解剖

(1) 拇长伸肌（extensor pollicis longus）（图 7–16）

［起点］ 尺骨和桡骨的后面以及骨间膜。

［止点］ 拇指远节指骨底。

［作用］ 拇指远端指间关节背伸。

［神经支配］ 桡神经的后骨间神经。

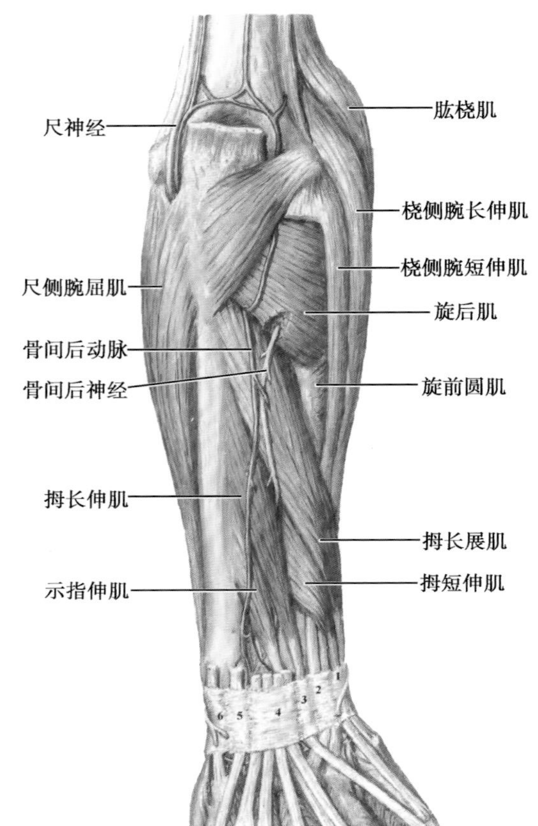

▲图 7–16 拇长伸肌解剖

(2) 指浅屈肌：详见第 4 章第五节拳紧握，见图 4–46。

(3) 指深屈肌：详见第 4 章第五节拳紧握，见图 4–47。

(4) 拇短屈肌：详见第 4 章第五节拳紧握，见图 4–49。

(5) 拇内收肌：详见第 4 章第六节拇指内收，见图 4–60。

(6) 拇对掌肌：详见第 4 章第六节拇指内收，见图 4–61。

3. 徒手定位注射

拇长伸肌

［体位］ 前臂充分旋前。

［注射点］ 于前臂中点紧贴尺骨桡侧缘进针（图 7–17）。

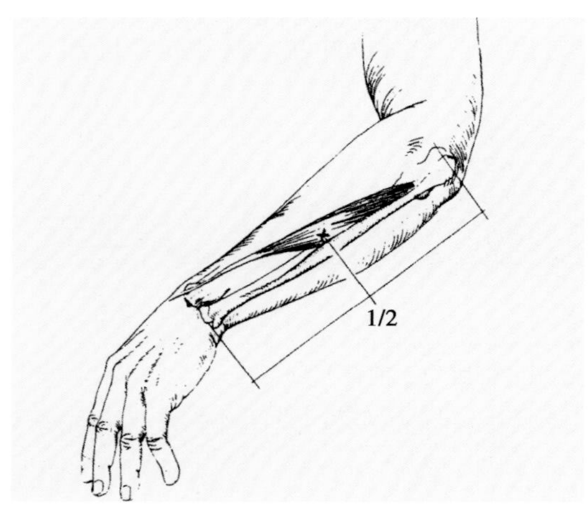

▲图 7–17 拇长伸肌注射点

4. 体内电刺激定位注射 采用特氟龙涂层注射针头定位和注射，按照体表标记定位法进针（图 7–18）。将特氟龙涂层注射针头与电刺激器的记录电极相连，从标记的定位点刺入肌层，打开电源给予电刺激，同时调节电流强度，直至出现可见的靶肌收缩动作。调节针头方向，达到同一刺激强度下使该肌肉收缩达最大幅度时，接上注射器，注射药物。

5. 肌电引导定位注射　采用特氟龙涂层注射针头定位和注射，按照徒手定位法进针。将特氟龙涂层注射针与电刺激器的记录电极相连，从标记的定位点刺入肌层，打开肌电引导仪电源，在静息状态下或被动运动时观察靶肌肉动作电位发放的波幅和频率，听到“嗒嗒嗒”声，波幅越高、频率越快提示痉挛程度越严重。调节针头方向与深度，接上注射器，在合适的靶点下注射药物。

指浅屈肌从功能上可分为 4 个肌束，分别支配第 2～5 指的掌指关节及近端指间关节，注射时如需要区分不同的肌束，推荐使用电刺激分别进行定位（视频 7-8）。

指深屈肌从功能上也可分为 4 个肌束，分别支配第 2～5 指的远端指间关节，注射时如需要区分不同的肌束，推荐使用电刺激分别进行定位。

6. 超声引导定位注射

(1) 解剖横截面（图 7-19）

(2) 超声引导定位注射步骤：超声探头置于前臂中段，探头方向与前臂中线垂直（图 7-20A）。第一层为指总伸肌和小指伸肌，其下方即是拇长伸肌，其桡侧为拇长展肌，尺侧上方为尺侧伸腕肌（图 7-20B）。被动屈拇指的指间关节，可见其收缩影像，选择合适位点，注入药物。

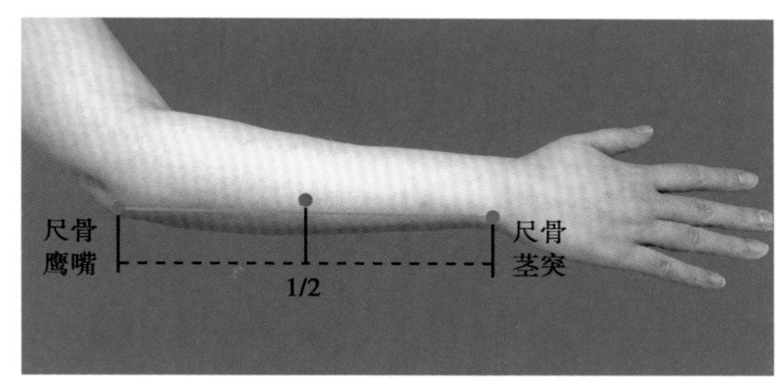

▲图 7-18　拇长伸肌体表定位

视频 7-8
指浅屈肌Ⅱ－Ⅳ肌束体内电刺激定位注射技术
A. Ⅱ指；b. Ⅲ指；c. Ⅳ指

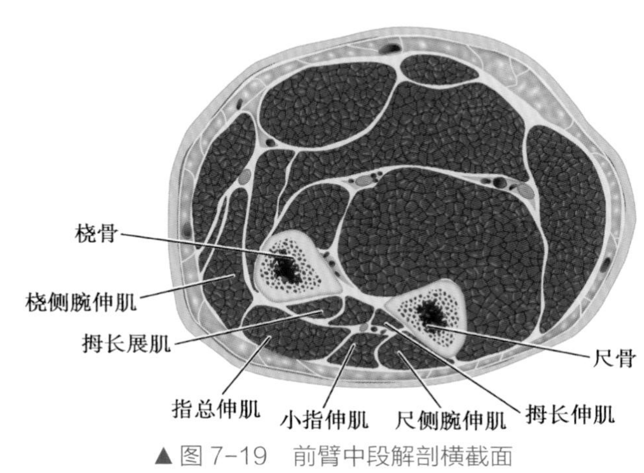

▲图 7-19　前臂中段解剖横截面

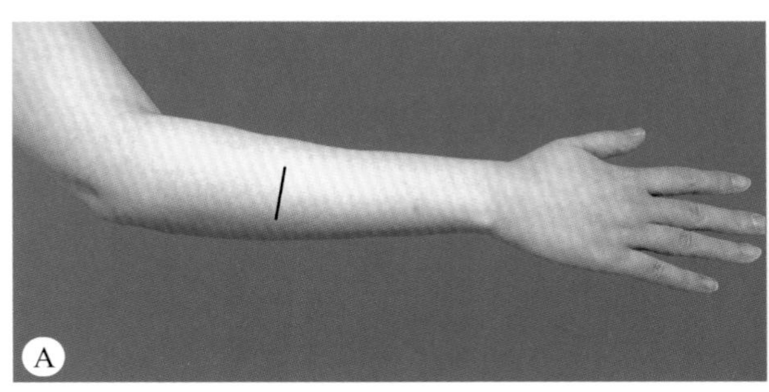

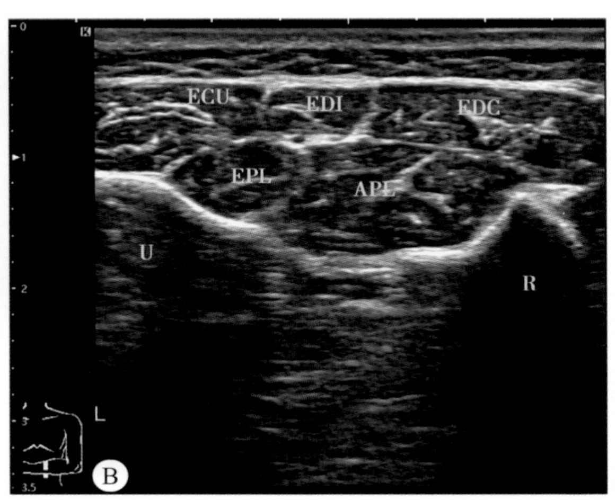

▲图 7-20　拇长伸肌超声探头放置及声像

A. 患者仰卧位，前臂充分旋前，探头置于前臂中段

B. 声像：EDC. 指总伸肌；EDI. 小指伸肌；EPL. 拇长伸肌；APL. 拇长展肌；ECU. 尺侧伸腕肌；U. 尺骨；R. 桡骨

7. **注射剂量及注意事项**

(1) 每次注射总剂量为 100～200U，视痉挛程度调整。指浅屈肌 40～60U，1～4 个位点；指深屈肌 40～60U，1～4 个位点；拇长伸肌 10～30U，1～2 个位点；拇短屈肌 10～15U，1 个位点；拇内收肌 10～15U，1 个位点；拇对掌肌 10～15U，1 个位点。

(2) 针头长度：40mm。

(3) 拇长伸肌，若进针太浅会进入伸指总肌；太靠近端会进入拇长展肌。鉴于此组肌群周围结构复杂，推荐使用电刺激和超声引导注射。

纹状体手畸形涉及的指浅屈肌、指深屈肌、拇短屈肌、拇内收肌、拇对掌肌的徒手定位及肌电图、超声引导定位注射，注射剂量及注意事项见本书第 4 章第五、六节相关内容，在此不再赘述。

二、纹状体足畸形

1. **典型临床表现**

纹状体足畸形典型临床表现为踇趾背伸、踇外翻，余下四趾跖屈，伴有足内翻，严重影响患者的行走和站立，容易跌倒（图 7-21）。踇趾背伸主要涉及踇长伸肌；踇外翻主要累及踇收肌；第 2～5 足趾跖屈主要涉及趾长屈肌和趾短屈肌；足内翻则主要累及腓肠肌、比目鱼肌、胫骨后肌和胫骨前肌。

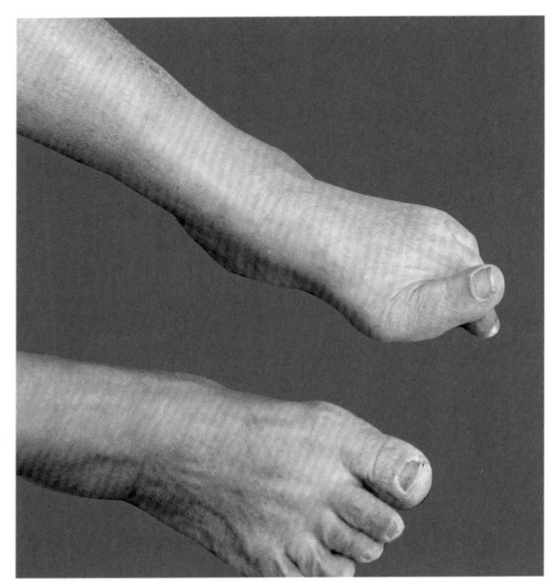

▲图 7-21　纹状体足

2. **涉及肌肉及解剖**

(1) 踇收肌（Adductor hallucis）（图 7-22）

［起点］ 横头起自第 3～5 趾关节足底跖趾韧带；斜头起自第 2～4 跖骨底。

［止点］ 横头止于踇趾外侧；斜头止于踇趾近节趾骨底。

［作用］ 内收和屈踇趾。

［神经支配］ 足底外侧神经。

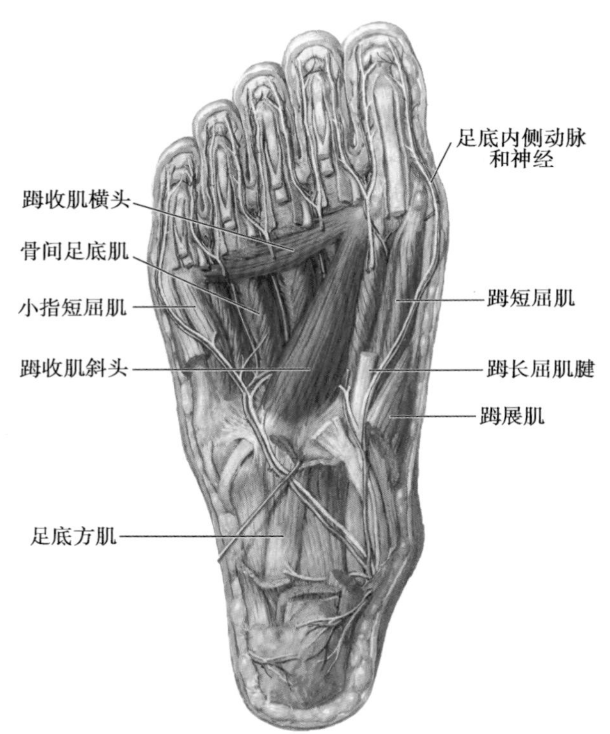

▲图 7-22　踇收肌解剖

(2) 踇长伸肌：详见第 5 章第七节踇趾上翘（见图 5-72）。

(3) 趾长屈肌：详见第 5 章第六节趾屈曲（见图 5-59）。

(4) 趾短屈肌：详见第 5 章第六节趾屈曲（见图 5-61）。

(5) 腓肠肌：详见第 5 章第五节足内翻（见图 5-44）。

(6) 比目鱼肌：详见第 5 章第五节足内翻（见图 5-45）。

(7) 胫骨后肌：详见第 5 章第五节足内翻（见

图 5-46）。

(8) 胫骨前肌：详见第五章第五节足内翻（见图 5-47）。

3. **徒手定位注射**

蹈收肌

［体位］ 仰卧位。

［注射点］横头紧贴第 3 跖趾关节近端处进针；斜头在跟骨与第 2 跖趾关节连线中上 1/3 处进针，触及跖骨时稍退出后，注射药物（图 7-23）。

4. **电刺激定位注射** 采用特氟龙涂层注射针头定位和注射，按照体表标记定位法进针（图 7-24）。将特氟龙涂层注射针头与电刺激器的记录电极相连，从标记的定位点刺入肌层，打开电源给予电刺激，同时调节电流强度，直至出现可见的靶肌收缩动作（视频 7-9）。调节针头方向，达到同一刺激强度下使该肌肉收缩达最大幅度时，接上注射器，注射药物。

5. **肌电引导定位注射** 采用特氟龙涂层注射针头定位和注射，按照体表标记定位法进针。将特氟龙涂层注射针与电刺激器的记录电极相连，从标记的定位点刺入肌层，打开肌电引导仪电源，在静息状态下或被动运动时观察靶肌肉动作电位发放的波幅和频率，听到"嗒嗒嗒"声，波幅越高、频率越快提示痉挛程度越严重。调节针头方向与深度，接上注射器，在合适的靶点下注射药物。

趾短屈肌注射时应注意其从功能上可分为 4 条肌束，分别屈曲第 2～5 足趾，推荐电刺激定位注射，根据需要定位不同的肌束并注射（视频 7-10）。

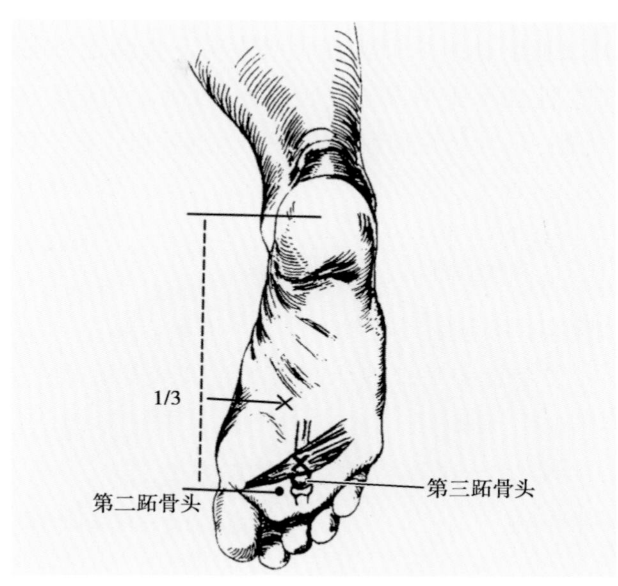

▲图 7-23　蹈收肌注射点

视频 7-9
蹈收肌体内电刺激定位注射技术

视频 7-10
趾短屈肌Ⅱ－Ⅴ肌束体内电刺激注射技术

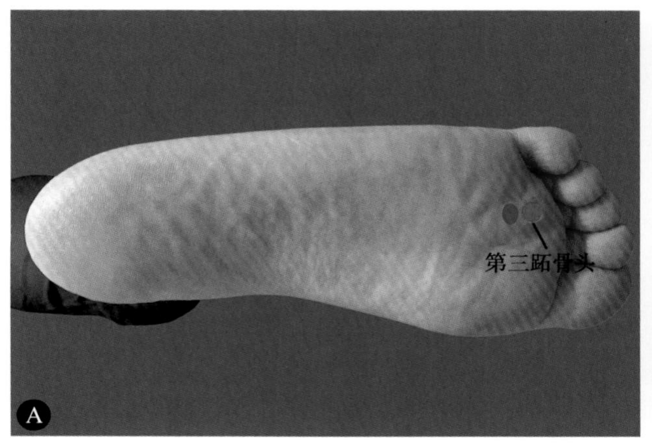

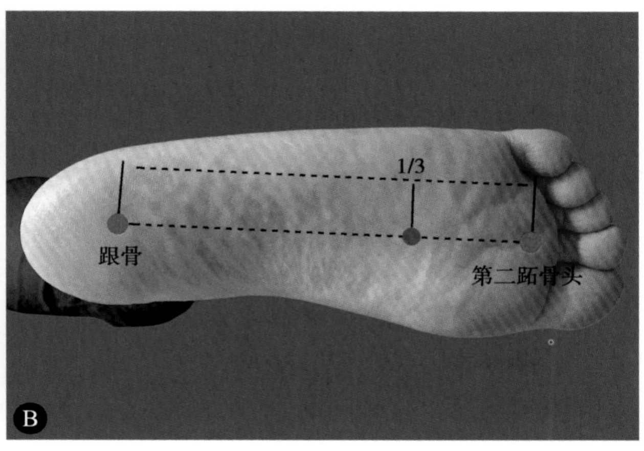

▲图 7-24　蹈收肌体表定位

A. 横头体表定位；B. 斜头体表定位

6. 超声引导定位注射

(1) 解剖横截面（图 7-25）。

(2) 超声引导定位注射步骤：踇收肌，超声探头横置于足底上部，超声影像下第一层肌肉为足蚓状肌，其下方即为踇收肌横头，紧贴 2～5 跖骨。超声探头横置于足底中上 1/3 处，超声影像下第一层为趾短屈肌，其下方为蚓状肌，第三层为踇收肌斜头，其横截面呈三角形。被动外展踇趾，可见靶肌活动影像，选择合适位点，注入药物（图 7-26）。

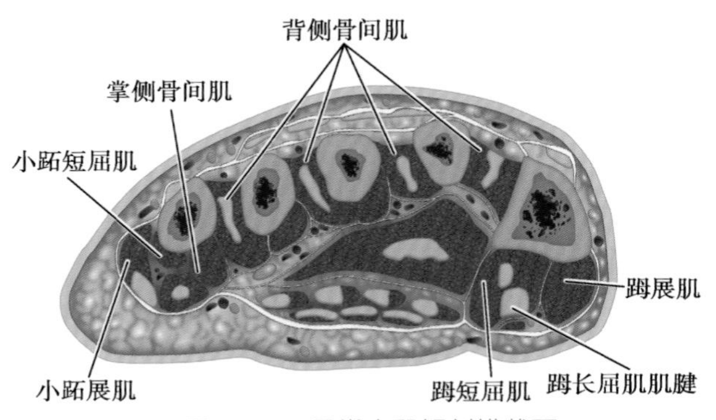

▲图 7-25　足掌中段解剖横截面

7. 注射剂量及注意事项

(1) 注射剂量及注射位点：踇长伸肌 50～60U，1～2 个位点；踇收肌 20～50U，1～2 个位点；趾长屈肌 50～100U，2～3 个位点；趾短屈肌 25～50U，2～4 个位点；腓肠肌内侧头 80～200U，1～3 个位点；腓肠肌外侧头 80～200U，1～3 个位点；比目鱼肌 50～200U，1～3 个位点；胫骨后肌 50～150U，2～3 个位点；胫骨前肌 50～150U，1～3 个位点。

(2) 针头长度：25～75mm。

(3) 注射踇收肌横头时，若进针太表浅，易进入蚓状肌；注射踇收肌斜头时，若进针太表浅，易进入趾短屈肌或者跖方肌。推荐使用电刺激和

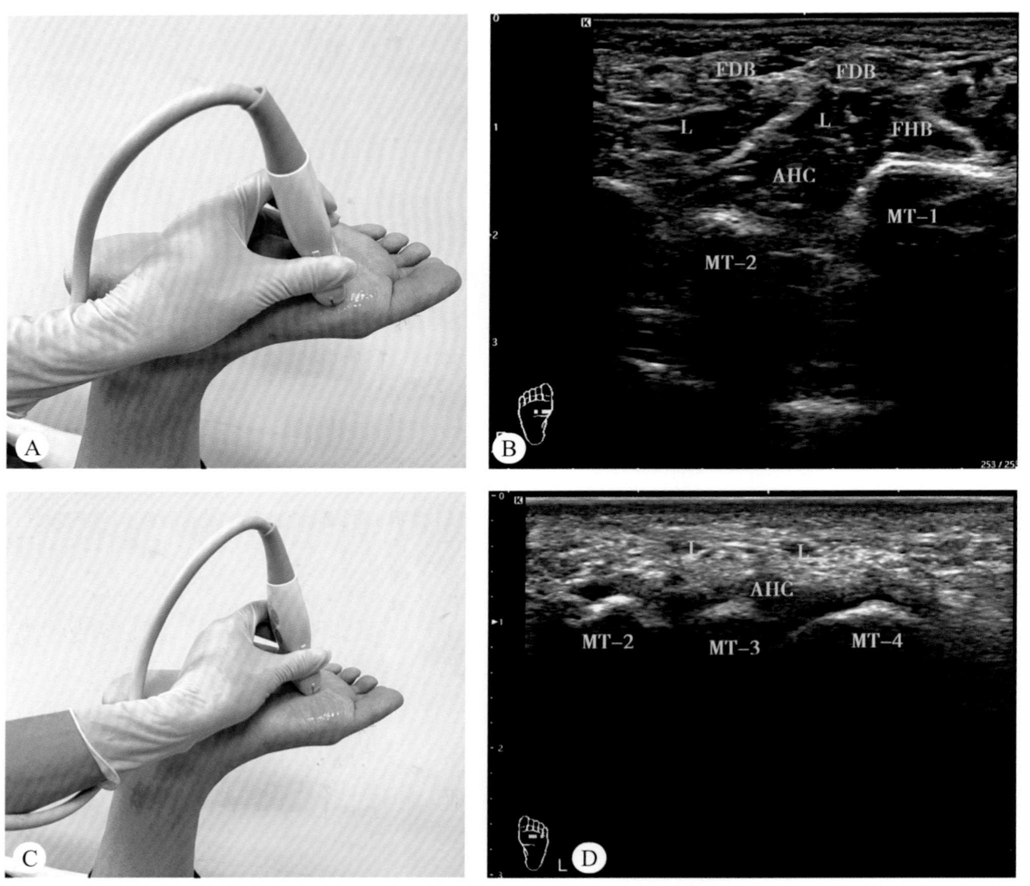

▲图 7-26　踇收肌超声探头放置及声像

A、C. 患者俯卧位，探头分别置于足底中前段外侧和内侧。B. 踇收肌纵轴声像：FDB. 趾短屈肌；AHC. 踇收肌；L. 蚓状肌；MT. 跖骨。D. 踇收肌横轴声像：AHC. 踇收肌；L. 蚓状肌；MT. 跖骨

超声定位。

(4) 踇长伸肌、趾长屈肌、比目鱼肌和胫骨后肌位置较深，推荐采用超声定位。此组足底小肌肉位置表浅，推荐采用电刺激和（或）超声定位，且足底神经末梢丰富，注射过程不要拖延，尽可能减少患者痛苦。

纹状体足畸形涉及的踇长伸肌、趾长伸肌、趾短屈肌、腓肠肌、比目鱼肌、胫骨前、后肌的徒手定位及肌电图、超声引导定位注射，注射剂量及注意事项见本书第 5 章第五、六、七节相关内容，在此不再赘述。

（周丽娜　宋春莉　梁战华）

第四节　书写痉挛

一、典型临床表现

书写痉挛，又称书写性肌张力障碍，在任务特异性手部肌张力障碍中最常见。主要表现为书写时手、手指和（或）手臂可能会出现不自主地屈或伸，伴有书写速度减慢。常见的异常姿势包括屈腕、伸腕、屈指、伸指、屈拇、伸拇、前臂旋前或这些异常姿势的组合（图 7-27，视频 7-11）。屈腕主要涉及尺侧腕屈肌、桡侧屈腕肌和掌长肌（详见第 4 章第四节腕屈曲）；屈指主要涉及指浅屈肌和指深屈肌（详见第 4 章第五节拳紧握）；屈拇主要涉及拇长屈肌和拇短屈肌（详见第 4 章第五节拳紧握）；伸腕主要涉及尺侧腕伸肌和桡侧腕伸肌；伸指主要涉及指总伸肌和示指伸肌；伸拇主要涉及拇长伸肌和拇短伸肌；旋前主要涉及旋前圆肌和旋前方肌（详见第 4 章第三节前臂旋前）。

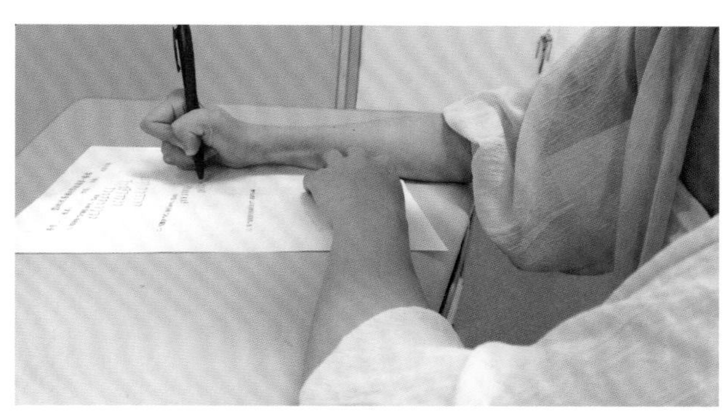

▲图 7-27　书写痉挛

视频 7-11
书写痉挛临床表现

二、涉及肌肉及解剖

1. **尺侧腕伸肌**（extensor carpi ulnaris）（图 7-28）

［起点］ 肱骨外上髁。

［止点］ 第 5 掌骨底。

［作用］ 伸腕，并向尺侧偏。

［神经支配］ 后骨间神经。

2. **桡侧腕伸肌**（extensor carpi radialis）（图 7-29）

［起点］ 肱骨外上髁。

［止点］ 第 2、3 掌骨底。

［作用］ 伸腕，并向桡侧偏。

［神经支配］ 桡神经。

3. **指总伸肌**（extensor digitorum communis）（图 7-30）

［起点］ 肱骨外上髁的总伸肌腱。

［止点］ 第 2～5 指骨底和指背腱膜。

［作用］ 伸第 2～5 指。

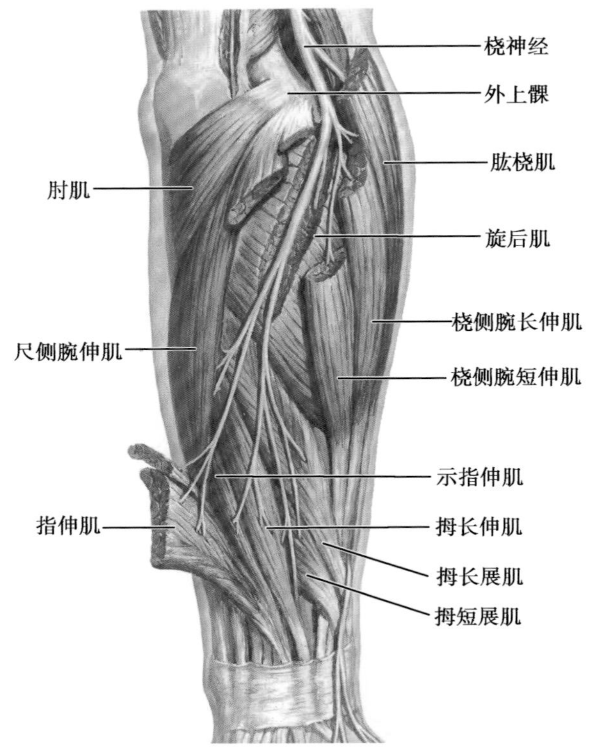

▲图 7-28　尺侧腕伸肌解剖

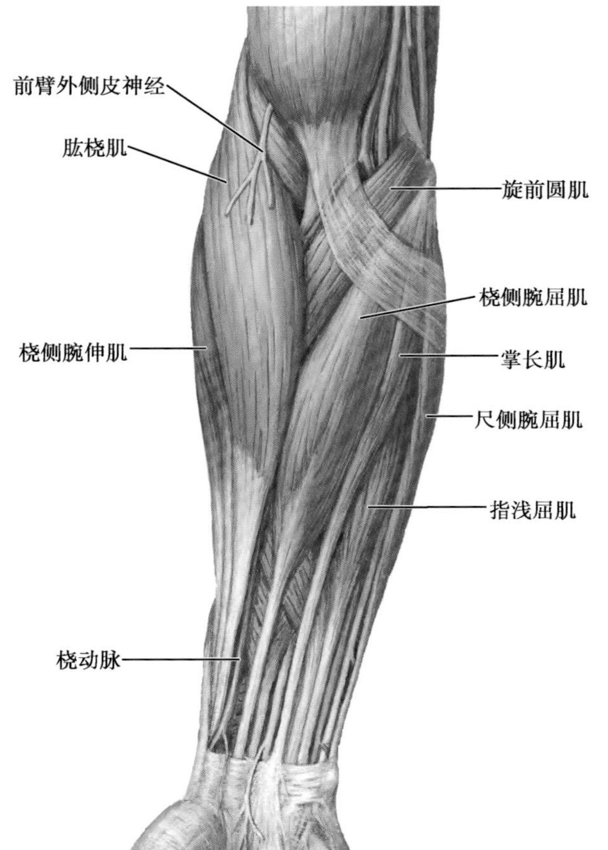

▲图 7-29　桡侧腕伸肌解剖

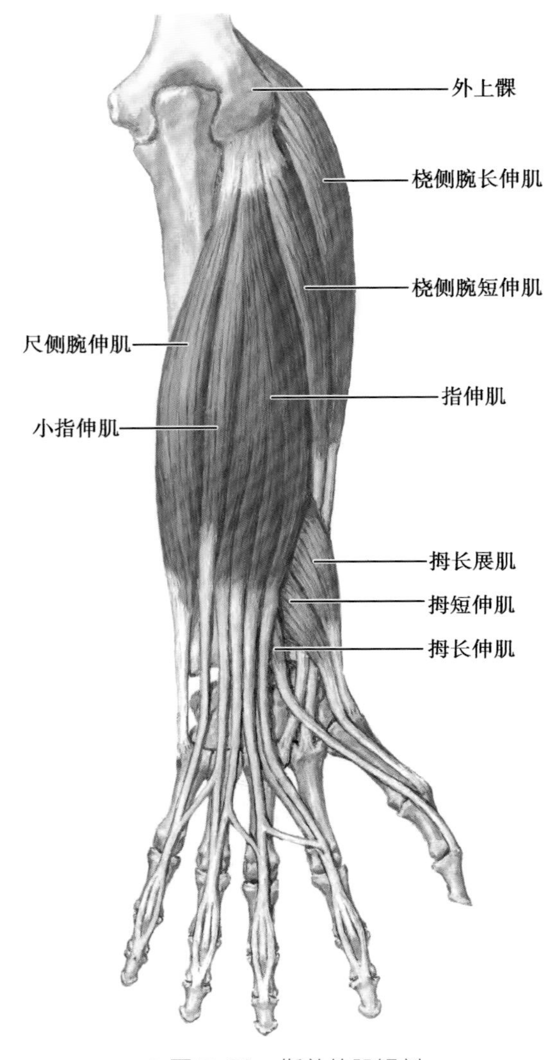

▲图 7-30　指总伸肌解剖

［神经支配］ 桡神经的后骨间神经。

4. 示指伸肌（extensor indicis）(图7-31)

［起点］ 尺骨和桡骨的后面以及骨间膜。

［止点］ 示指的指背腱膜。

［作用］ 示指背伸。

［神经支配］ 桡神经的后骨间神经。

5. 拇短伸肌（extensor pollicis brevis）(图7-32)

［起点］ 尺骨和桡骨的后面以及骨间膜。

［止点］ 拇指近节指骨底。

［作用］ 拇指近端指间关节背伸。

［神经支配］ 桡神经的后骨间神经。

6. 桡侧腕屈肌（flexor carpi radialis） 详

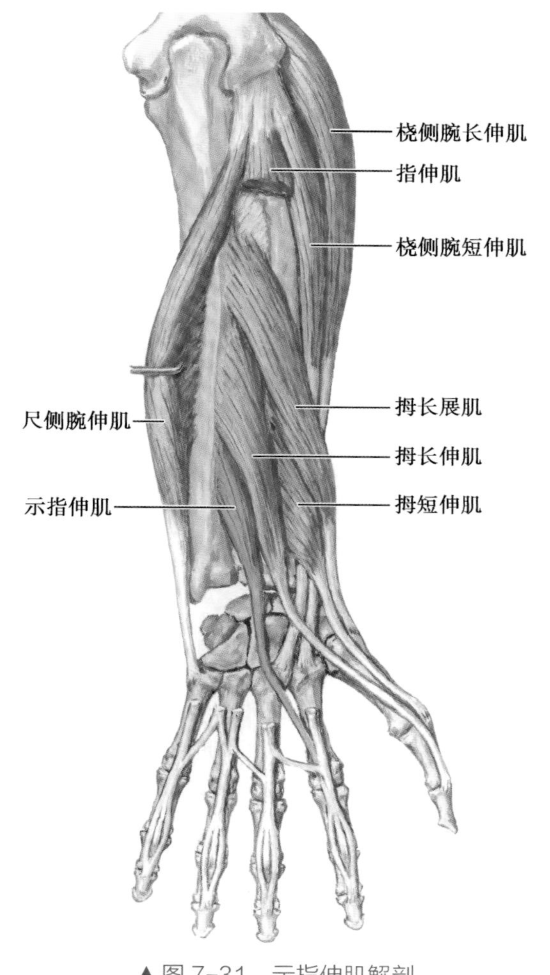

▲图 7-31　示指伸肌解剖

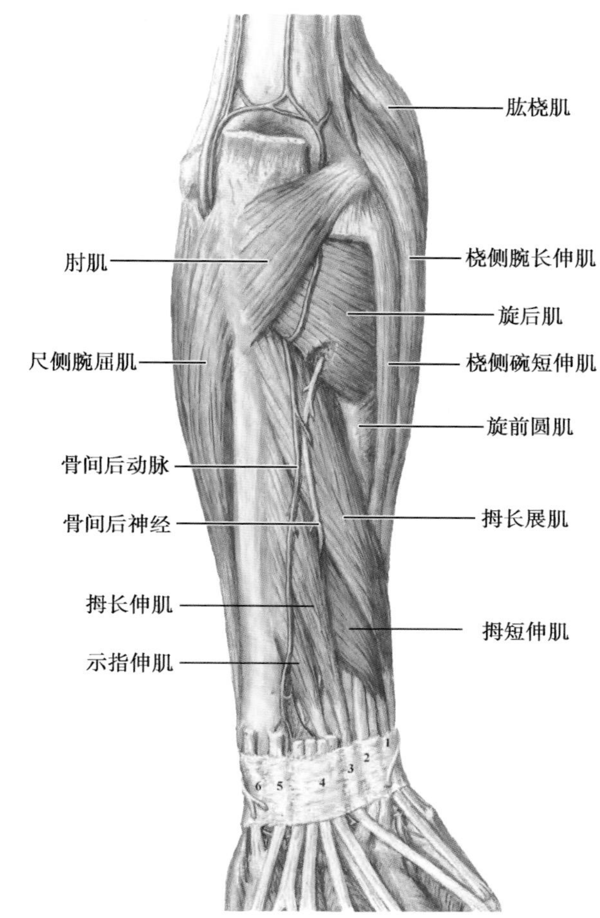

▲图 7-32　拇短伸肌解剖

见第 4 章第四节腕屈曲（见图 4-35）。

7. 尺侧腕屈肌（flexor carpi ulnaris）　详见第 4 章第四节腕屈曲（见图 4-36）。

8. 掌长肌（palmaris longus）　详见第 4 章第四节腕屈曲（见图 4-37）。

9. 指浅屈肌（flexor digitorum superficialis）　详见第 4 章第五节拳紧握（见图 4-46）。

10. 指深屈肌（flexor digitorum profundus）　详见第 4 章第五节拳紧握（见图 4-47）。

11. 拇长屈肌（flexor pollicis longus）　详见第 4 章第五节拳紧握（见图 4-48）。

12. 拇短屈肌（flexor pollicis brevis）　详见第 4 章第五节拳紧握（见图 4-49）。

13. 拇长伸肌（extensor pollicis longus）　详见本章第三节纹状体手畸形（见图 7-16）。

14. 旋前圆肌（pronator teres）　详见第 4 章第三节前臂旋前（见图 4-28）。

15. 旋前方肌（pronator quadratus）　详见第 4 章第三节前臂旋前（见图 4-28）。

三、徒手定位注射

1. 尺侧腕伸肌

［体位］　仰卧位或坐位，前臂充分旋前。

［注射点］　前臂中点触摸到尺骨，在尺骨正上方进针（图 7-33）。

2. 桡侧腕伸肌

［体位］　仰卧位或坐位，前臂充分旋前。

［注射点］　在肱骨外上髁远端两指宽处进针（图 7-34）。

3. 指总伸肌

［体位］ 前臂充分旋前。

［注射点］ 前臂中上 1/3 处，尺骨和桡骨中点进针（图 7–35）。

4. 示指伸肌

［体位］ 前臂充分旋前。

［注射点］ 在尺骨茎突上方两指宽处，紧贴尺骨桡侧缘进针（图 7–36）。

5. 拇短伸肌

［体位］ 前臂充分旋前。

［注射点］ 腕部上方 4 横指宽处紧贴桡骨尺侧缘进针（图 7–37）。

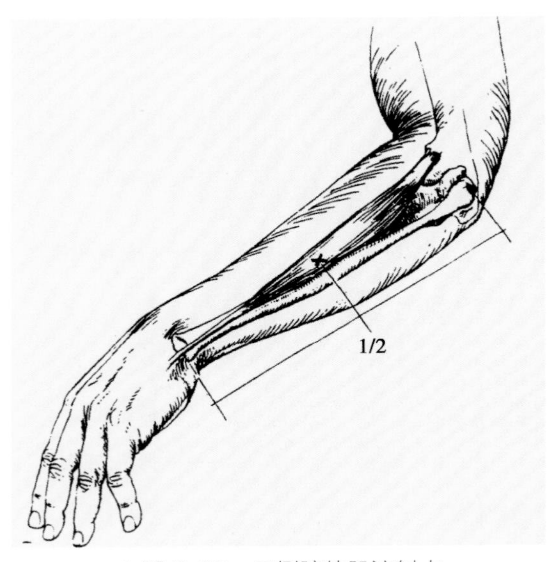

▲图 7–33　尺侧腕伸肌注射点

四、电刺激定位注射

采用特氟龙涂层注射针头定位和注射，按照体表标记定位法进针（图 7–38）。将特氟龙涂层注射针头与电刺激器的记录电极相连，从标记的定位点刺入肌层，打开电源给予电刺激，同时调节电流强度，直至出现可见的靶肌收缩动作（视频 7–12）。调节针头方向，达到同一刺激强度下使该肌肉收缩达最大幅度时，接上注射器，注射药物。

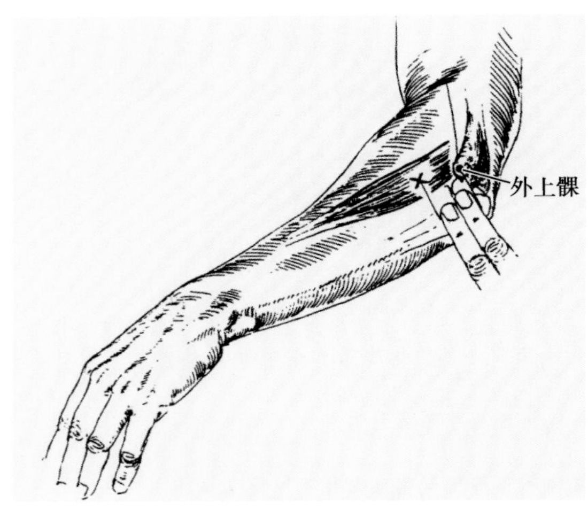

▲图 7–34　桡侧腕伸肌注射点

五、肌电引导定位注射

采用特氟龙涂层注射针头定位和注射，按照体表标记定位法进针。将特氟龙涂层注射针与电刺激器的记录电极相连，从标记的定位点刺入肌层，打开肌电引导仪电源，在静息状态下或被动运动时观察靶肌肉动作电位发放的波幅和频率，听到“嗒嗒嗒”声，波幅越高、频率越快提示痉挛程度越严重。调节针头方向与深度，接上注射器，在合适的靶点下注射药物。

视频 7–12
拇长屈肌体内电刺激定位注射技术

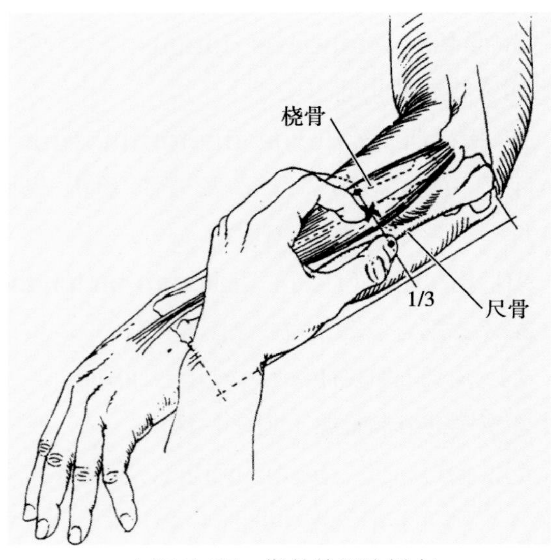

▲图 7–35　指总伸肌注射点

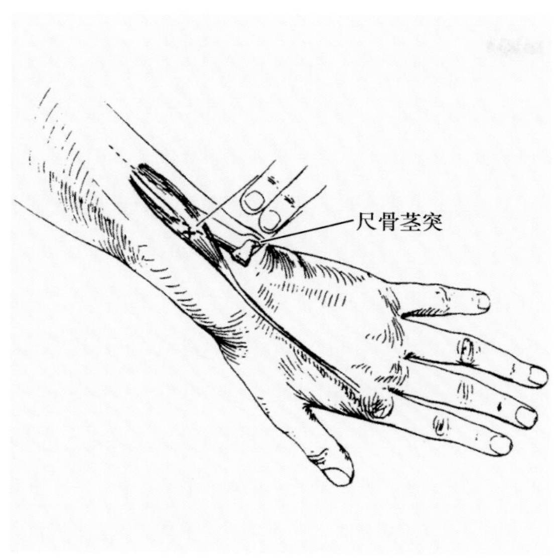

▲图 7-36　示指伸肌注射点

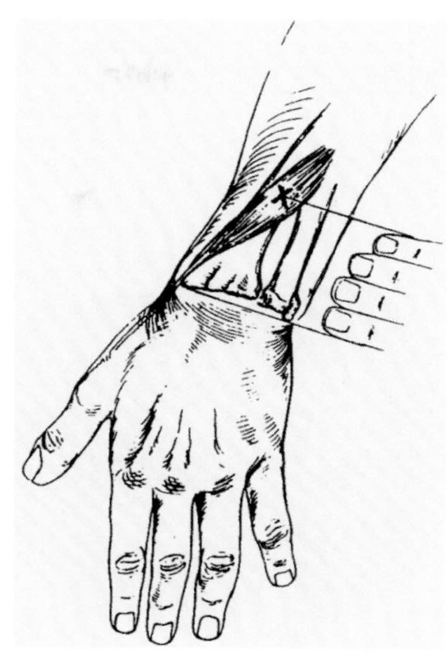

▲图 7-37　拇短伸肌注射点

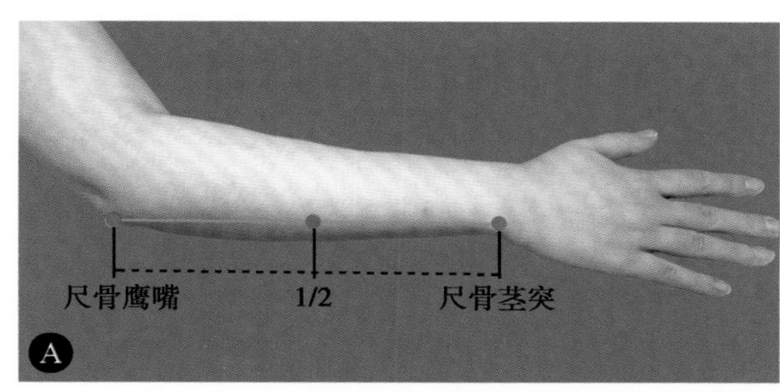

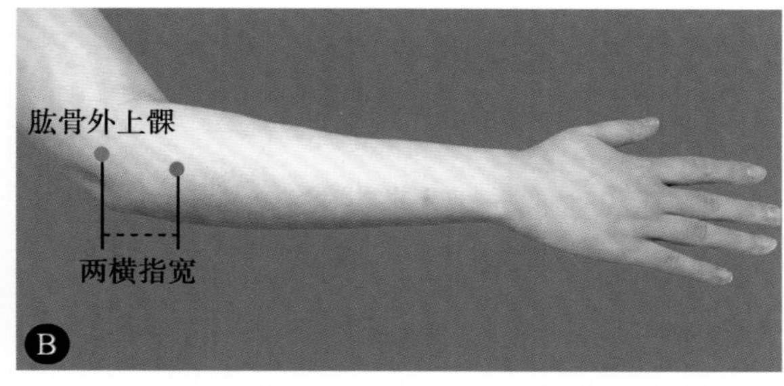

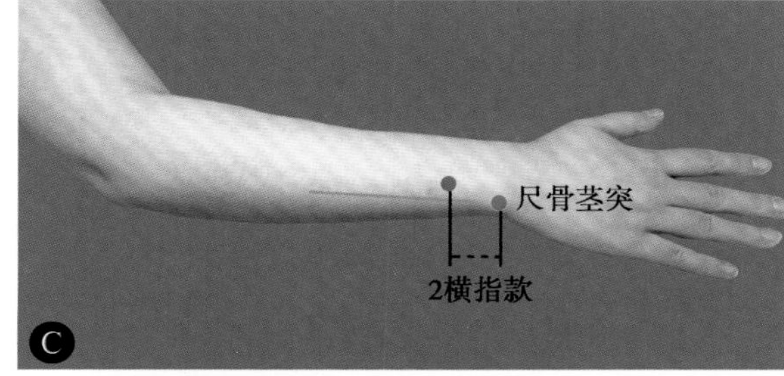

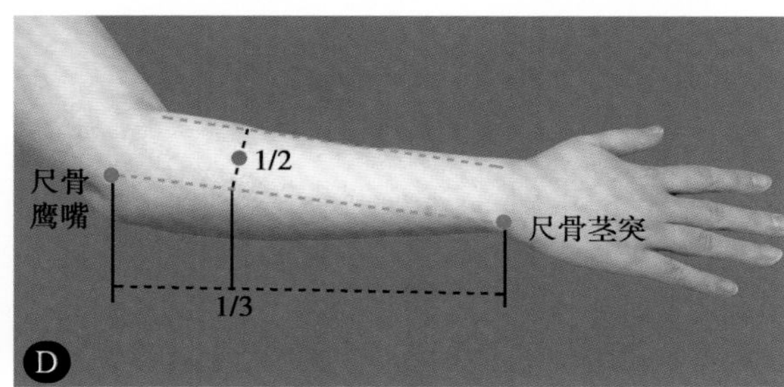

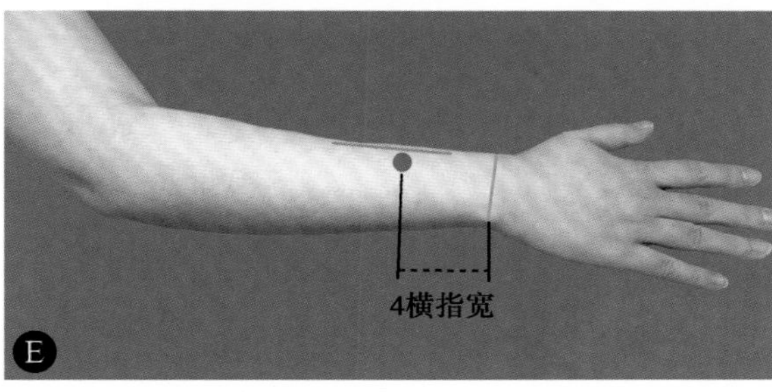

▲图 7-38　肌肉体表定位

A. 尺侧腕伸肌；B. 桡侧腕伸肌；C. 示指伸肌；D. 指总伸肌；E. 拇短伸肌

六、超声引导定位注射

1. 解剖横截面（图 7-39）

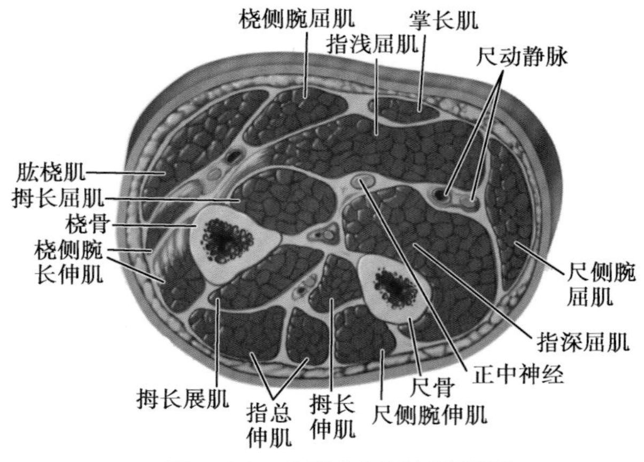

▲图 7-39 前臂上段解剖横截面

2. 超声引导定位注射步骤

(1) 桡侧腕伸肌：超声探头置于前臂上段、前臂中线偏桡侧位置。超声影像显示的第一层肌肉就是桡侧腕伸肌，其形态类似四方形，横截面大。靶肌桡侧为肱桡肌，靶肌尺侧为指总伸肌。嘱患者主动桡偏伴腕伸，可见桡侧腕伸肌收缩影像，选择合适位点，注入药物（图 7-40A、B）。

(2) 指总伸肌：该靶肌的定位平面同桡侧腕伸肌，明确桡侧腕伸肌后，其尺侧就是指总伸肌和小指伸肌。靶肌尺侧为尺侧腕伸肌。嘱患者主动背伸第 2～5 指，可见指总伸肌收缩影像，选择合适位点，注入药物（图 7-40A、B）。

(3) 尺侧腕伸肌：按查找桡侧腕伸腕肌时的超声探头放置水平及方向，将超声探头向尺侧平移至前臂尺侧缘。超声影像可见尺侧腕伸肌截面。

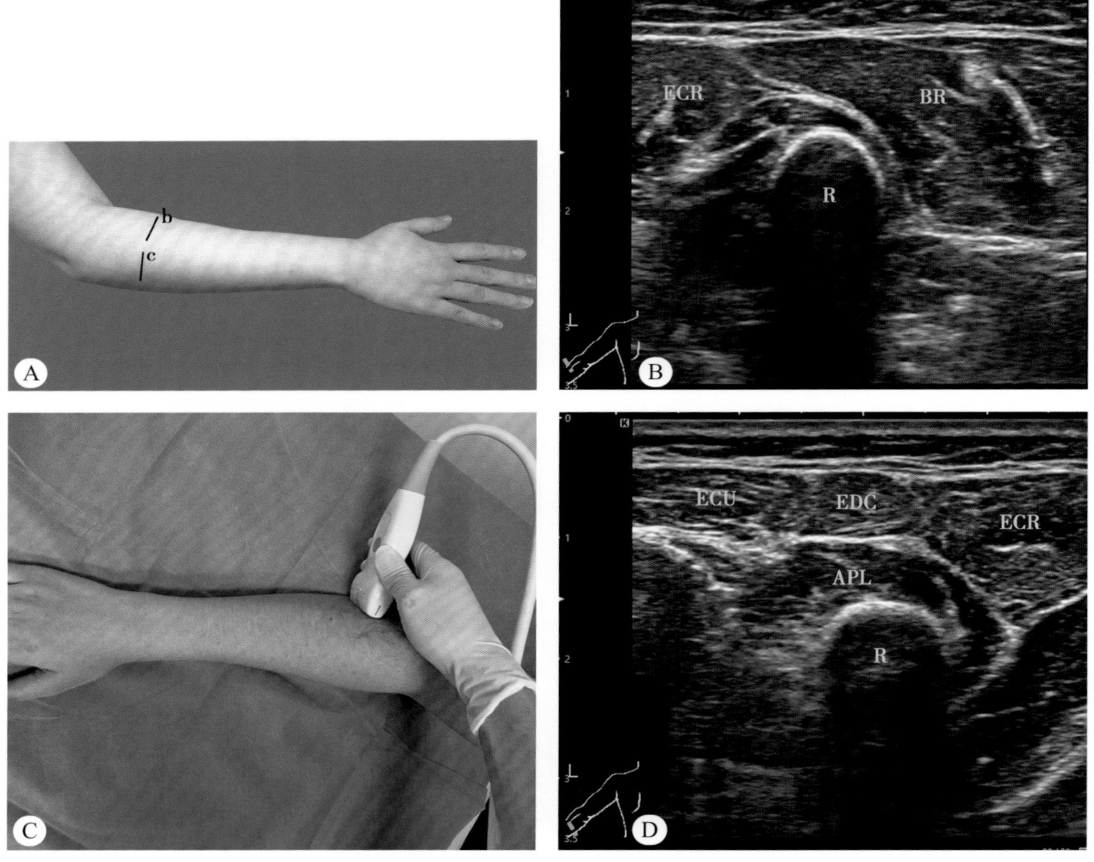

▲图 7-40 前臂上段超声探头放置及声像

A、C. 前臂充分旋前，探头置于前臂上段。B. 声像：BR. 肱桡肌；ECR. 桡侧腕伸肌；R. 桡骨

D. 声像：EDC. 指总伸肌；ECU. 尺侧腕伸肌；ECR. 桡侧腕伸肌；APL. 拇长展肌；R. 桡骨

其桡侧为小指伸肌。嘱患者主动尺偏伴伸腕，可见尺侧腕伸肌收缩影像，选择合适位点，注入药物（图 7-40A、C）。

(4) 示指伸肌：超声探头置于前臂下段，中线稍偏尺侧。探头方向与前臂长轴垂直。超声影像可见示指伸肌位于尺骨的上方，其桡侧上方为小指伸肌，桡侧下方为拇长伸肌。嘱患者主动伸展示指关节，可见其收缩影像，选择合适位点，注入药物（图 7-41）。

(5) 拇短伸肌：按查找示指伸肌时的超声探头放置水平及方向，将超声探头向桡平移至前臂桡侧缘。超声影像可见拇短伸肌。其尺侧上方为指总伸肌，尺侧下方为拇长伸肌。嘱患者主动伸拇指掌指关节，可见拇短伸肌收缩影像，选择合适位点，注入药物（图 7-41）。

七、注射剂量及注意事项

1. 每次注射总剂量为 100～200U，视异常运动模式累及的靶肌肉数及肌肉痉挛程度调整。尺侧腕屈肌 10～20U，1～2 个位点；桡侧腕屈肌 10～20U，1～2 个位点；掌长肌 10～15U，1 个位点；指浅屈肌 10～20U，1～4 个位点，注射在不同的肌束上；指深屈肌 10～20U，1～4 个位点；拇长屈肌 5～10U，1 个位点；拇短屈肌 5～10U，1 个位点；尺侧腕伸肌 10～20U，1～2 个位点；桡侧腕伸肌 10～20U，1～2 个位点；指总伸肌 10～20U，1～4 个位点；示指伸肌 5～10U，1 个位点；拇长伸肌 5～10U，1 个位点；拇短伸肌 5～10U，1 个位点；旋前圆肌 10～20U，1 个位点；旋前方肌 10～15U，1 个位点。

2. 针头长度：25～50mm。

3. 尺侧腕伸肌注射时，若进针时太靠桡侧会进入指总伸肌和小指伸肌；太靠近端会触及肘后肌。

4. 桡侧腕伸肌注射时，若进针太靠桡侧会进入肱桡肌；太偏尺侧会进入指总伸肌；进针太深会触及拇长伸肌。

5. 指总伸肌注射时，若进针太靠近桡侧可会进入桡侧腕伸肌；太靠近尺侧会触及尺侧腕伸肌，进针太深会进入拇长伸肌。

6. 示指伸肌注射时，若进针太靠桡侧会进入拇长展肌；太靠近端会触及指总伸肌。

7. 拇短伸肌注射时，若进针太靠近端会进入拇长展肌；太靠桡侧会触及拇长伸肌。

8. 书写痉挛肉毒毒素治疗前判断患者的异常运动模式、正确选择注射的靶肌肉尤为关键，鉴于书写痉挛患者只有在书写时才会出现异常的姿势，且参与的肌肉相对比较多，而此时针极肌电图定位很难正确的鉴别靶肌肉，因此建议治疗前采用表面肌电图联合肌骨超声评估责任肌肉，拟定好注射的靶肌肉。

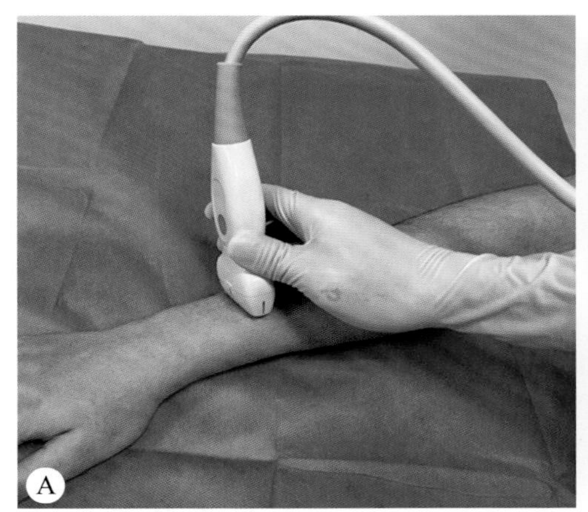

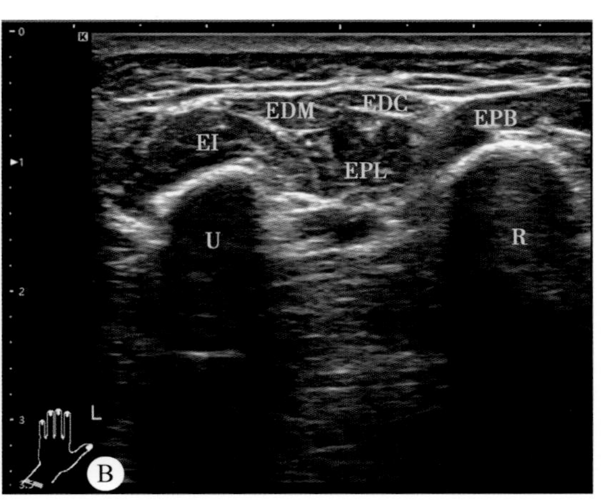

▲图 7-41　前臂下段超声探头放置及声像

A. 前臂充分旋前，探头置于前臂下段。B. 声像：EI. 示指伸肌；EPL. 拇长伸肌；EPB. 拇短伸肌；EDM. 小指伸肌；EDC. 指总伸肌；R. 桡骨；U. 尺骨

9. 书写痉挛肉毒毒素治疗另一难点在于如何平衡治疗疗效和不良反应的发生，而且要尽可能保留手部的正常功能，推荐治疗时使用体内电刺激和肌骨超声联合引导定位，靶肌肉的注射剂量通常会比较保守，遵循少量多点精准注射的原则，从而有效的控制不良反应的发生。

书写痉挛涉及的桡侧腕屈肌、尺侧腕屈肌、掌长肌、指浅屈肌、指深屈肌、拇长屈肌、拇短屈肌、旋前圆肌、旋前方肌的徒手定位、肌电图、超声引导定位注射，注射剂量及注意事项详见本书第4章第三、四、五节相关内容，在此不再赘述。

（周丽娜　宋春莉　梁战华）

第 8 章　慢性疼痛定位注射技术

第一节　偏　头　痛

一、典型临床表现

偏头痛（migraine）是原发性头痛的一种。典型的表现是疼痛可持续 4～72h，疼痛的程度为中到重度不等，通常睡眠后缓解。疼痛可以是单侧或双侧的，额颞部较多见，以搏动性为主；常规的躯体活动通常使头痛加重，同时伴随自主神经症状（如恶心、畏光、畏声或害怕闻到特殊的气味），使得大多数患者发作时喜欢静躺在一个黑暗而安静的房间里，严重发作时患者无法集中注意力，几乎失能，从而影响家庭生活和日常工作。

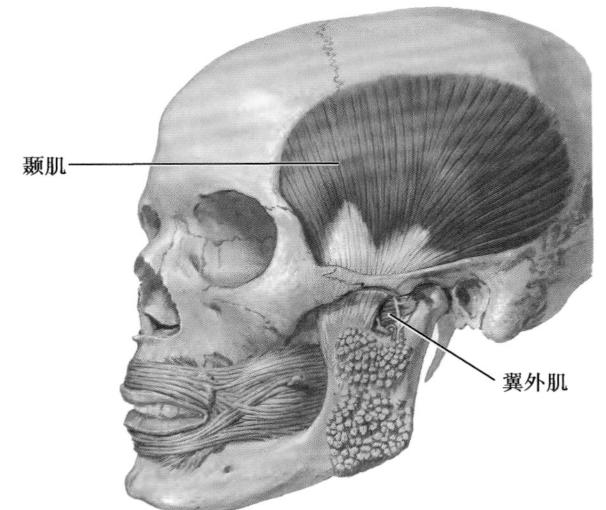

▲图 8-1　颞肌解剖

二、涉及肌肉及解剖

慢性偏头痛涉及的肌肉包括颞肌、枕肌、头夹肌、颈夹肌、斜方肌、皱眉肌、降眉间肌、额肌。

1. 颞肌（temporalis）（图 8-1）

［起点］ 颞窝及颞筋膜深面。

［止点］ 斜向前下，止于下颌骨冠突。

［作用］ 上提下颌使唇齿闭合，参与咀嚼。

［神经支配］ 下颌神经前主干的颞深支。

2. 枕肌（occipitalis）（图 8-2）

［起止点］ 起自枕骨，止于帽状腱膜。

［作用］ 控制颅骨和头皮之间的张力和位移。

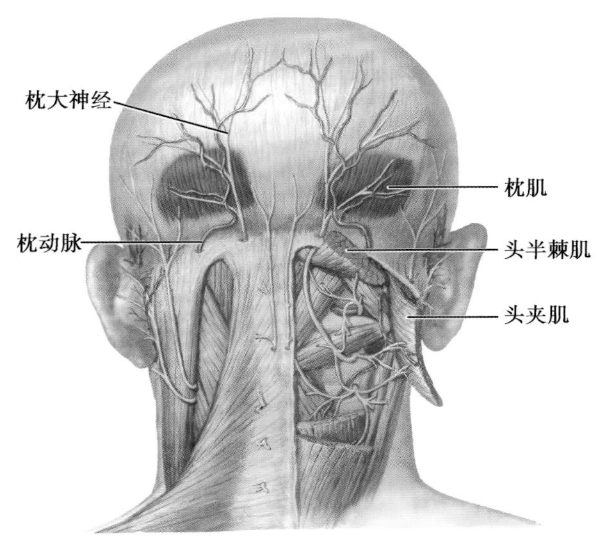

▲图 8-2　枕肌解剖

当枕肌收缩时，会拉动头皮向后移动，使头皮紧贴头骨。

［神经支配］ 受面神经分支耳后神经支配。

3. 头夹肌（splenius capitis）及颈夹肌（splenUs cervicis） 详见第 6 章第一节痉挛性斜颈（见图 6-2）。

4. 斜方肌（trapezius） 详见第 6 章第一节痉挛性斜颈（见图 6-6）。

5. 额肌（frontalis） 详见第 6 章第三节眼睑痉挛（见图 6-37）。

6. 降眉间肌（procerus） 详见第 6 章第三节眼睑痉挛（见图 6-38）。

7. 皱眉肌（corrugator） 详见第 6 章第三节眼睑痉挛（见图 6-39）。

三、徒手定位注射

偏头痛所涉及的肌肉位于头颈部，比较表浅，通常采用徒手定位注射方法，无须使用肌电、超声等仪器设备定位。

［体位］ 患者取坐位或侧卧位，暴露疼痛区域，助手固定患者头部，暴露颈项部拟注射部位（图 8-2）。

［注射位点］ 根据疼痛部位选择注射位点，常用位点（图 8-3）。

四、注射剂量及注意事项

总剂量 100～200U。皱眉肌 5～10U、1～4 个位点，降眉间肌 5～10U、1～4 个位点，额肌 5～10U、1～4 个位点，颞肌 25～50U、1～2 个位点，枕肌 25～50U、1～2 个位点，椎旁肌 25～50U、1～2 个位点，斜方肌 25～50U、1～2 个位点。可在疼痛显著部位强化注射。

注意事项如下。

1. 针头长度选择：25～37mm。

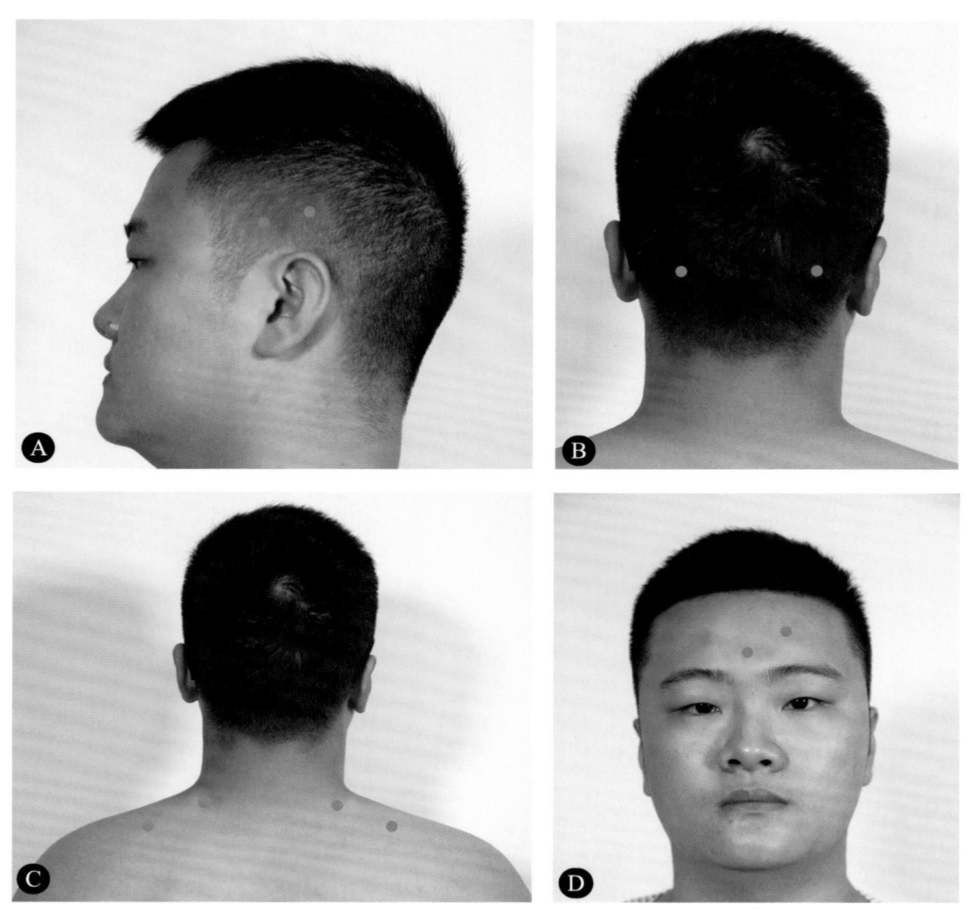

▲图 8-3 偏头痛注射位点

2. 注射斜方肌时不要进针太深，避免可能进入肩胛提肌。

3. 注射枕肌、椎旁肌时应注意避开神经血管束。如进针靠后且过深，可能损伤臂丛；进针太靠下方且过深，可能损伤肺尖。

（郎士娟　欧海宁）

第二节　肩关节疼痛

一、典型临床表现

肩关节疼痛是骨关节疾病临床常见症状之一，往往伴有向各方向活动受限，以外展、上举、内外旋更为明显，严重影响患者上肢功能，不利于日常生活。目前文献中涉及使用肉毒毒素注射治疗的肩痛相关疾病主要为脑卒中偏瘫侧痉挛伴肩痛。引起卒中后肩痛的痉挛肌包括肩内收肌、肩内旋肌及肘屈肌。其中，内旋肌痉挛状态是引起外旋受限的主要因素，主要与肩胛下肌痉挛状态相关。胸大肌的作用次之，胸大肌与肩内旋及内收均相关，这些肌肉均可作为肉毒毒素注射治疗的靶点。目前，多项针对脑卒中后肩痛的临床随机对照研究结果显示，肩胛下肌肉毒毒素注射治疗对疼痛的缓解及肩关节外展活动度有明显的改善。

随着肉毒毒素在关节炎治疗方面的应用，其在肩痛的疗效也被证实。BoNT/A 缓解肩痛原理主要为：肉毒毒素可能通过减少引起疼痛的神经递质，如 P 物质和降钙素基因相关肽等的释放来缓解疼痛；肉毒毒素可放松痉挛肌肉，利于完成主动活动。

二、注射区域解剖

肩关节指上肢与躯干连接的部分，包括臂上部、腋窝、胸前区及肩胛骨所在的背部区域等身体很大的一部分。由肩胛骨关节盂和肱骨头构成，也称盂肱关节，是典型的多轴球窝关节，为全身最灵活的关节，可做三轴运动，即冠状轴上的屈和伸，矢状轴上的收和展，垂直轴上的旋内、旋外及环转运动。关节囊较松弛，附着于关节盂周缘和解剖颈。关节腔的滑膜层可膨出形成滑液鞘或滑液囊，以利于肌腱的活动（图 8-4A）。肱二头肌长头腱就在结节间滑液鞘内穿过肩关节。关节囊上壁的喙肱韧带，从喙突根部至肱骨大结节前面，与冈上肌腱交织在一起并融入关节囊的纤维层。臂外展超过 40°～60°，继续抬高至 180° 时，长伴随胸锁关节与肩锁关节的运动及肩胛骨的旋转运动（图 8-4B）。

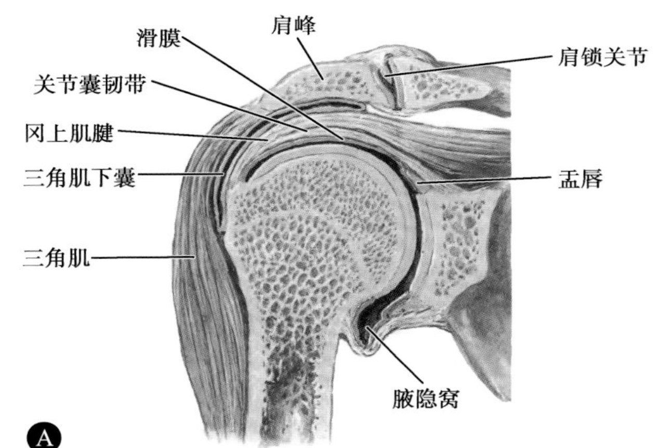

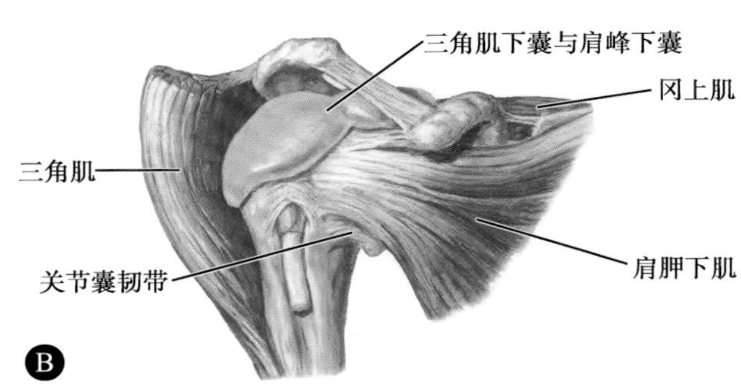

▲图 8-4　肩关节解剖
A. 冠状面骨性关节结构；B. 关节周围软组织（韧带、肌肉）

三、超声引导定位注射

1. 肩关节腔内注射

［体位］ 取侧卧位或坐位，侧卧位时患肩在上，上臂内收位。

［定位］ 横行置于肱盂关节后方（与冈下肌肌纤维走向平行），在超声图像中辨认肱骨头、肩胛盂、关节囊和盂唇结构（图 8-5A）。

［注射］ 采用平面内进针技术，于盂肱关节后部将穿刺针由外向内刺入肱骨头、盂唇和关节囊间的空隙，进行腔内注射（图 8-5B，视频 8-1）。

2. 脑卒中后偏瘫侧肩痛超声引导注射

［体位］ 患者取坐位，前臂屈曲 90°。

［定位］ ① 胸大肌：将超声探头水平放置于胸上部偏外侧，当肩被动外展或主动抗阻内收肩关节时，在腋窝前方边缘可触及胸大肌肌腹部肌束（图 8-6）。② 肩胛下肌：超声探头方向与上臂纵轴垂直，将探头置于上臂近端肱骨结节间沟处，超声影像

视频 8-1
肩关节超声引导定位注射技术

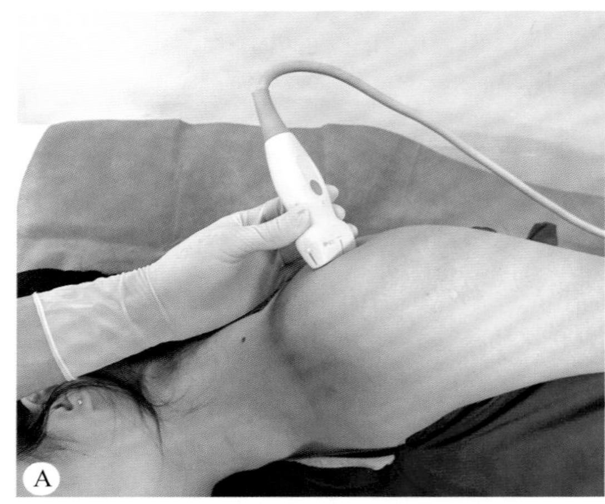

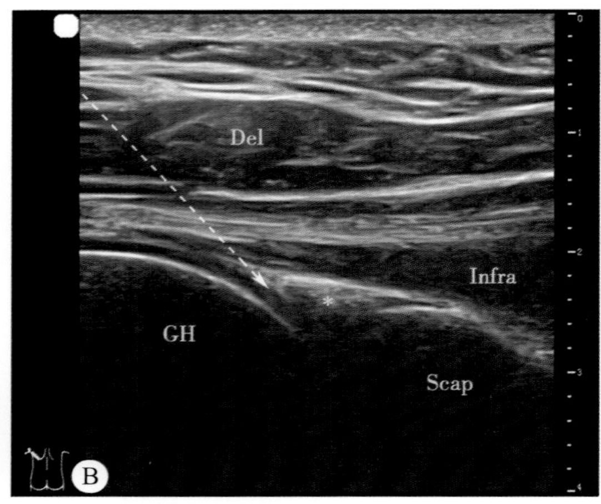

▲图 8-5　肩关节超声探头放置及声像

A. 侧卧位，超声探头横置于肱盂关节后方。B. 肩关节腔声像：Del. 三角肌；Infra. 冈下肌；GH. 肱骨头；Scap. 肩胛骨；*. 盂唇；白色箭头示针道

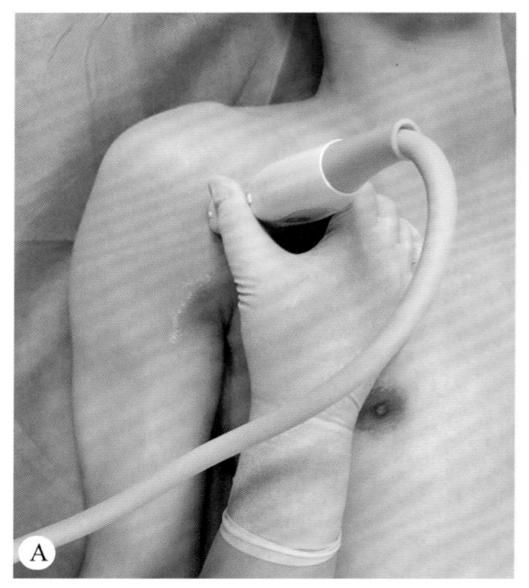

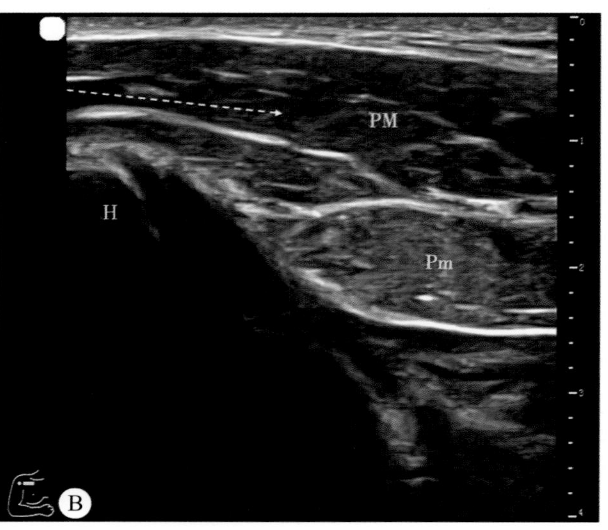

▲图 8-6　胸大肌超声探头放置及声像

A. 平卧位，超声探头水平放置于胸上部偏外侧。B. 胸大、小肌声像：PM. 胸大肌；Pm. 胸小肌；H. 肱骨；白色箭头示针道

显示肱二头肌长头肌腱短轴后，将探头稍向近端移动，同时外旋肱骨，此时，肩胛下肌被拉出（图 8-7）。

［注射位点］

(1) 胸大肌：当肩被动外展或主动抗阻内收肩关节时，可见胸大肌腹部肌束收缩，选择肌肉最厚处，采用平面内注射技术，针尽量平行胸廓刺入，至靶点后注入药液（图 8-6）。

(2) 肩胛下肌：外旋肱骨，超声声像显示三角肌及肩胛下肌长轴后，选择肌肉最厚处，采用平面内注射技术，针尽量平行胸廓刺入，待至靶点后注入药液（图 8-7）。

3. 注射剂量及注意事项

(1) 注射剂量及药液容积：关节腔内注射的常用剂量为 100U，加上 1% 利多卡因注射液 2ml，将 2 种药物混合后共 6ml 进行超声引导下注射。肩胛下肌及胸大肌注射的常用剂量为将 100U 肉毒毒素使用 4ml 生理盐水进行稀释，每块肌肉分 2 位点进行注射，每个位点不超过 25U。

(2) 严格执行无菌操作，避免关节腔内感染。

(3) 进针不宜过深，防止针尖损伤关节面。

(4) 应熟悉解剖，注射过程避免伤及血管和神经。

(5) 操作要谨慎，胸大肌注射时防止刺入胸腔、伤及肺尖，造成血气胸。

(6) 注药前要反复多次抽吸，证实无血后方可注射药液。

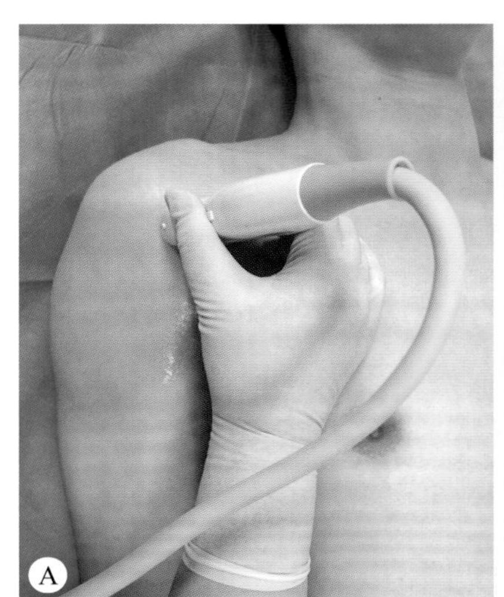

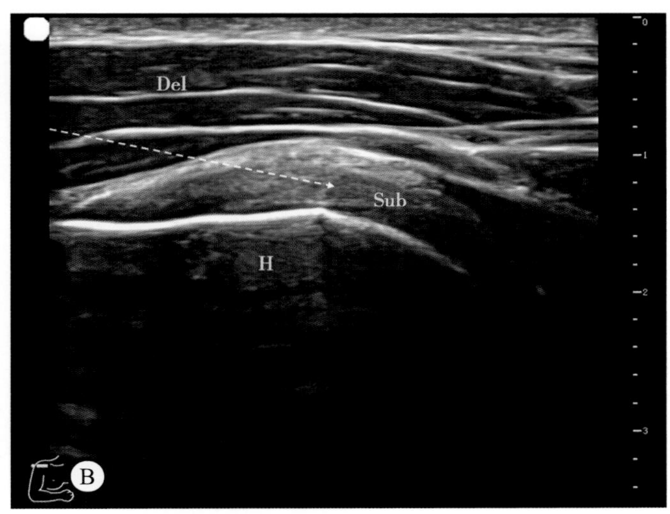

▲图 8-7　肩胛下肌超声探头放置及声像

A. 探头置于上臂近端肱骨结节间沟处。B. 三角肌、肩胛下肌声像：Del. 三角肌；Sub. 肩胛下肌；H. 肱骨；白色箭头示针道

（王玉珏　欧海宁）

第三节　膝关节疼痛

一、典型临床表现

膝关节疼痛是骨关节疾病临床常见症状之一，往往伴有膝关节肿胀、屈伸功能受限等其他表现。膝痛可因膝部结构异常和组织病理状态引起，包括滑膜、半月板、软骨下骨、脂肪垫、韧带等结构。

目前文献中涉及使用肉毒毒素注射治疗的疾病包括股四头肌失衡导致的慢性膝前痛、全膝关节置换术后的难治性疼痛、顽固性膝骨关节炎疼痛等。

二、注射区域解剖

膝关节由股骨远端的内外侧髁、胫骨远端的内外侧髁以及髌骨组成，关节面上覆盖软骨结构，同时也包含关节囊、滑囊和韧带等结构。

临床上常用的注射位置为髌上囊（suprapatellar bursa），髌上囊为膝部最大的滑液囊，位于髌骨上极、股骨远端前面和股四头肌远端肌腱深面（图 8-8），髌上囊起润滑作用，有利于股四头肌肌腱与股骨远端之间相对滑动，不同患者髌上囊大小存在显著差异。

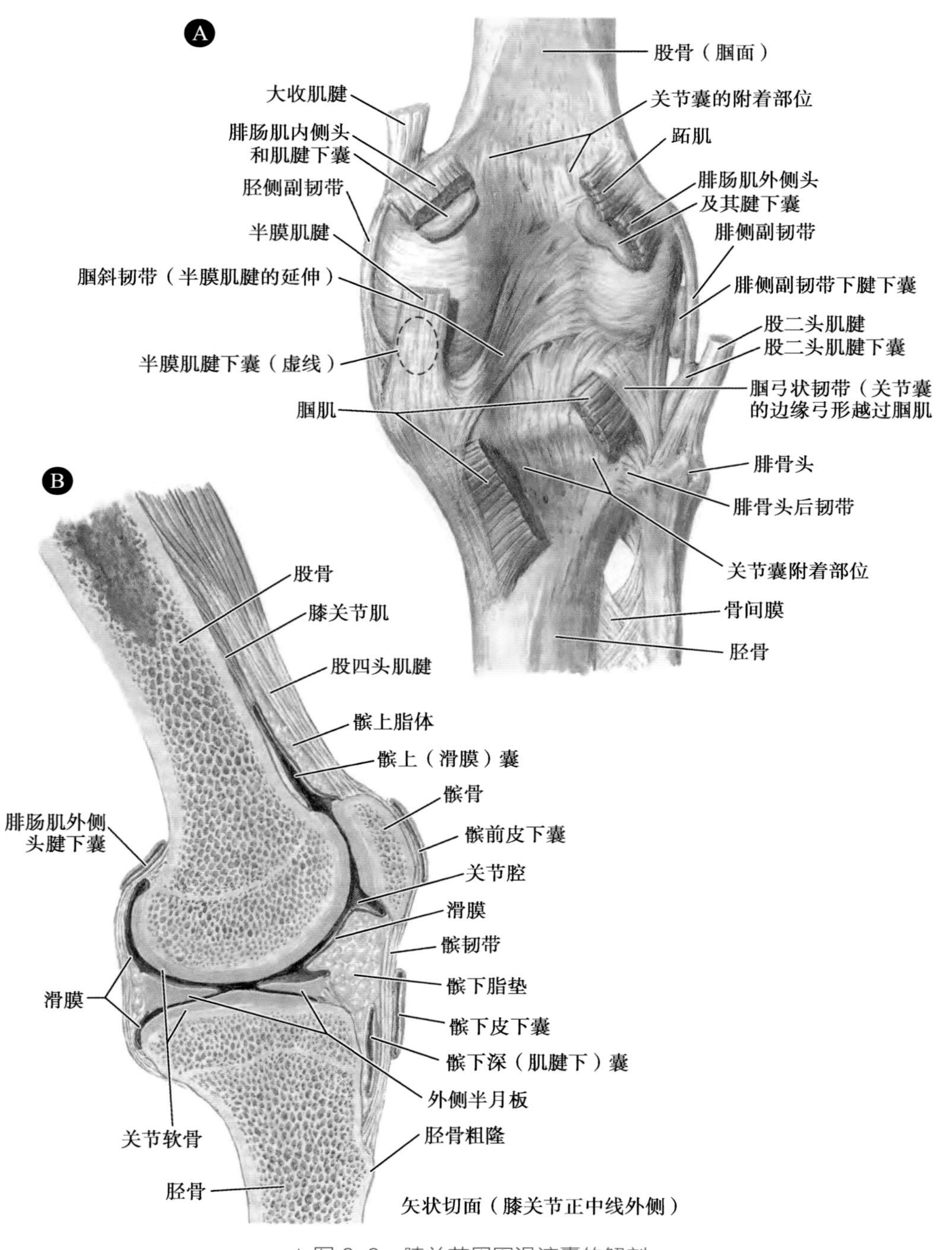

▲图 8-8　膝关节周围滑液囊的解剖

A. 右膝后面观；B. 右膝矢状位

三、超声引导定位注射

1. 注射前准备　向患者交代病情、治疗获益及风险、治疗前后注意事项等，签署知情同意书。操作者使用 13～16MHz 高频线阵探头，分别从膝关节前面、内侧面、外侧面和后面进行关节结构的超声扫查，确定存在的病变及位置。

2. 体位　仰卧位，膝盖微弯，腘窝处垫一小枕 / 毛巾卷，股四头肌稍绷紧。

3. 定位　常规消毒，左手持探头置于髌骨上极处固定，探头长轴平行于股骨长轴放置，探头尾端放在髌骨上缘，头端放置在股四头肌肌腱上。确认髌骨、股四头肌肌腱、髌上囊的超声影像及所在位置，髌上囊呈低回声；旋转探头 90° 垂直于股骨，调整探头获得股骨、股骨前脂肪垫、髌上囊等结构的清晰图像（图 8–9），打开彩色血流信号观察炎症及血管情况，确保安全后，选择在探头下平面内进针，注意进针位点的选择，避免穿过股四头肌肌腱。

4. 注射　左手固定探头，右手持注射器，以髌骨外上方为穿刺点（图 8–10A），采取平面内进针的方式，在超声影像实时引导下穿刺针针尖到达髌上囊部位，刺入关节囊时有韧感，突破关节囊有落空感，当针尖到达髌上囊满意位置，回抽无异常后注射少量药物，再次确认针尖位置无误后将药物注射完毕。如关节腔内有积液，可先抽出积液后再注射；如髌上囊内存在粘连等，需重新调整针尖位置确保药液分布至整个髌上囊。注射完成后拔出穿刺针，针孔处用棉签按压止血、止血贴局部加压覆盖（图 8–10B，视频 8–2）。

四、注射剂量及注意事项

1. 注射剂量及药液容积　根据文献研究，肉毒毒素注射剂量分为低剂量组 100U 和高剂量组 200U，大多数应用肉毒毒素注射的研究中，关节内注射的常用剂量为 100U，用 2～5ml 生理盐水稀释成溶液，常为单次注射。

2. 注意事项

(1) 严格按规范进行无菌操作：消毒、铺巾，

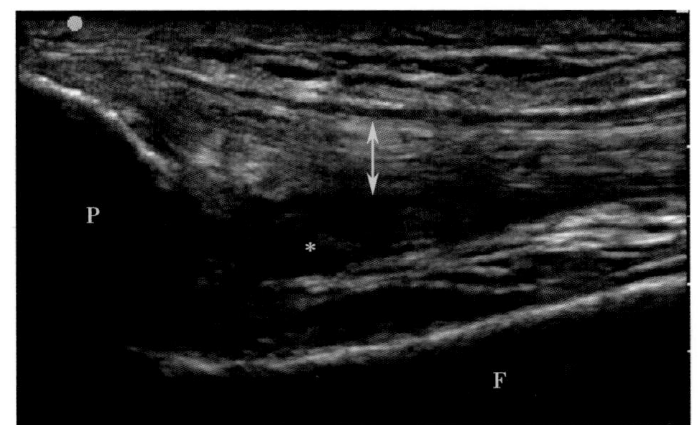

▲图 8–9　髌上囊超声声像

P. 髌骨；F. 股骨；*. 髌上囊；↕. 股四头肌腱

视频 8–2
膝关节超声引导定位注射技术

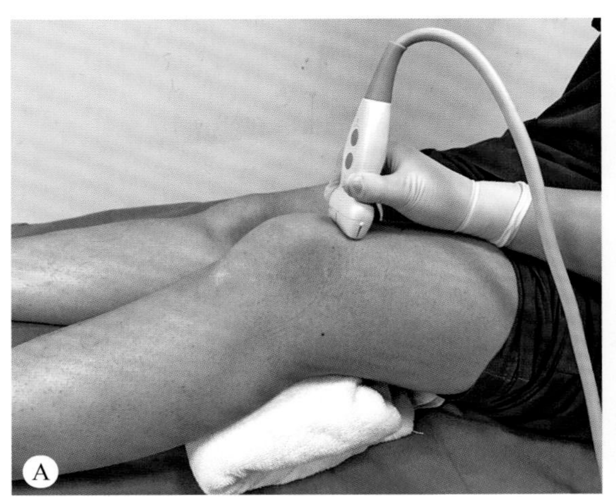

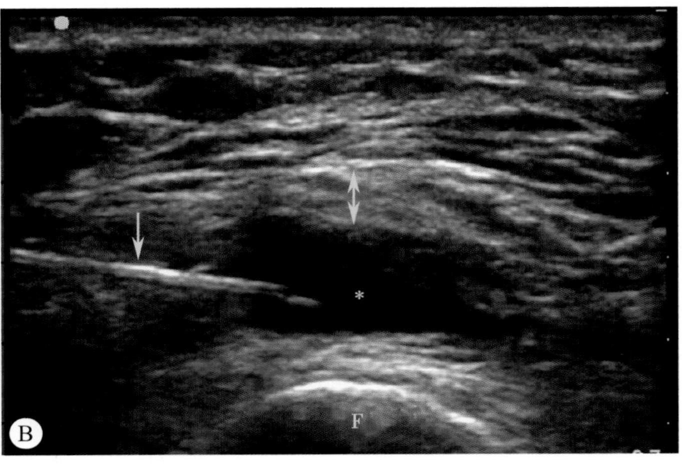

▲图 8–10　髌上囊超声探头放置及声像

A. 平卧位，探头置于髌骨上缘。B. 超声影像：F. 股骨；*. 髌上囊；↕. 股四头肌腱；↓. 注射针

避免关节腔感染。

(2) 患者在膝屈曲时注射体感较舒适，可采用此体位进行注射。

(3) 注射动作轻柔，避免引发患者不适。

(4) 超声下观察到针尖进入髌上囊后，注射器回抽到关节积液再行注射；如有较多关节腔积液，建议先抽液再注射药物。

(5) 只要定位正确，操作熟练，患者无明显不适。

（卫镇海　姜　丽）

第四节　腰背肌筋膜炎

一、典型临床表现

腰背肌筋膜炎，又名腰背部肌筋膜疼痛综合征、腰背肌纤维炎等，是指由于腰背部肌肉因为反复轻微创伤包括腰部不正当过度屈伸或慢性肌肉功能失调，引发的腰背部肌肉组织、筋膜水肿损伤，引起腰背部（严重时可放射到臀部及大腿）急性或慢性疼痛，伴或不伴有活动受限等临床症状。徒手按压检查时可有一处或多处筋膜内触发点，表现为受累肌肉或肌群中局限的剧烈触痛区域，是肌肉或者肌群反复轻微创伤的结果。本病为临床常见病，但常常因未引起患者重视而延误病情，属于累积性、劳损性疾病。症状易反复，病程较长。

腰背肌筋膜炎可累及腰背部多块肌群，以腰大肌、腰方肌多见。这些肌肉的起点、附着点及肌肉本身对创伤均很敏感，损伤后可形成疼痛触发点。腰方肌分深浅两层各 2 个常见激痛点，常引起大腿后部疼痛；髂腰肌 3 个激痛点，常引起大腿前部疼痛；臀大肌和臀中肌一般有 3 个激痛点，常引起下肢牵涉痛；臀小肌和梨状肌激痛点两肌均有更远处的牵涉痛。灭活激痛点是成功治疗腰背筋膜炎的关键所在。

二、涉及肌肉及解剖

腰背部肌群：由浅至深分为 4 层，第一层为背阔肌和腹外斜肌后部，第二层为下后锯肌和腹内斜肌后部，第三层为竖脊肌和腹横肌后部，第四层腰大肌、腰方肌、横突棘肌、横突间肌（图 8-11）。竖脊肌、腰大肌和腰方肌是引起激痛点的主要肌肉，其肌肉起止点，作用及神经支配见下述。

1. 腰大肌（psoas major muscle）

［起止点］ 起自膈肌筋膜以及 L1～L5 腰椎横突、椎体和椎间盘的前面，止于股骨小转子以及骨盆底部筋膜（图 8-12）。

［作用］ 屈曲髋关节，外旋髋关节。

［神经支配］ 腰丛（$L_{1\sim4}$）支配。

2. 腰方肌（quadratus lumborum）

［起止点］ 起自髂嵴后份和髂腰韧带，止于第 1～4 腰椎横突和第 12 肋下缘（图 8-13）。

［作用］ 背伸脊柱（双侧收缩），侧屈脊柱（单侧收缩），吸气时，下拉和固定第 12 肋。

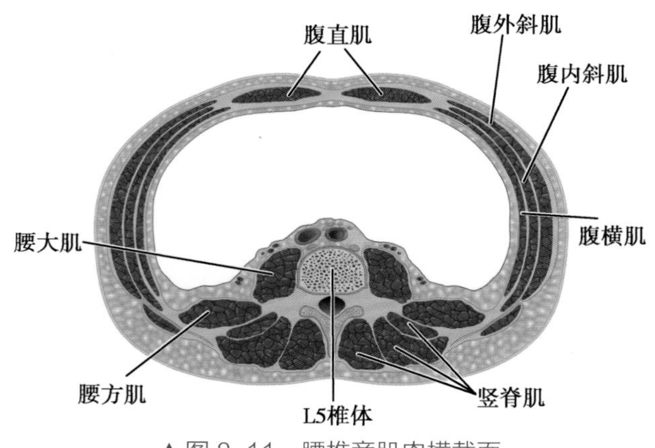

▲图 8-11　腰椎旁肌肉横截面

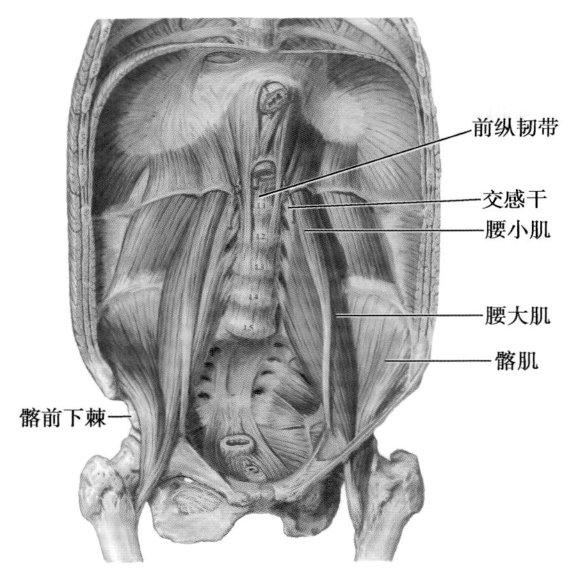

▲图 8-12　腰大肌解剖

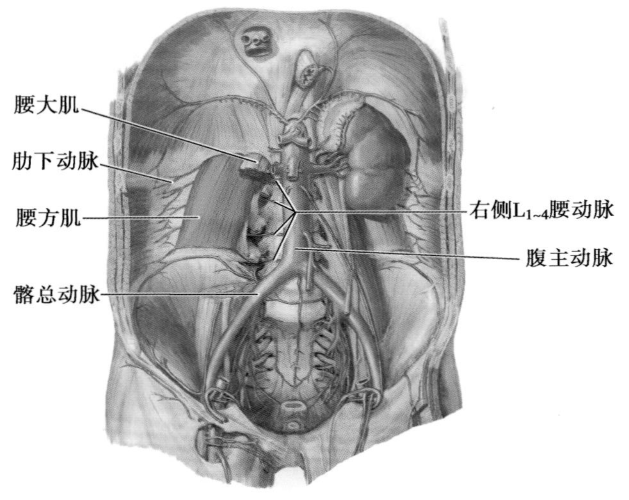

▲图 8-13　腰方肌解剖

［神经支配］第 12 胸～第 3 腰神经后支（T_1～L_2）。

3. 竖脊肌（erector spinae）

［起止点］ 总束起自骶骨背面、腰椎棘突、髂嵴后部及腰背筋膜，肌束向上分为并列的三个纵行肌柱，分别止于肋骨肋角下缘，颈椎和胸椎横突、颞骨乳突及颈椎和胸椎棘突（图 8-14）。

［作用］ 可支配脊柱运动，下端固定时，一侧肌肉收缩，可以使脊柱向同侧屈曲、旋转，两侧肌肉同时收缩时，可以使头和脊柱后伸。

［神经支配］ 脊神经后支。

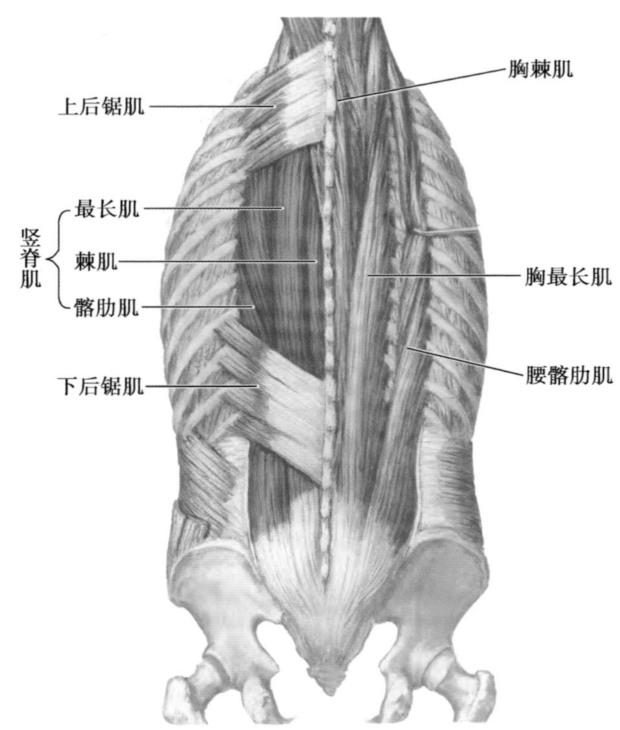

▲图 8-14　竖脊肌解剖

三、超声引导定位注射

1. 注射前准备　向患者交代病情，治疗方案、注射获益、治疗可能风险及注射后注意事项等，获得患者和家属同意后，签署知情同意书。

操作者使用低频凸阵探头进行扫查及确定注射位点。

2. 体位　侧卧位或俯卧位。

3. 定位　打开衣物充分暴露腰背部治疗部位，触诊脊柱棘突确定脊柱后正中线，用记号笔做出标记，先用常规方法探查，确定需要注射的肌群（图 8-12）。常规消毒铺巾，左手固定超声探头，将超声探头平行于髂嵴连线横向放置，距离后正中线旁开 3cm，高度为 $L_{2\sim3}$ 水平。超声下确定横突位置，将超声探头向头侧缓慢移动，显示相邻横突之间的声窗，识别声窗后，探头侧面向前微调显示椎体侧缘、竖脊肌、腰大肌和腰方肌，重点探查局部按压存在条索状或结节状组织，超声下可见低回声、毛糙、增厚、回声不均匀处的筋膜即为激痛点。彩色多普勒图像可以显示毗邻血管（图 8-15）。

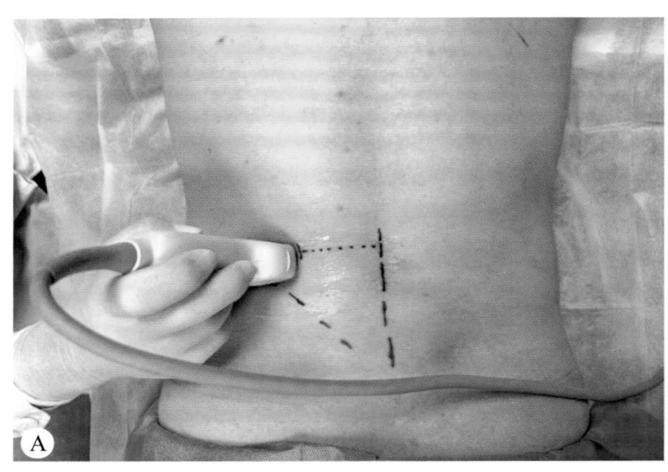

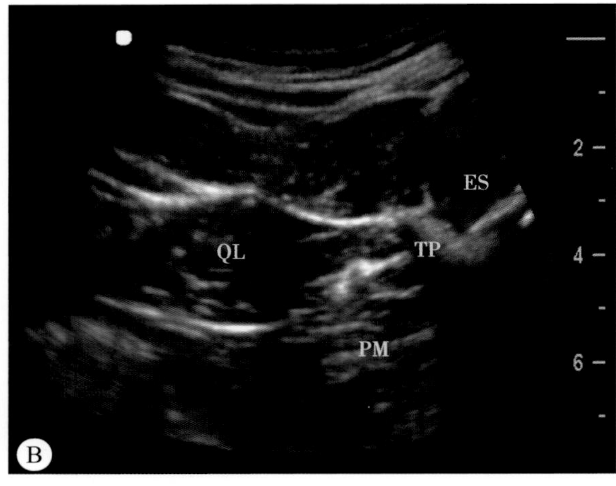

▲图 8-15　腰背部超声探头放置及声像

A. 取俯卧位，探头于髂嵴连线横向放置。B. 腰背部肌肉声像：ES. 竖脊肌；QL. 腰方肌；PM. 腰大肌；TP. 横突

4. 注射　准确识别竖脊肌、腰大肌和腰方肌的影像后，用无菌注射器，连接 25G 注射针头，使用较长的注射针可确保针尖到达触发点。在超声影像实时引导下，从探头侧面进针，直至针尖到达注射部位时，回抽注射器内无异常后注射少量药物，再次确认针尖位置无误后，缓慢将注射器内剩余药物注射完毕，注射完成后拔出穿刺针，针孔处棉签按压止血、止血贴局部加压覆盖，避免血肿形成（图 8-16，视频 8-3）。

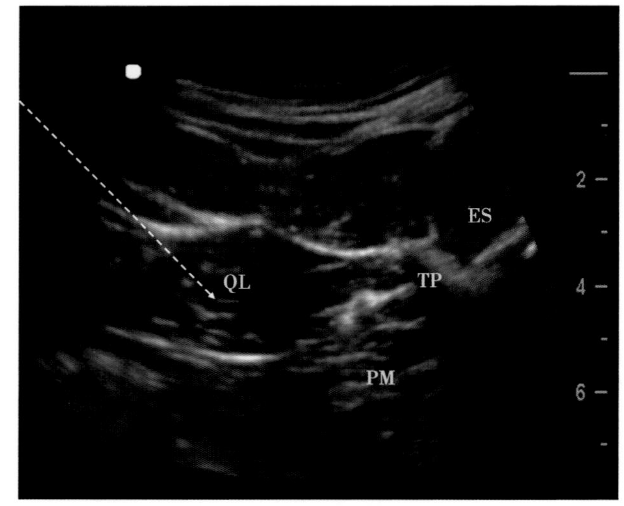

▲图 8-16　腰背肌筋膜炎超声声像

ES. 竖脊肌；QL. 腰方肌；PM. 腰大肌；TP. 横突

视频 8-3
腰背肌筋膜超声引导定位注射技术

四、注射剂量及注意事项

1. 注射剂量　关于肌筋膜炎注射治疗，目前并没有相关文献研究证实最佳的 BoNT/A 用量，已有文献报道剂量为 10～50U/ 点。临床上常用 BoNT/A 剂量为 100U，用生理盐水溶解为 10ml，15～20U/ 点，多点注射。

2. 注意事项

(1) 由于腰部肌肉紧邻脊神经出口，操作者应熟悉脊柱局部解剖基础知识，熟练运用和掌握超声引导注射技术。

(2) 操作者在操作过程中应反复确认针尖位置，尤其是注射时观察针尖位置，避免药物误入蛛网膜下腔、硬膜下腔、硬膜外腔。

(3) 由于椎旁部位富含血管且结构复杂，在注射过程与患者保持交流，监测患者状态，防止药物注入血管内的危险事件。

(4) 如在进针过程中或注射时，患者有特殊不适反应或注射阻力增加的情况，均证明针尖位置可能有误，立即停止注射并调整针尖位置。

（卫镇海　姜　丽）

第五节 梨状肌综合征

一、典型临床表现

梨状肌综合征是指由于梨状肌的急性损伤、慢性劳损或炎症肿胀，使肌肉局部形成纤维束带或瘀痕条索，导致从此经过的坐骨神经受卡压或激惹，而产生一系列的临床表现：主要表现为臀部、大腿后侧、小腿和足疼痛、酸胀、麻木等，平卧位直腿抬高时加重。

由于梨状肌与坐骨神经解剖关系密切，所以梨状肌受损伤或梨状肌与坐骨神经关系发生变异均有可能出现症状。患者多有外伤或受凉史，女性多见，最典型的症状为臀深部疼痛（97.9%）和坐骨神经支配区的放射痛（81.9%），咳嗽、喷嚏或腹压增加会加重疼痛，严重者患肢不能伸、自觉下肢短缩、步履跛行，病史较长者可伴有患肢肌肉萎缩。值得注意的是，部分患者伴有性功能障碍或会阴部麻木，是因上述阴部神经受刺激所致。

其临床表现与腰椎间盘突出引发的坐骨神经痛相似，但患病率低于后者，因此极易被忽视，导致误诊、误治。

二、涉及肌肉及解剖

［起止点］ 梨状肌起于 $S_{2\sim4}$ 前孔外侧，经坐骨大切迹上缘，穿坐骨大孔出骨盆，止于股骨大转子梨状肌窝（图 8-17）。

［作用］ 其功能为大腿外展时使髋关节外旋，屈曲时使髋关节外展。坐骨大孔被其分为梨状肌上孔和下孔，两孔均有血管、神经通过，其中坐骨神经多经梨状肌下孔出盆腔至臀大肌深面，经股骨大转子与坐骨结节连线中点稍内侧降入股后区，支配大腿后侧及膝关节以下的感觉和运动。

［神经支配］ 梨状肌由骶丛神经支配，在股骨内旋时，肌腱和肌腹可压迫坐骨神经，如果压迫持续存在，则可导致坐骨神经卡压。此外，臀上神经于梨状肌上孔出盆腔，行于臀中、臀小肌间，支配臀中、臀小肌和阔筋膜张肌的感觉和运动；臀下神经于梨状肌下孔出盆腔，行于臀大肌深面，支配臀大肌的感觉和运动。

三、超声引导定位注射

1. 注射前准备 向患者交代病情，治疗

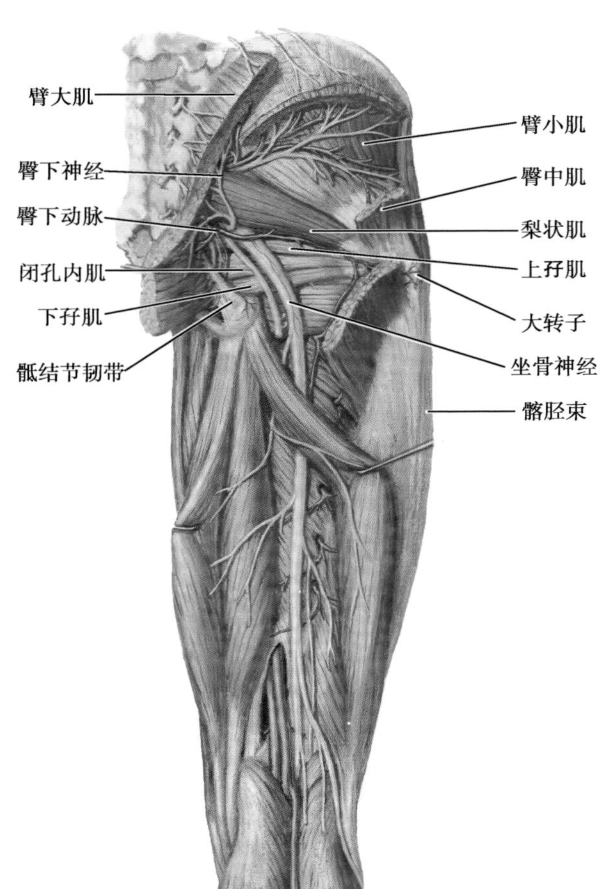

▲图 8-17 梨状肌周围局部解剖

方案、注射获益、治疗可能风险及注射后注意事项等，获得患者和家属同意后，签署知情同意书。

操作者使用低频凸阵探头进行梨状肌扫查及定位注射位点。

2. 体位　患者采用俯卧位，臀部朝上，用连线法确定髂后上棘的位置与股骨大转子的位置，用记号笔作出标记（图 8-18）。

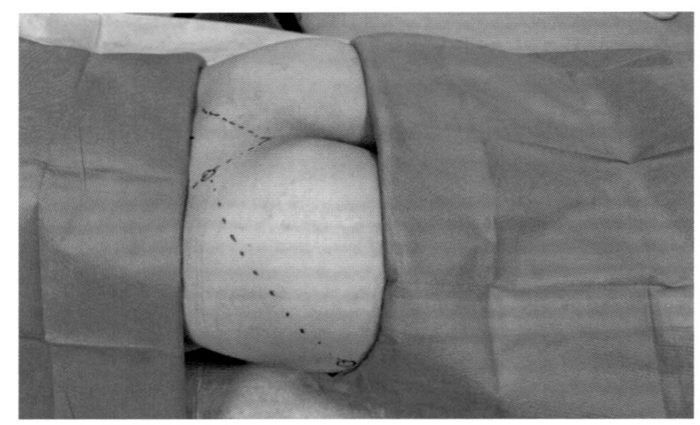

▲图 8-18　髂后上棘和股骨大转子体表定位

3. 定位　患侧臀部皮肤严格消毒、铺巾，使用低频超声探头横置于髂后上棘与股骨大转子之间，向侧面缓慢移动超声探头直至观察到一个从下外至上内的 S 形高回声线状影，即为髂骨，随后将横向放置的超声探头（使超声束与梨状肌平行），向尾部缓慢移动至髂后上棘与股骨大转子连线的中上 1/3 处，直至观察到坐骨切迹（图 8-19）。

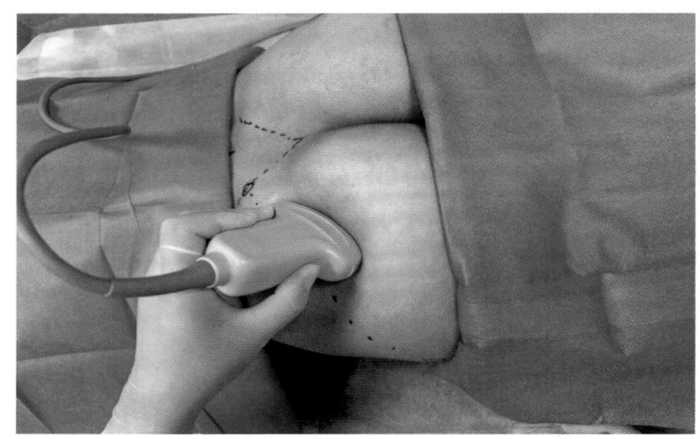

▲图 8-19　超声探头放置位置

此时让患者转为侧卧位进行髋关节内外旋动作，显示屏上可见梨状肌在臀大肌深面滑动，此时观察到梨状肌下面的高回声扁平结构即为坐骨神经。由于存在解剖变异，坐骨神经也可能出现在梨状肌的表层或中间，如果找不到坐骨神经，可以打开彩色多普勒，确定阴部动脉，阴部动脉外侧即为坐骨神经（图 8-20）。

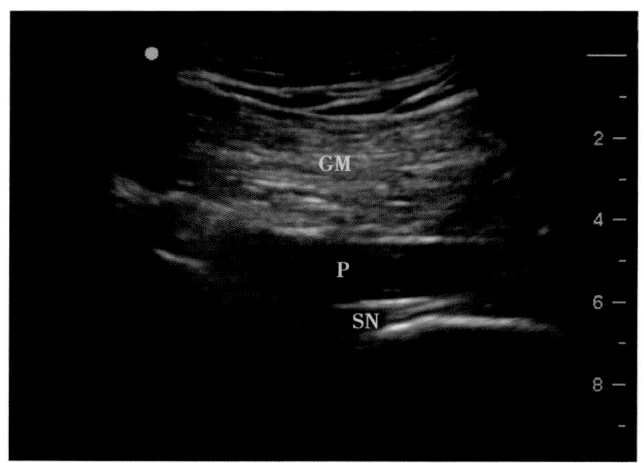

▲图 8-20　梨状肌及坐骨神经超声声像

GM. 臀大肌；P. 梨状肌；SN. 坐骨神经

4. 注射　超声下确定坐骨神经位置后，左手持探头并固定在相应体表区域，右手持无菌注射器，在距离超声探头 1cm 位置穿刺，超声影像实时引导进针。进针过程中应避开神经、血管。当针尖到达梨状肌的理想部位时，缓慢注入少量药液，通过观察药液扩散确认针尖位置，将全部药液注射完毕后拔针，用无菌棉签或纱布按压针孔处 1min，用无菌敷贴贴在注射针孔处，避免污染，并嘱患者 24h 保持针孔处干燥、卫生（视频 8-4）。

视频 8-4
梨状肌超声引导定位注射技术

四、注射剂量及注意事项

1. 注射剂量　在临床研究中尚无定论，50U、100U、150U 均有应用，且显示有效。

2. 注意事项

(1) 梨状肌综合征常被误诊为其他疾病，导致诊断和治疗的延误，诊断时要充分完善相关检查，排除其他诊断后明确诊断。

(2) 穿刺前向患者明确交代穿刺可能损伤坐骨神经及其他相关风险。

(3) 注射时，当针尖到达接近坐骨神经的梨状肌肌腹时小心进针，避免损伤坐骨神经，注射过程中与患者保持沟通，了解是否有神经症状。

(4) 避免在坐骨神经内或周围进行注射。

(5) 严格无菌操作，避免感染。

（姜　丽　卫镇海）

第六节　带状疱疹神经痛

一、典型临床表现

带状疱疹是由水痘－带状疱疹病毒感染所引起的急性皮肤病，对此病毒无免疫力的儿童被感染后发生水痘，部分人感染后不出现水痘，为隐性感染，成为带病毒者。此种病毒为嗜神经性，在侵入皮肤感觉神经末梢后可沿着神经移动到脊髓后根的神经节中，并潜伏在该处，当宿主的细胞免疫功能低下时，如患感冒、发热、系统性红斑狼疮以及恶性肿瘤时，病毒被激发，致使神经节发炎、坏死，同时再次激活的病毒可以沿着周围神经纤维再移动到皮肤发生疱疹并伴有疼痛；年龄愈大，神经痛愈重。如果体内病毒及传感到末梢神经的病毒清除，体外是不会有后遗症发生的，反之就可能形成后遗神经痛。

二、徒手定位注射

带状疱疹后神经痛注射治疗主要根据皮损和感觉异常的范围，环绕受累区域进行多点皮下或皮内注射（图 8-21）。多点微量皮内注射 BoNT/A 治疗带状疱疹后神经痛患者缓解疼痛的效果与皮下注射相当，但避免了皮下注射阻断肌肉传导出现的各种并发症，提高了其应用的安全性，可明显减少疼痛及阿片类药物的使用。

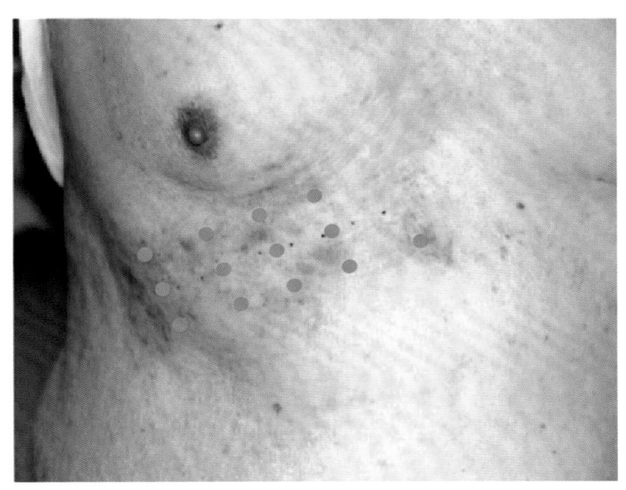

▲图 8-21　带状疱疹及注射位点

三、注射剂量及注意事项

1. 浓度：50U/ml，每个部位皮下注射 4U，注射间隔 1cm，总剂量不超过 200U/ 次。

2. 不良反应包括局部肌肉发僵感、注射部位水肿、瘀血等。

3. 少数患者注射 BoNT/A 后可出现局部肌肉无力的不良反应，但该不良反应具有可逆性，2～4 周后多可自行缓解。

（欧海宁　郎士娟）

第 9 章　吞咽障碍定位注射技术

第一节　流　涎　症

一、典型临床表现

流涎症（sialorrhea or excessive drooling）是指由于各种因素导致的唾液过多地聚集在口腔，唾液可向前外溢，或向后流至呼吸道表现为呛咳的症状，不仅会引起口腔异味、皮肤破溃，影响语言表达，对患者日常交往及心理产生消极作用，甚至导致吸入性肺炎，严重危害患者身体健康。

引起流涎的因素有很多，包括口腔肌肉运动感觉障碍（脑卒中、神经退行性疾病、脑瘫等）、唾液分泌增多（腺体肥大）、解剖学异常（巨舌症）以及药物因素（抗癫痫药物）等。然而导致流涎症最常见的病理机制是与吞咽相关的口腔肌肉协调性下降，唾液清除能力减弱有关。健康个体每天产生的唾液量为 0.5～1.5L，每天大约会发生 600 次不自主的吞咽动作，可通过吞咽动作将唾液清除。在正常情况下，健康个体具备通过吞咽动作代偿处理分泌增加的唾液，所以唾液分泌增多并不一定会导致流涎的发生。

二、涉及的唾液腺解剖及功能

口腔有大、小两种唾液腺。大唾液腺包括腮腺（parotid gland）、下颌下腺（submandibular gland）和舌下腺（sublingual gland）三对，它们是位于口腔周围独立的器官，但其导管开口于口腔黏膜。唾液腺分泌唾液，口腔中 95% 的唾液由这三大唾液腺分泌。另外，小唾液腺散在于口腔黏膜内（如唇腺、颊腺、腭腺、舌腺），也有少量唾液分泌。

1. 解剖　腮腺呈三角楔形，位于外耳道前下方、咬肌后部的表面，深入下颌后窝内，分为浅、深两叶。腮腺浅叶前缘发出腮腺管，穿过颊肌，开口于正对上颌第二磨牙的颊黏膜上。下颌下腺形似卵圆形，位于下颌下三角内，下颌骨体和舌骨舌肌之间，腺体的内面发出下颌下腺管，沿口底黏膜深面前行，开口于舌下肉阜。舌下腺位于口底舌下，最小，细长而略扁，位于口底黏膜深面。唾液腺的解剖位置（图 9-1）。

2. 功能　唾液腺腺体内，腺泡细胞负责唾液分泌量，导管细胞负责唾液的成分。腮腺作为最大的大唾液腺，为纯浆液性腺，可产生 25% 的浆液性分泌物，并能对嗅觉、味觉刺激作出反应，其成分包含了较多水分、电解质和淀粉酶，从而能够在辅助食物吞咽的同时，也保证口腔的清洁与中性环境。下颌下腺为混合腺，浆液性腺泡多，黏液性和混合性腺泡少，可产生 70% 的浆液性分泌物。舌下腺则产生 5% 的黏液性分泌物，具有一定抗菌性，也保证了口腔黏膜的湿润（表 9-1）。

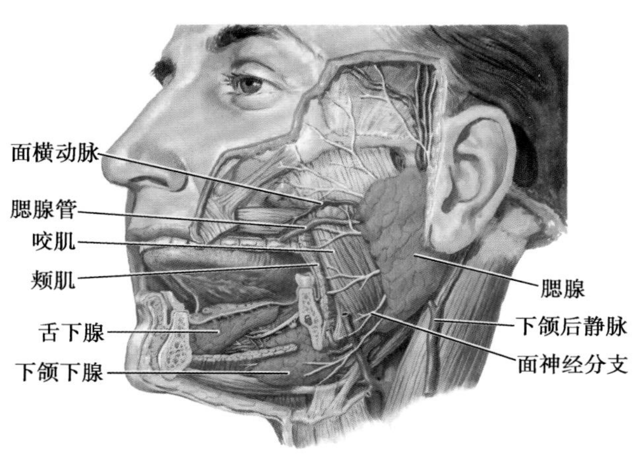

▲图 9-1　唾液腺的解剖

在静息状态下，70% 的唾液由颌下腺和舌下腺分泌。当受到刺激或者吞咽时，唾液流率增加至少 5 倍，主要是腮腺分泌大部分唾液。平均而言，在未接受药物治疗的健康成人中，静息状态和受咀嚼刺激的唾液流速分别约为 0.3ml/min 和 1.5ml/min，唾液的流率也受到年龄和性别的影响，波动范围广且差异大。

表 9-1　口腔三大腺体解剖位置及分泌物

名称	解剖位置	功能
腮腺	位于耳郭前下方的腮腺，导管出口平对上颌第二磨牙的颊黏膜处	分泌水状液体
下颌下腺	位于下颌下三角内，开口于舌下阜	分泌较稀的水状液体
舌下腺	位于口底舌下襞深面，大管开口于舌下阜，小管开口于舌下襞表面	分泌黏稠液体

3. 神经支配　唾液分泌的调节完全是神经反射性的，包括非条件反射和条件反射。当口腔内的机械、化学、温度感受器受到刺激时，兴奋沿第Ⅴ、Ⅶ、Ⅸ、Ⅹ对脑神经中的传入纤维传至唾液分泌中枢（初级中枢在延髓，高级中枢在下丘脑和大脑皮质等处），然后兴奋沿传出神经到达各唾液腺，支配唾液腺的传出神经有交感神经和副交感神经。此两种神经兴奋时，均引起唾液分泌增加，但以副交感神经的作用为主。当副交感神经兴奋时，其末梢释放乙酰胆碱作用于唾液腺使之分泌大量稀薄的、酶多消化力强的唾液。当交感神经兴奋时，分泌量较少的黏稠唾液。此外，进食的环境、食物的形状、颜色、香味等都可成为条件刺激形成条件反射刺激唾液分泌。

三、超声引导定位注射

BoNT/A 注射作为一种有效治疗流涎症的方法，目前较普遍采用超声引导定位注射。

1. 体位　仰卧位。

2. 定位　腮腺位置表浅，可通过耳郭和下颌角连线进行徒手定位，至少选择 2～3 点，其中一个注射位点位于下颌升支后方，另一个注射位点是腺体的下后部，乳突之前（图 9-2A）。下颌下腺位置相对较深，以下颌角和颌骨的连接参考线为基准，选择 2 点（图 9-2B）。

3. 注射　腮腺位于耳屏及下颌角连线上，超声探头放置于腮腺组织丰富处，分别取腮腺的头部、中部和尾部各注射 1 点，进针深度 1.0～1.5cm（图 9-3，视频 9-1）。

下颌下腺注射点位于下颌体下缘及二腹肌前、后腹所围成的下颌三角内，超声探头放置选取下颌下腺组织丰富处，注射 2 个位点，进针深度约 2.0cm（图 9-4）。

超声引导定位注射可动态监测注射过程，避免误注到皮下脂肪、腺体周围肌肉及损伤周围神经血管等，减少或避免不良反应发生（视频 9-2）。

视频 9-1
腮腺超声引导定位注射技术

视频 9-2
颌下腺超声引导定位注射技术

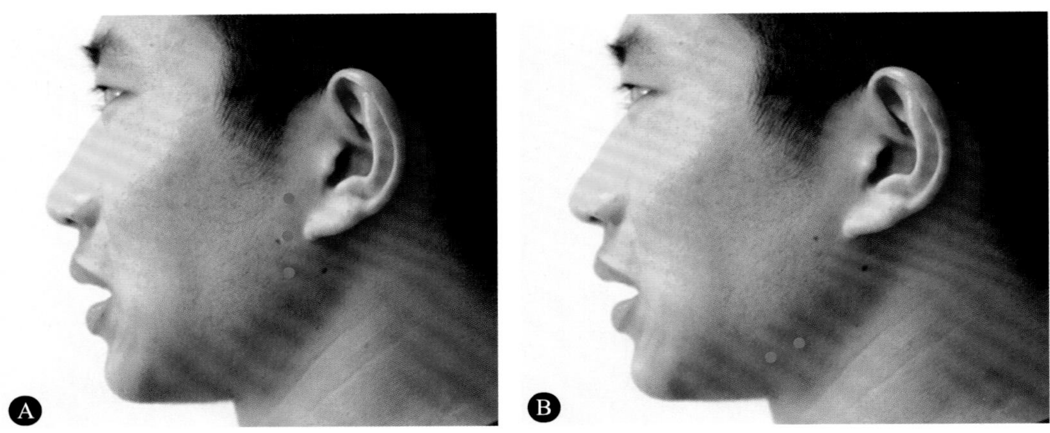

▲图 9-2 唾液腺体表注射点

A. 腮腺体表注射点；B. 下颌下腺体表注射点

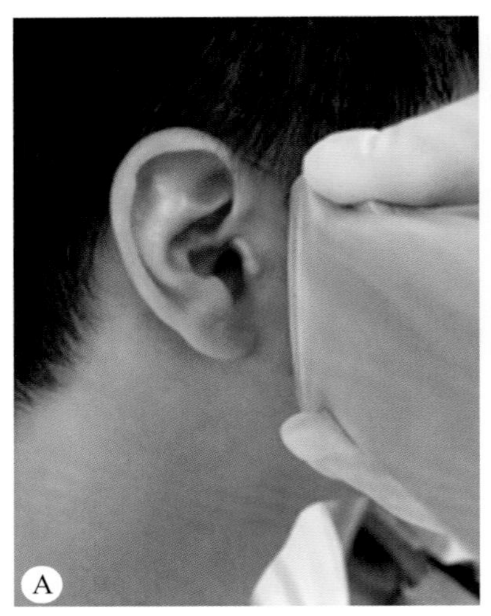

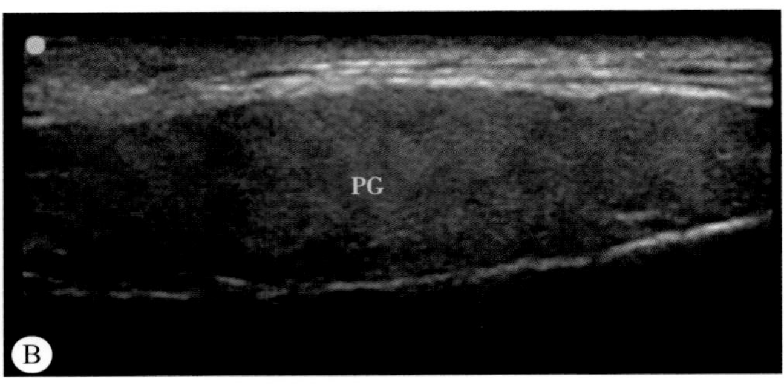

▲图 9-3 腮腺超声探头放置及声像

A. 探头置于外耳道前方；B. 腮腺的声像；PG. 腮腺

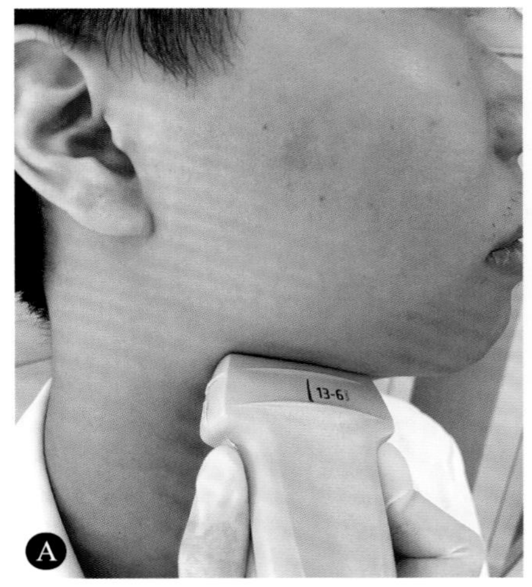

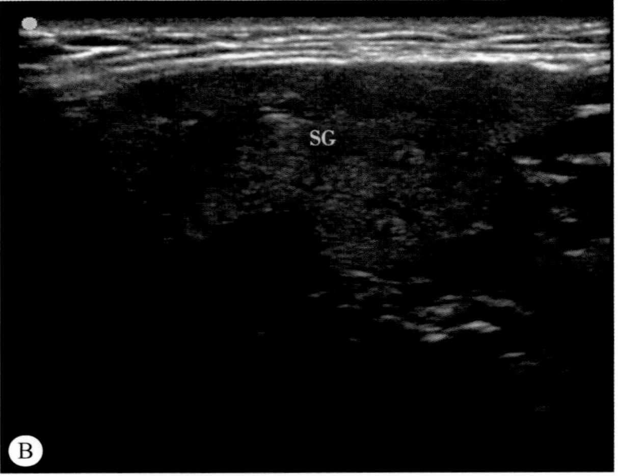

▲图 9-4 下颌下腺超声探头放置及声像

A. 探头置于下颌角下方；B. 下颌下腺声像；SG. 下颌下腺

四、注射剂量及注意事项

1. 成人注射剂量 在成人中，目前国内外针对肉毒毒素注射治疗流涎症的最佳剂量尚无统一标准。BoNT/A 的剂量选择差异较大，一般推荐每个腺体使用 0.5～1.0U/kg，每个腺体常用剂量为 20～30U。关于不同腺体分配比例的选择，有学者认为腮腺的体积比下颌下腺大，因此，针对腮腺注射的肉毒毒素比例较大，但也学者认为下颌下腺分泌静息状态下 70% 的唾液，是主要选择注射的腺体。

结合既往文献报道结果及相关临床经验，较为公认的是选择 100U/ 次作为注射总剂量，发现该剂量 BoNT/A 注射对改善患者流涎症状具有明确疗效，且不良反应发生率低。推荐剂量为 100U 溶解于 2ml 生理盐水中，分别进行腮腺和下颌下腺注射。按照每侧腮腺注射 3 个位点，每点 10U，共注射 30U，双侧腮腺注射总量为 60U；下颌下腺每侧注射 2 个位点，每点 10U，共注射 20U，双侧下颌下腺注射总量为 40U。

对于流涎特别严重的吞咽障碍患者，可选择 200U/ 次作为注射总剂量，并且根据注射前超声扫查显像腮腺、下颌下腺的实际体积分配剂量比例，按个体化实施精准注射。采用更高剂量的肉毒毒素研究（如 200U），可明显改善患者的流涎症状，且不良反应未见增加。因此，针对不同流涎程度和类型的患者，腮腺及下颌下腺注射剂量分配比例以及更高注射剂量的有效性和安全性，值得进一步研究和探讨。

2. 儿童注射剂量 对于儿童，应该注射哪些唾液腺体（腮腺、下颌下腺或两者）以及儿童最佳剂量尚无共识。目前研究认为儿童注射 4 个腺体相较于 2 个腺体注射效果更优，总注射剂量与体重有关，每次治疗 20～75U，体重小于 15kg 的儿童，平均注射剂量为 30U；体重 15～25kg，平均注射剂量为 40U；体重超过 25kg，平均注射剂量为 50U；体重≥30kg 的儿童患者接受 75U 的剂量。总剂量以 3∶2 的比例分配给所有腮腺和下颌下腺。重复注射 BoNT/A 治疗儿童流涎的效果，第一次、第二次和第三次注射的总体成功率分别为 74.0%、41.6% 和 45.8%。虽然重复注射后效果可能会下降，但大多数儿童的流涎会持续改善。

3. 注意事项 BoNT/A 注射是治疗流涎症的有效手段，在对流涎症患者进行 BoNT/A 注射时，需综合评估患者的病情和年龄等因素，明确治疗目标；尽可能定位清楚，合理选用注射剂量，使用超声引导，防止不必要的损伤。治疗后，密切关注患者的病情变化以及防止感染、口干以及吞咽困难加重等一过性情况发生。

（李 超 温红梅）

第二节 口下颌肌张力障碍

一、典型临床表现

口下颌肌张力障碍是一种累及口咽部及下面部肌肉的节段性肌张力障碍，主要涉及参与下颌运动、咀嚼、吞咽等功能控制的相关肌肉。其典型的异常表现包括下颌闭合、下颌张开、下颌偏斜以及伸舌。常在进食、讲话时加重，并可能损害患者咀嚼和吞咽功能，严重影响生活质量。

二、涉及肌肉及解剖

1. 咬肌（masseter）（图 9-5）

［起止点］ 分三层，浅层起自颧骨下颌突和颧弓下缘前 2/3 部分，止于下颌支侧面下方后半部分和下颌角。中层起自前 2/3 颧弓内侧及颧弓

后 1/3 下缘，止于下颌支中部。下层起自颧弓深面，止于上颌支上部及冠突（图 9-5）。

［作用］ 上提下颌，参与闭口。

［神经支配］ 下颌神经前主干的咬肌支。

2. 翼内肌（medial pterygoid）（图 9-6）

［起点］ 深头起于翼外板内面及腭骨锥突，浅头起于腭骨锥突和上颌结节。

［止点］ 下颌支内面及下颌角内面。

［作用］ 上提下颌，参与闭口。

［神经支配］ 下颌神经翼内支。

3. 翼外肌（lateral pterygoid）（图 9-6）

［起点］ 上头起于颞下颌窝和蝶骨大翼的颞下嵴，下头起于翼突外侧板的外面。

［止点］ 纤维向后外止于下颌颈及关节盘前缘、关节囊。

［作用］ 稳定颞下颌关节，单侧收缩使下颌向对侧移动，双侧收缩协助开口。

［神经支配］ 下颌神经及颊神经分支。

4. 二腹肌前腹（anterior belly of digastric）（图 9-7）

［起点］ 下颌骨二腹肌窝。

［止点］ 舌骨。

［作用］ 舌骨固定时，下拉下颌骨，参与张口；下颌骨固定时，上提舌骨，协助咀嚼。

［神经支配］ 下颌神经的下颌舌骨肌神经。

5. 颏舌肌（genioglossus）（图 9-8）

［起点］ 下颌体内侧面近中点处的上颏棘。

［止点］ 舌尖。

［作用］ 伸舌向前。

［神经支配］ 舌下神经。

6. 颞肌（temporalis） 详见第 8 章第一节偏头痛，见图 8-1。

7. 口轮匝肌（orbicularis oris） 详见第 6 章第二节偏侧面肌痉挛，见图 6-22。

三、定位注射方法

口下颌肌张力障碍涉及的肌肉深浅不一，根据上述解剖定位，可分别选择徒手、肌电图、超

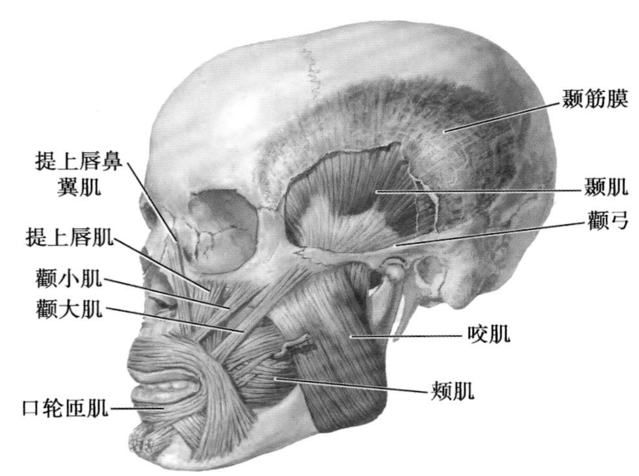

▲图 9-5 咬肌解剖

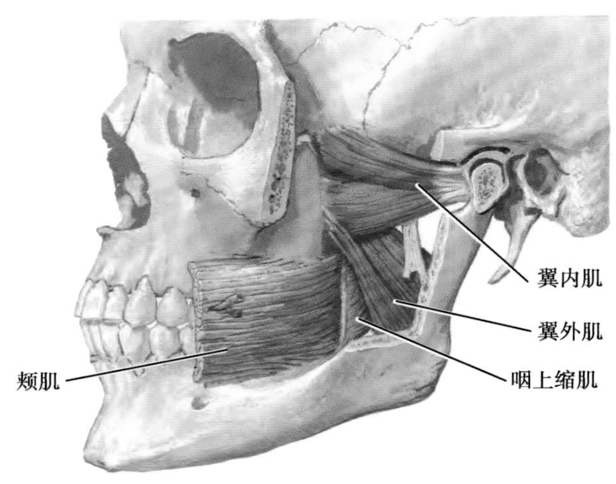

▲图 9-6 翼内肌、翼外肌解剖

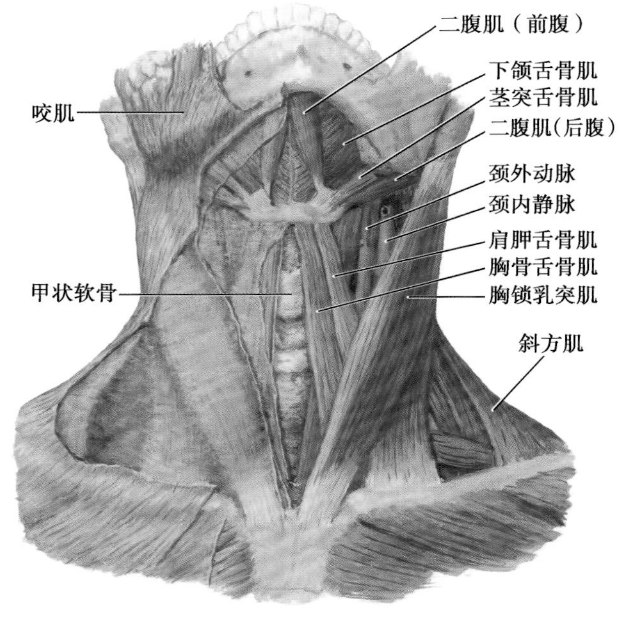

▲图 9-7 二腹肌解剖

声引导等方法实施精准定位注射。

1．颞肌 徒手定位注射：做咬合动作时，在颞上方可触及颞肌腹部肌肉束，垂直注射，穿透到颞浅和颞深筋膜后，在针头接触骨表面后进行逆行注射，采取 4～5 个注射点的多点注射（图 9-9）。

2．咬肌

(1) 徒手定位注射：做咬合动作时，在下颌角前上方可触及肌肉隆起，选择咬肌中下部注射，分 2 点注射，见图 9-10。

(2) 超声引导定位注射：超声探头置于颧骨与下颌支之间，探头方向与咬肌起止点平行（图 9-11）。患者若处于磨牙状态或嘱患者咬牙，可见咬肌动态收缩活动，探头也可与肌肉活动方向垂直，确定拟注射的肌肉（图 9-11A、B）。

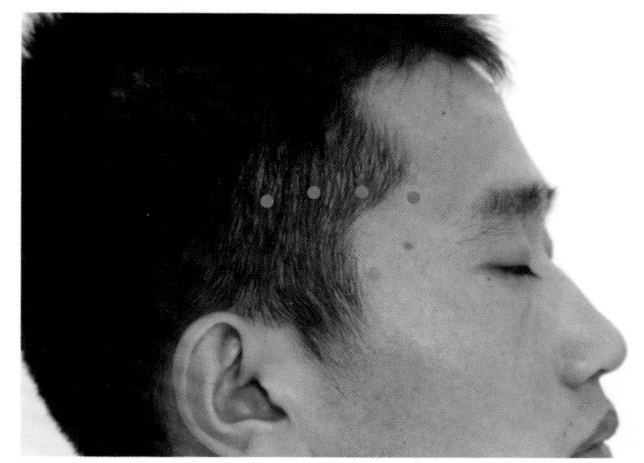

▲图 9-9 颞肌注射位点

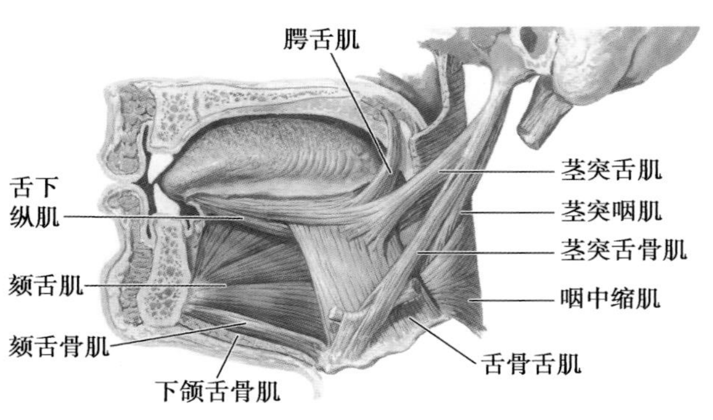

▲图 9-8 颏舌肌解剖

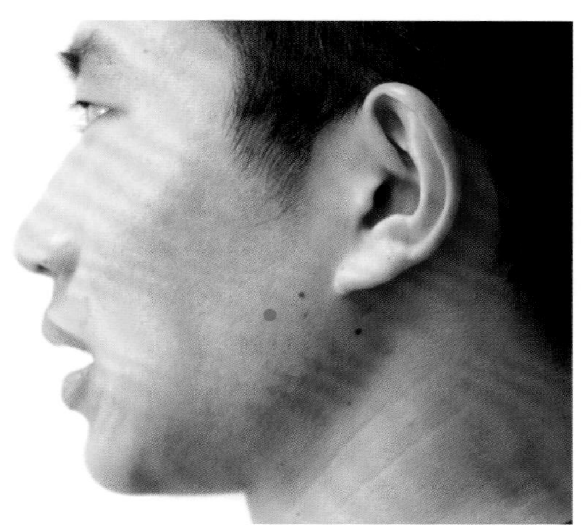

▲图 9-10 咬肌注射点

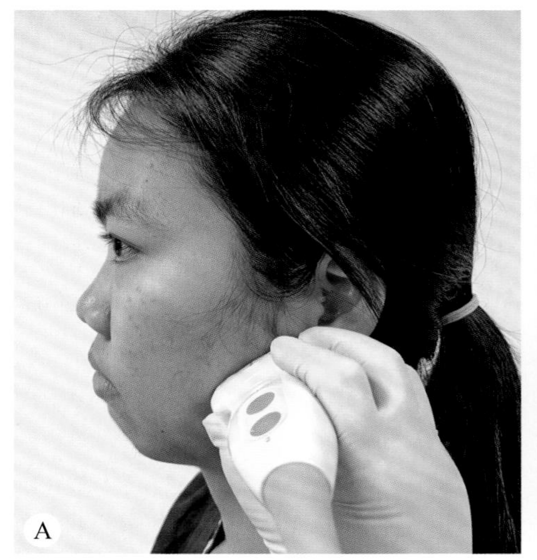

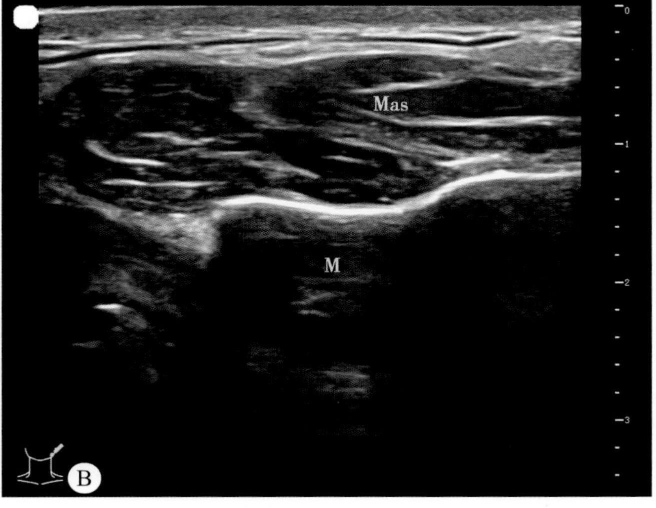

▲图 9-11 咬肌超声探头放置及声像

A. 探头置于颧骨与下颌支之间。B. 咬肌声像：Mas. 咬肌；M. 下颌骨

3. **翼外肌** 肌电图定位注射：常使用肌电引导，从口内或口外通过下颌切迹（外耳道前方2～4cm，大约耳屏水平，颧弓下方约1cm）进行注射，可触及伴随张口动作的肌肉收缩位点，注射时略向对侧额头偏斜（大约15°）进针，深度达4cm左右，同时嘱患者向对侧侧移下颌关节提供肌电声音反馈，当听到响亮的“嗒嗒嗒”声音后，可以注射（图9-12，视频9-3）。

4. **翼内肌** 肌电图定位注射：采取口内注射，沿下颌骨内面垂直于下颌骨进针，直至下颌角前0.5～1cm，做牙齿咬合动作提供肌电声音反馈。当听到响亮的“嗒嗒嗒”声音后，可以注射（视频9-4）。

5. **二腹肌前腹**

(1) 肌电图定位注射：推荐肌电引导，在下巴中点的稍外侧（1.5～2cm）处进针，做张口动作以提供肌电反馈。当听到响亮的“嗒嗒嗒”声音后，可以注射，两侧各注射一个位点（图9-13，视频9-5）。

(2) 超声引导定位注射：取仰卧位，超声探头水平放置于下颌中线，探头与舌骨体平行，见图9-14A。在超声图像中可见位于中线两侧的二腹肌（前腹）、颏舌骨肌、颏舌肌，确定拟注射的肌肉（图9-14B）。

视频9-3
翼外肌肌电引导定位注射技术

视频9-4
翼内肌肌电引导定位注射技术

视频9-5
二腹肌前腹肌电引导定位注射技术

6. **颏舌肌** 肌电图定位注射：推荐肌电引导，经下颌下入路，注射点大致位于下巴后2.5～3cm，同时距离中线0.5～1cm。注射位于二腹肌注射的内侧，每侧2个注射点，进针深度须达到1cm（图9-15）。

7. **口轮匝肌** 详见第6章第二节有关徒手定位注射，此处不再赘述。

四、注射剂量及注意事项

1. **注射剂量** 口下颌肌张力障碍可能累及的肌肉，成人推荐的注射起始剂量（表9-2）。

2. **注意事项**

(1) 注射剂量应个体化，并从最低起效开始，防止注射靶肌肉无力导致的不良反应发生。

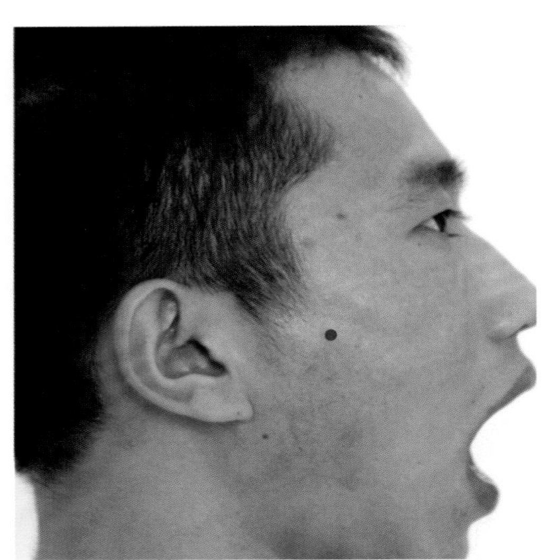

▲图9-12 右侧翼外肌注射点

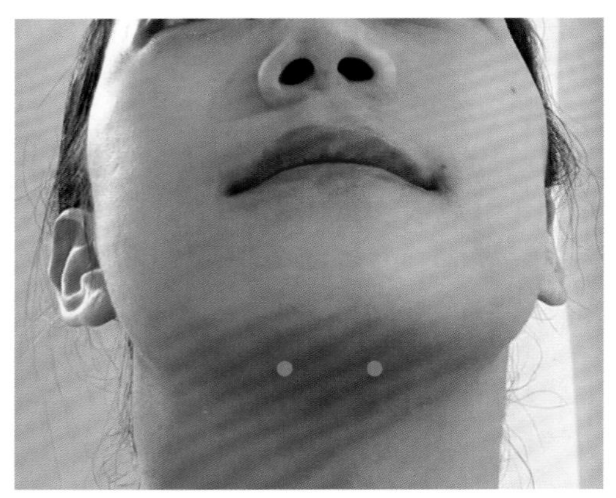

▲图9-13 二腹肌前腹注射点

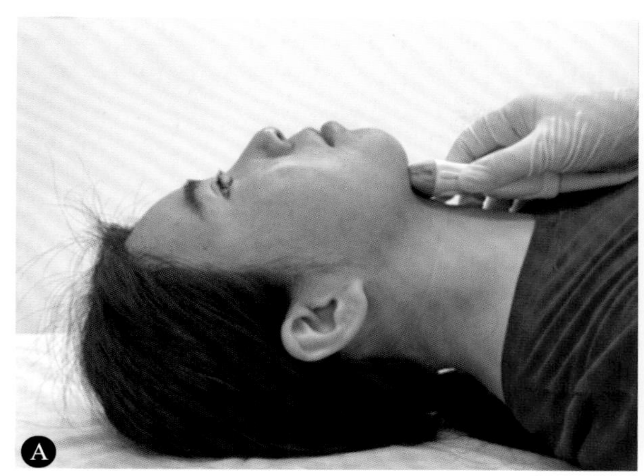
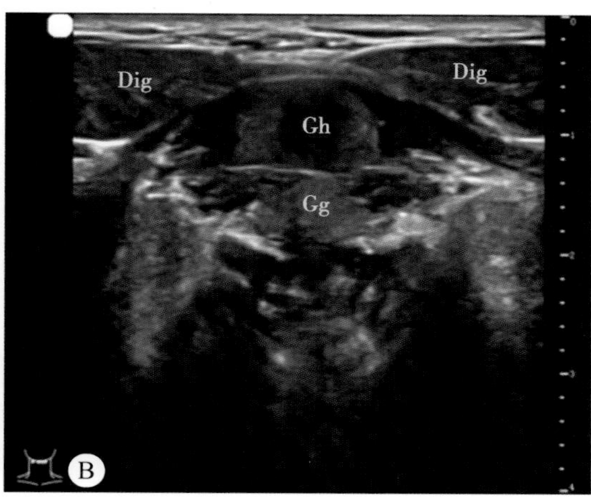

▲图 9-14　二腹肌超声探头放置及声像

A. 探头置于下颌中点。B. 二腹肌声像；Dig. 二腹肌；Gh. 颏舌骨肌；Gg. 颏舌肌

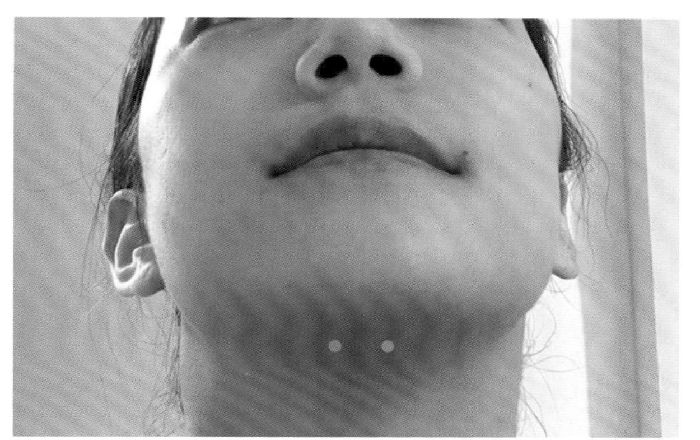

▲图 9-15　颏舌肌注射点

表 9-2　推荐成人注射起始剂量

异常表现	可能累及的肌肉	推荐注射剂量（U）
下颌闭合	双侧咬肌	40（25～100）
	双侧颞肌	40（25～100）
	双侧翼内肌	20（15～50）
下颌张开	双侧翼外肌	40（20～100）
	二腹肌前腹	10（10～20）
下颌偏斜	对侧翼外肌	20（15～50）
	同侧颞肌	40（20～50）
	对侧翼内肌	15（10～30）
伸舌	颏舌肌	20（10～30）
噘嘴	口轮匝肌	15（10～20）

推荐剂量参照衡力、保妥适。闭口时出现下颌偏斜，选择对侧翼内肌注射，张口时出现下颌偏斜，选择对侧翼外肌注射

(2) 颞肌和咬肌注射均建议多点注射。

(3) 咬肌注射时，由于腮腺与咬肌后部重叠，需要重视，可在超声引导下注射，以避免误注腮腺产生口干。

（秦文婷　靳令经）

第三节　环咽肌功能障碍

一、典型临床表现

环咽肌（cricopharyngeal muscle）是食管上括约肌（upper esophageal spincter，UES）的重要组成部分，通常保持一种张力性收缩状态，构成咽腔内压，防止食物反流，防止空气进入胃肠道、保护气道避免反流。UES反射性放松，在吞咽时可允许食团通过或打嗝、呕吐。

环咽肌功能障碍（cricopharyngeal dysfunction，CPD）指环咽肌痉挛或松弛不当所致功能障碍。根据其临床症状不同，CPD又可分为顺行性环咽肌功能障碍（anterograde cricopharyngeal dysfunction，A-CPD）与逆行性环咽肌功能障碍（retrograde cricopharyngeal dysfunction，R-CPD）。A-CPD在吞咽过程中可表现为环咽肌松弛/开放不能、环咽肌松弛/开放不完全、环咽肌松弛/开放时间不当等病理性改变，从而导致食物不能进入食管，出现食物在咽喉部滞留、残留、误吸等；R-CPD是不能打嗝、呕吐的一组症候群，典型表现：① 腹胀，腹部不适/恶心或胸痛，尤其是进食后，过度的胃肠胀气；② 胸部和下颈部发出的“咯咯”声；③ 呕吐困难，常见但非普遍，胃内气体、胃内容物等不能排出食管。

A-CPD常用的治疗包括球囊扩张术、环咽肌BoNT/A注射、环咽肌切开术等；R-CPD常幼年起病，病因不明，环咽肌BoNT/A注射治疗效果明显。

二、涉及肌肉及解剖

涉及的肌肉统称为食管上括约肌，除环咽肌外，还有下咽缩肌、食管肌，但环咽肌是UES的重要组成部分，长2.5～4.5cm，构成从咽的远端至近端食管的高压区。

［环咽肌起止点］ 本身是长度仅为1～2cm的C形骨骼肌，附着在环状软骨两侧，其主要的肌纤维类型为Ⅰ型（慢肌）（>85%）。环咽肌的上方是下咽缩肌，下方是颈段食管近端的食管肌，邻近结构有气管、甲状腺、颈总动脉、颈内静脉、喉返神经等（图9-16）。

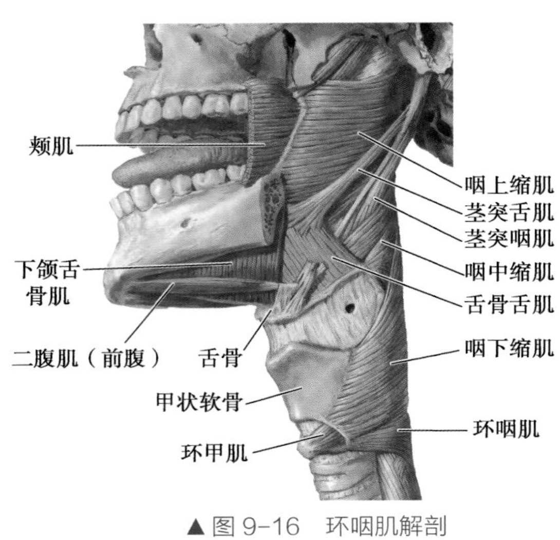

▲图9-16　环咽肌解剖

［作用］ 通常维持张力性收缩，进食、打嗝或嗳气时，可反射性放松。

［神经支配］ 环咽肌受双重神经支配，运动由同侧咽丛和喉返神经支配，感觉信息的传入为舌咽神经和颈交感神经。

三、定位注射方法

文献报道，环咽肌BoNT/A注射方法：① 内镜引导下注射；② CT引导下注射；③ 超声引导注射；④ 球囊超声肌电引导定位注射。本节重点介绍超声引导、球囊超声定位肌电引导注射方法。

1. 超声引导定位注射　患者取去枕仰卧位，头右偏，在环状软骨水平处将超声探头置于颈前左侧，通常左侧超声显示的食管入口环咽肌声像视野比探头右侧放置轮廓清晰完整。探头方向与环状软骨平行，探头上下小范围移动，直至在超声下可见胸锁乳突肌、甲状腺、环咽肌以及邻近的气管、血管等组织结构（图 9-17）。嘱患者吞咽唾液，可见清晰的高亮回声反射。

2. 球囊超声肌电引导定位注射 中山大学附属第三医院窦祖林教授团队创新性的采用球囊和超声对环咽肌内外双重定位，在肌电图引导下实施 BoNT/A 注射，精准定位，无创伤，疗效显著，操作步骤介绍如下。

(1) 置入球囊：患者取坐位，助手经鼻或口置入球囊导管（14 # 导尿管）至食管上段，确认导管位置后，使用注射器向球囊注入 4～6ml 水，向上提拉导管，当球囊位于环咽肌下缘处时有卡顿感，此时在导管标记，当注射时让注水球囊固定保持在此位置，置入球囊后让患者转为仰卧位，注射前去枕仰卧位（图 9-18A）。

(2) 贴电极片：取两片粘贴电极片贴附于患者额头上，间隔距离 1cm 以上，将肌电引导电刺激仪的电极线的接地极和参考电极分别与两电极片连接，电极线的记录电极与涂有特氟龙的注射针电极套接。为了避免粘贴电极片脱落，可用胶布固定，特氟龙电极针应保持无菌状态（图 9-18B）。

(3) 超声引导定位：方法见上述超声定位注射，嘱助手向上提拉导管球囊，此时不仅看到临近的气管、血管等组织结构外，可见环形的水囊和甲状腺之间有一层薄薄的肌肉，即拟注射的靶肌环咽肌（图 9-18C）。

(4) 肌电引导定位注射：操作者一手掌控超声探头，另一手持特氟龙针电极，对准 12 点位或 3 点位进针，轻轻穿过甲状腺，朝着水囊方向缓慢推进，避免用力过快穿过环咽肌，刺破水囊。当电极针到达环咽肌处时，可看见肌电图仪显示屏上异常的 EMG 波形显示，同时可闻及 " 嗒嗒嗒 " 的环咽异常放电声音。反复确认后，嘱另一助手将配制好的肉毒毒素注射器与针电极套接，确定针头位置无误后，注入肉毒毒素（图 9-18D）。

(5) 若有必要，重复（4）项注射操作步骤，多位点注射。注射完成后拔出电极针，在注射点处按压止血、贴止血敷贴，取出导管水囊，取下电极片，清理工作界面，留观 10min 后，可允许患者离开（视频 9-6）。

视频 9-6
环咽肌肉毒毒素超声 + 肌电引导定位注射技术

四、注射剂量及注意事项

1. 剂量：一般总剂量为 20～100U 不等，儿童剂量多以体重计算（1.6～7.9U/kg）。注射浓度一般为 50U 稀释为 0.25～0.5ml，注射位点根据引导方法不同分为 1 点、2 点、3 点，避免前方注射。

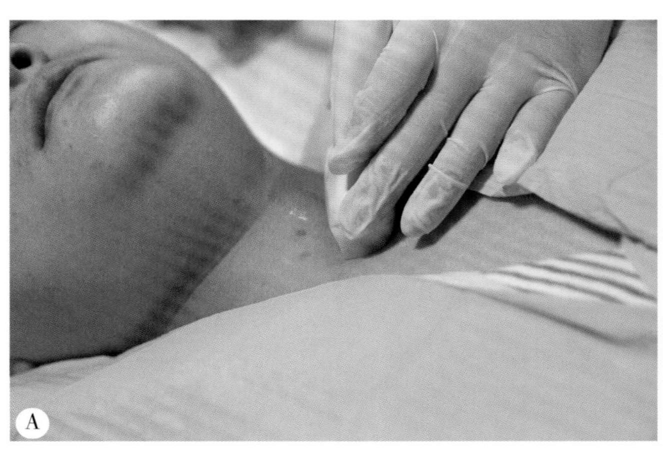

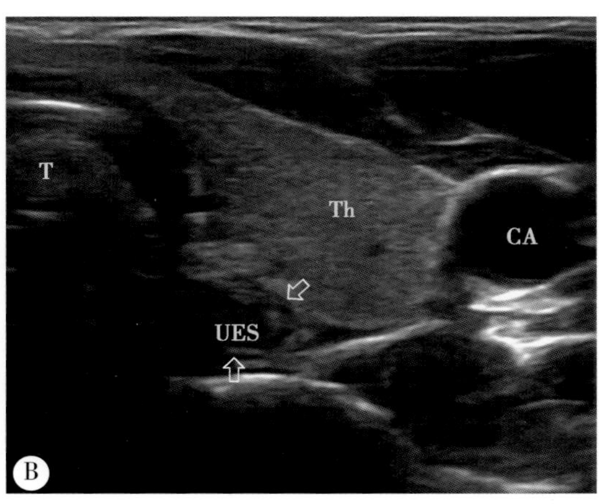

▲图 9-17 环咽肌超声探头放置及声像
A. 探头放置于环状软骨外侧、胸锁乳突肌内。B. 声像：T. 气管；UES. 食管上括约肌；Th. 甲状腺；CA. 颈动脉

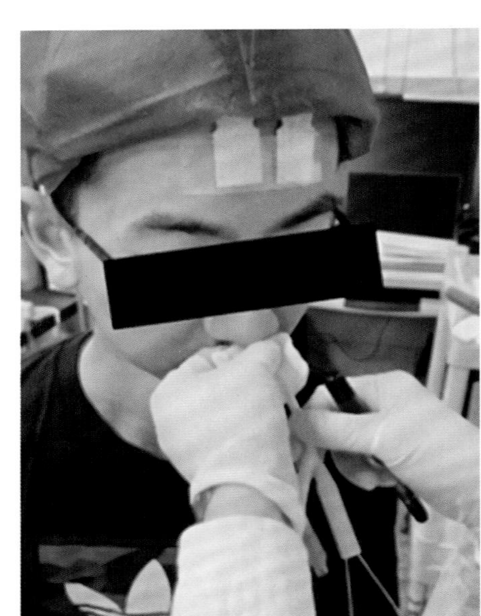
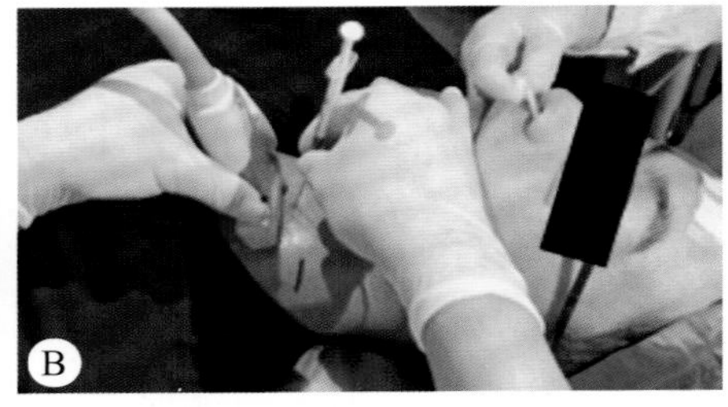
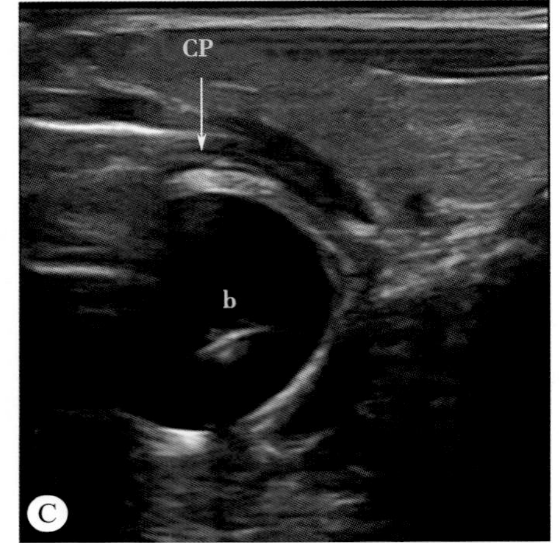

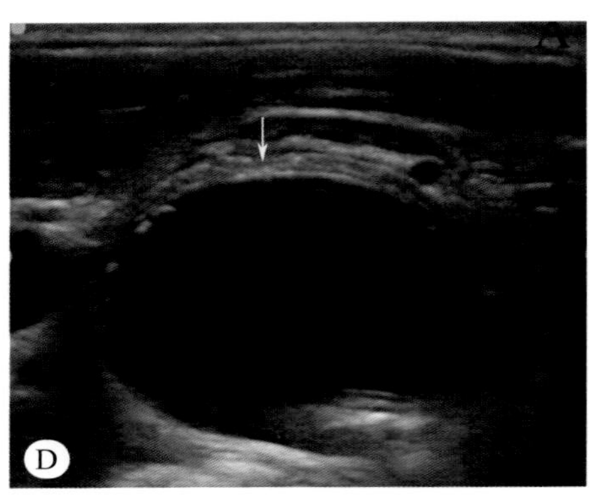

▲图 9-18 环咽肌球囊 + 超声 + 肌电引导探头放置及声像

A. 置入导管球囊。B. 超声 + 肌电引导注射。C. 球囊及环咽肌声像：CP. 环咽肌；b. 球囊。D. 通过超声和肌电确认针尖到达环咽肌时注射点，所示为针尖位置

2. 环咽肌与许多重要结构毗邻，甲状腺、颈动静脉、迷走神经等，操作者须精准定位，防止注射失误导致周围组织损伤。

3. 注射前应充分评估适应证，除咽腔测压所提示 UES 松弛时间缩短、松弛残余压升高等环咽肌失弛缓的表现外，也应当关注咽部收缩能力及舌骨喉复合体运动等，对于咽部收缩能力弱或舌骨喉复合体运动不全的患者，过早或过量的肉毒毒素注射可能效果不理想，甚至有反流、吞咽障碍加重的风险，因此，治疗前须评估环咽肌肉毒毒素注射的时机与剂量，以减少不良反应的发生。

4. 不良反应：不良反应发生多与操作不当和定位不准有关，但往往较轻微及短暂，随药物代谢而可逆。通常可能表现为因注射不精准或 BoNT/A 弥散至临近组织所致的吞咽障碍加重、声带麻痹、构音障碍，因误吸、反流等引起的肺部感染，注射前应向患者及家属交代并签署知情同意书。

（窦祖林　温红梅　谢梦姝）

第 10 章　盆底功能障碍定位注射技术

盆底是人体代谢产物的出口，主要涉及肛门、尿道、括约肌、膀胱逼尿肌和位于盆底的骨骼肌，负责二便排泄。当某些肌群出现痉挛或肌张力异常时，可出现便秘、尿潴留或二便失禁等，BoNT/A 注射可有效缓解这些难言之隐。本章将重点介绍出口梗阻型便秘、肛裂、提肛肌综合征，神经源性膀胱过度活动、逼尿肌与括约肌协同失调等常见盆底功能障碍的 BoNT/A 注射方法。

第一节　出口梗阻型便秘

一、典型临床表现

出口梗阻型便秘分为盆底痉挛型、盆底松弛型、直肠推动力不足型以及兼有以上两种或两种以上类型的盆底混合型。其中，盆底痉挛型最主要的原因在于耻骨直肠肌的痉挛。正常人在静息状态下，耻骨直肠肌呈收缩状态，而排便时该肌肉松弛，以利于粪便排出；而耻骨直肠肌痉挛的患者其临床特征是排便时耻骨直肠肌不但不松弛反而收缩加强，导致盆底出口梗阻的排便障碍。典型异常表现包括排便困难，反复持久的摒气增加腹压；排便时肛门直肠部梗阻感；排便时间延长；便意频数，排便不尽感明显；伴有肛门坠胀、骶尾部不适、精神紧张等。

二、涉及肌肉及解剖

涉及的主要肌肉为耻骨直肠肌（puborectal muscle）。

［起止点］ 起自耻骨联合下部和邻近耻骨，向后下方延伸，绕过阴道或前列腺的外侧，止于肛管直肠连接处的后方。左右二肌连合成 U 形，将肛管直肠连接部向前牵引形成直肠角，同时也是肛提肌中最为粗厚强大的部分（图 10-1）。

［作用］ 当该肌收缩时可阻止粪块从直肠进入肛管以延缓排便时间，在控便过程中起决定作用。

［神经支配］ 受骶 3、骶 4 神经分支直接支配。

三、定位注射方法

1. 注射前准备　患者取侧卧位或俯卧位，以碘伏消毒肛周后，必要时也可消毒肛管及直肠下段，可选局麻、骶管麻醉、镇静下注射，或不用镇静或麻醉。

2. 肌电引导定位注射　在肛门两侧旁开 1.5～2.5cm，围绕钟点 3、5、7、9 等位置用记

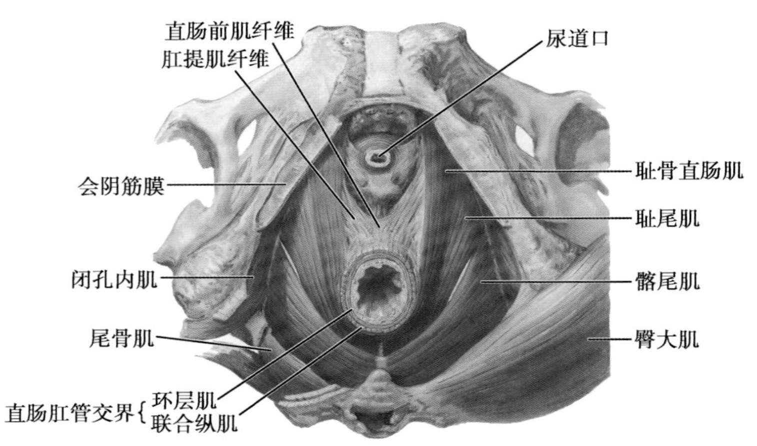

▲图 10-1　耻骨直肠肌解剖

号笔作出标记，视注射剂量选择标记钟位点数（图 10-2）。采用特氟龙涂层注射针头定位和注射，将特氟龙涂层注射针（针长约 45mm）与电刺激器的记录电极相连，从标记的定位点刺入耻骨直肠肌的肌层，打开肌电引导仪电源，在静息状态下观察靶肌肉动作电位发放的波幅和频率，当听到“嗒嗒嗒”声，波幅越高、频率越快提示痉挛程度越严重。调节针头方向与深度，接上注射器，在合适的靶点下注射药物。

3. 超声引导定位注射　使用 5～15Hz 的多普勒直肠超声探头，探头表面涂上超声耦合剂后，套上避孕套并用橡皮筋捆扎固定，插入肛门，边插入边旋转探头，观察并向前推进，直到适宜的深度。耻骨直肠肌超声声像图呈 U 形带状条索样偏高回声，内部回声连续，厚 6～8mm（图 10-3）。在超声引导直视下，使用 1ml 注射器连接 23G 针头，经肛周达耻骨直肠肌，在合适的靶点下注射药物。

4. 注射位点　经肛周达耻骨直肠肌 3 点、9 点或 5 点、7 点位置注射。

四、注射剂量及注意事项

1. 注射剂量　总剂量 20～100U/ 次，一般选择 2～4 个钟位点，每点相同注射剂量。

2. 注意事项　观察进针的位置及深度，每次注药前回抽注射针，观察有无血性液体，避免药物注入血管。注射后局部按摩片刻，使药物向周围均匀地扩散，观察注射部位有无渗血及血肿，必要时压迫。注射后当日及次日建议半流质饮食。可使用痔疮栓缓解局部不适感。

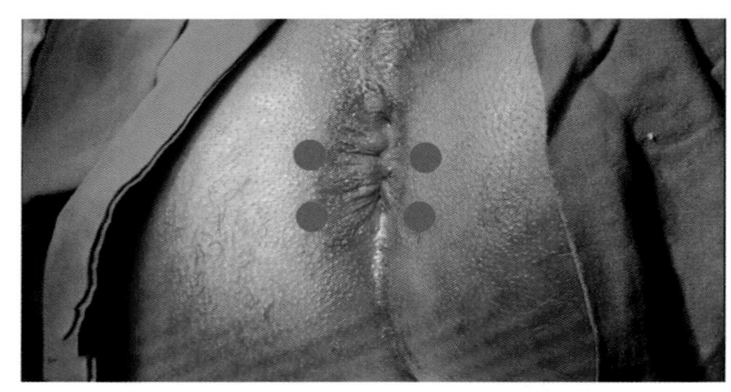

▲图 10-2　耻骨直肠肌注射点

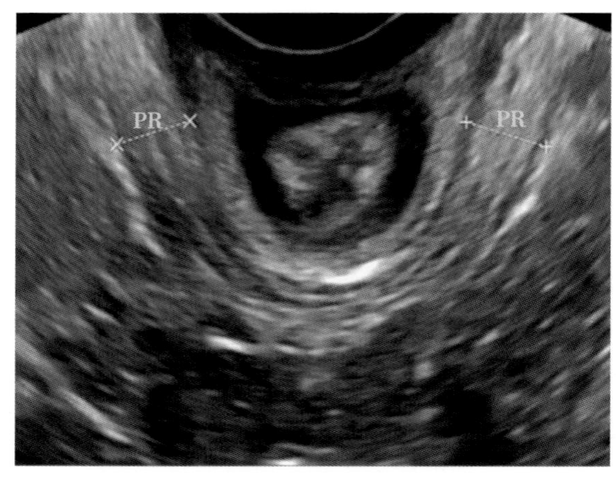

▲图 10-3　耻骨直肠肌超声声像。PR. 耻骨直肠肌

（李建华　叶　晔）

第二节　肛　　裂

一、典型临床表现

肛裂是肛管皮肤纵行全层裂开后形成的溃疡，多位于肛管后位，其发病与腹泻、便秘、产伤等原因有关。排便时和排便后的肛门疼痛是肛裂最为重要的临床特征，常伴有局部瘙痒或便血。肛裂可分为急性或慢性，急性肛裂症状持续不超过 6～8 周，主要表现为肛管皮肤单纯撕裂；而慢性肛裂可见裂口远端的哨兵痔、裂口近端的肛乳头肥大、内括约肌纤维的裸露或皮下瘘的形成等。肛门内括约肌的高张力或痉挛以及局部缺血是引起肛裂的主要病理因素。

二、涉及肌肉及解剖

主要涉及肛门内括约肌（internal sphincter muscle of anus）。

［起止点］ 肛门内括约肌是直肠环肌层的延续，是后者在肛管处明显增厚形成，属平滑肌，其上界平肛管直肠肌环平面，下达括约肌间沟，包绕肛管上 2/3 部。其肌束为椭圆形，连续重叠呈叠瓦状排列，下端最肥厚（图 10-4）。

［作用］ 内括约肌的作用主要是参与排便。当直肠内粪便达到一定量时，通过直肠内的压力感受器和齿状线区的排便感受器，反射性引起内括约肌舒张排出粪便。排便中止时，内括约肌收缩，可使肛管排空。

［神经支配］ 盆内脏神经。

三、定位注射方法

1. 注射前准备　患者保持截石位，可以不用镇静及麻醉，或行骶尾部局部麻醉，常规消毒肛周及肛管。

2. 肌电引导定位注射　与耻骨直肠肌定位相同，但钟位点更靠近肛门。约在肛门两侧旁开 1.0～1.5cm 处，围绕钟点 3、6、9 等位置用记号笔作出标记。采用特氟龙涂层注射针头定位和注射，将特氟龙涂层注射针（针长约 30mm）与电刺激器的记录电极相连，从标记的定位点刺入肛门内括约肌的肌层，打开肌电引导仪电源，在静息状态下或做提肛收缩动作，观察靶肌肉动作电位发放的波幅和频率，当听到“嗒嗒嗒”声，波幅越高、频率越快提示痉挛程度越严重。调节针头方向与深度，接上注射器，在合适的靶点下注射药物（图 10-5）。

3. 超声引导定位注射　使用 5～15Hz 的多普勒直肠超声探头，在探头表面涂上超声耦合剂后，套上避孕套并用橡皮筋捆扎固定，伸入肛门内即可达肛周部位，在超声图像上，可见浅层浅表黏膜，浅表黏膜下可以看到无回声或低回声的黑色

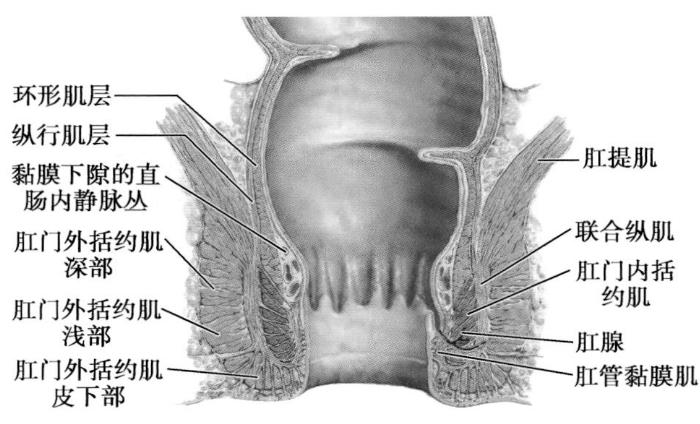

▲图 10-4　肛门内括约肌解剖

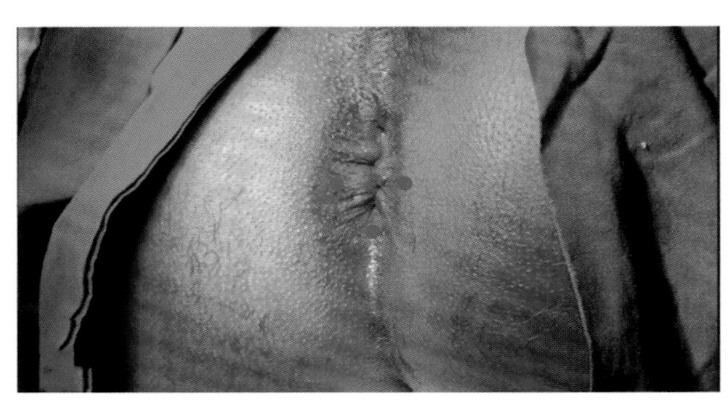

▲图 10-5　肛门内括约肌注射点

条纹状声像，为肛门内括约肌（图 10-6，红色箭头间所示）。而肛门外括约肌深于肛门内括约肌，呈现高回声条纹状，较肛门内括约肌更厚，见图中黄色箭头间所示。应用 1ml 注射器连接 23G 针头，经肛周肛缘裂开边缘皮肤进针，在超声引导下进入肛门内括约肌下缘，分别于 3 点、6 点、9 点三个象限位点注药，或在肛门内括约肌两侧注射（后裂患者在前中线两侧注射，前裂患者在后中线两侧注射）。

四、注射剂量及注意事项

1. **剂量**　总剂量共 30～60U，每点平均注射 10～30U。

2. **注意事项**　建议注射前 2 天流质饮食，注射前晚和晨起时清洁灌肠。注射后检查创面无活动性出血点，纱布包扎，胶布加压固定。注射后较少会出现局部出血、血肿、脓肿等并发症，但部分患者可能会出现暂时性肛门失禁，需要及时告知并观察。

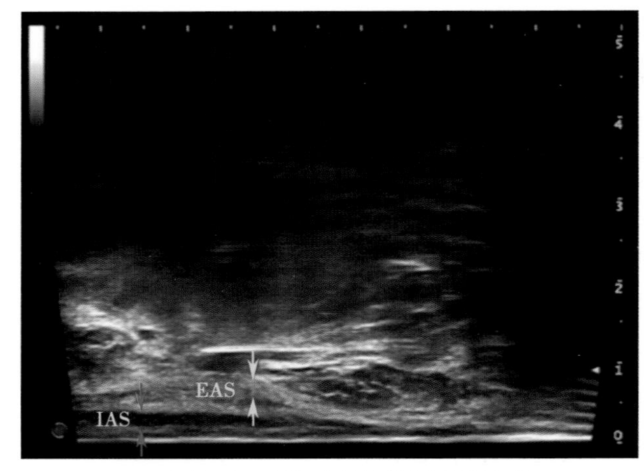

▲图 10-6　肛门内外括约肌超声声像
红色箭头：IAS. 肛门内括约肌超声声像
黄色箭头：EAS. 肛门外括约肌超声声像

（李建华　叶　晔）

第三节　肛提肌综合征

一、典型临床表现

患者有长期不良坐姿史，也有认为与压力、焦虑、紧张等心理因素有关。表现为直肠内和骶尾部发作性疼痛、胀满或压迫感，坐或躺下时加重，患者难以说出疼痛的准确部位。常常夜间消失，下午严重。体格检查部分患者肛提肌有压痛，往往向后牵拉耻骨直肠肌能诱发肛提肌触痛。辅助检查无异常发现。

肛提肌综合征的诊断标准：慢性或复发性直肠痛，每次发作时间持续至少 20min，向后牵拉耻骨直肠肌有压痛。排除导致直肠疼痛的其他原因如缺血、炎性肠病、隐窝炎、肌间脓肿、肛裂、痔、前列腺炎及尾骨痛。诊断前症状出现至少 6 个月，近 3 个月满足标准。

二、涉及肌肉及解剖

主要涉及肛提肌（levator animuscle）。肛提肌是盆底的主要肌肉，由髂骨尾骨肌、耻骨直肠肌、耻骨尾肌共同组成。形状为一对四边形薄扁肌，肌束宽而薄。

［起止点］　起于耻骨后面与坐骨棘之间的肛提肌腱弓，纤维走行向内下，止于会阴中心腱、直肠壁、尾骨和肛尾韧带，上面盖有盆膈上筋膜，下面附有盆膈下筋膜（图 10-7）。

［作用］　左右两侧肛提肌连合成漏斗状，形成盆膈，封闭骨盆下口的大部分，承托盆腔脏器，并将骨盆直肠间隙与坐骨直肠间隙分隔。

［神经支配］ 受阴部神经丛、肛门神经及会阴神经的分支支配。

三、徒手定位注射

1. 体位　患者保持截石位，以碘伏消毒肛周后，必要时也可消毒肛管及直肠下段，可选局麻、骶管麻醉、镇静下注射，或不用镇静或麻醉。

2. 定位　注射者将戴有无菌手套的中指放入肛管，用拇指施加外部压力，对合确认肛提肌的解剖位置，并寻找疼痛区域。

3. 注射　应用 1ml 注射器连接 23G 针头，于肛门后方及后外侧 4 点、8 点位置，距肛门 3～4cm 处（肛门外括约肌外缘）进针，在直肠内触诊针的位置，引导进针深度，针尖的阻力有助于定位，避免进入直肠黏膜。到达注射肌肉后，直接注入药液；也可轻轻回退进行 20°～30° 的扇形区域注射（图 10-8）。

四、注射剂量及注意事项

1. 注射剂量　分多点平均注射，总剂量共 100～200U。

2. 注意事项　建议注射前 2 天流质饮食，注射前晚和晨起时清洁灌肠。注射后压迫止血。可以使用镇痛药物，并应用冷敷等。规范操作可避免出血及感染。

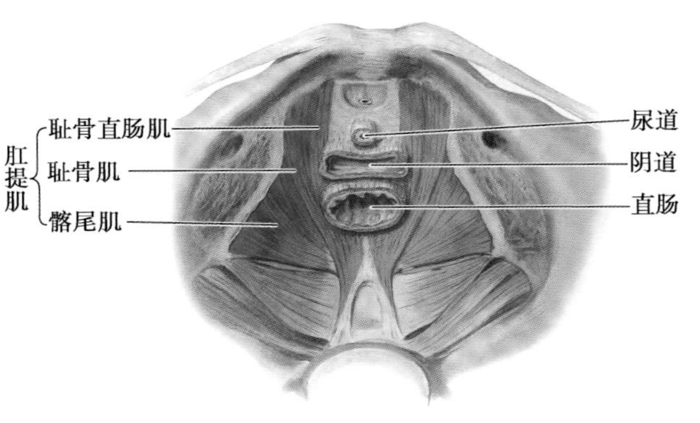

▲图 10-7　肛提肌解剖

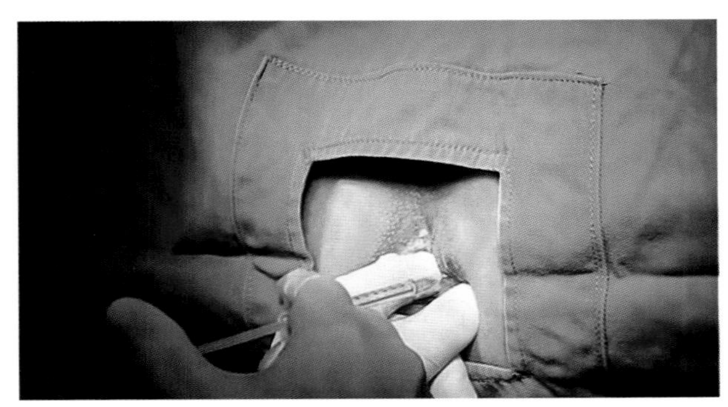

▲图 10-8　肛提肌徒手注射

（李建华　叶　晔）

第四节　神经源性膀胱逼尿肌过度活动

一、典型临床表现

神经源性膀胱逼尿肌过度活动（neurogenic detrusor overactivity，NDO），是由于神经调控机制异常导致膀胱充盈过程中出现的逼尿肌无抑制性收缩。NDO 会导致患者尿失禁、膀胱输尿管反流、肾积水、反复尿路感染、肾结石、肾功能不全等病理生理变化，严重损害患者的生命质量、社交能力、劳动能力，甚至威胁患者的生命。

二、涉及肌肉及解剖

［肌肉］ 膀胱的肌层主要是由平滑肌细胞构成的逼尿肌（detrusor）。由三层构成，外层为纵行肌层，中间层为环形结构，内层为纵行肌层（图 10-9）。

［作用］ 膀胱储尿时逼尿肌松弛，排尿时收缩。

［神经支配］ 受交感神经、副交感神经和阴部神经支配。

三、膀胱镜下引导定位注射

1. 工具 膀胱镜和膀胱注射针为主要工具。膀胱硬镜或软镜两种器械均可使用。膀胱注射针规格为 22～27G（F5～6），针尖长度应≤4mm，常用 F5 一次性柔性注射针。

2. 定位 注射前嘱患者排空膀胱。依据患者病情选取局部麻醉、椎管麻醉或者全身麻醉。体位为截石位，常规消毒会阴部和外生殖器后铺无菌巾。操作过程应严格执行无菌原则。

(1) 男性膀胱镜入镜方法：术者左手向上拉直阴茎悬垂部，与腹壁成直角，以消除尿道的耻骨前弯曲，右手以示指和中指夹持上好闭孔器的镜鞘后端，将镜鞘插入尿道外口。然后，将镜体竖直，轻轻滑入或插入尿道至尿道球部，此时左手适当牵拉阴茎头，同时右手将镜鞘后端向下压，以便镜鞘克服尿道的耻骨下弯曲，自行滑入后尿道和膀胱。一旦进入膀胱，镜鞘前后移动和左右转动没有阻力时，可进行观察。

(2) 女性膀胱镜入镜方法：左手分开小阴唇显露尿道外口，右手以示指和中指夹持镜鞘后端，插入尿道外口内。镜鞘进尿道外口后，前端略向下以绕过耻骨联合，即可较容易进入膀胱。镜鞘进入膀胱后，后端可稍向下放，以便观察。

3. 注射 在膀胱镜引导下通过膀胱注射针在膀胱顶部、体部、两侧壁的逼尿肌内分 20～30 个点均匀地注射（图 10-10）。既往研究结果建议需避开膀胱三角区，目前的研究结果表明注射部位包含三角区的疗效优势更显著，且黏膜下注射和逼尿肌内注射的效果没有差异。注射时尽量避开膀胱壁上大血管（视频 10-1）。

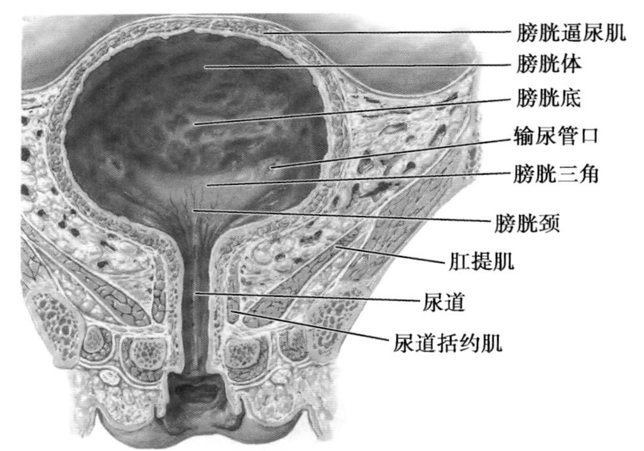

▲图 10-9 膀胱及尿道解剖示意

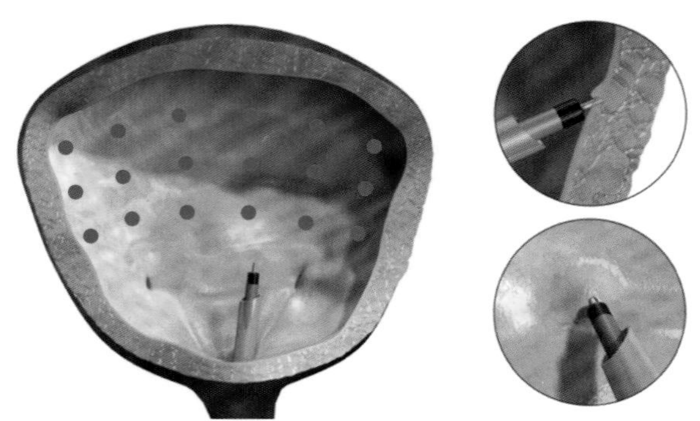

▲图 10-10 逼尿肌肉毒毒素注射位点

视频 10-1
逼尿肌膀胱镜引导下注射技术

四、注射剂量及注意事项

1. 注射剂量 美国 FDA 对于 NDO 的推荐剂量是 BoNT/A 200U，以 30ml 生理盐水稀释，选取逼尿肌的 30 个点，1ml/ 点注射。国内学者也有推荐注射剂量可以达 300U/ 次，以 15ml 生理盐水稀释，分 30 个点、0.5ml/ 点注射。对于注射后仍然有部分自行排尿功能的患者可以减少注射剂量至 100U，注射后应密切观察患者排尿情况，监测残余尿量、防止尿潴留发生。

2. 频次选择 膀胱镜下逼尿肌 BoNT/A 注射疗程和频次可以根据患者的具体情况和病情制定个性化的治疗方案。一般来说，对于膀胱过度活动症状的治疗，通常需要进行 3～6 次注射，间隔时间一般为 3 个月左右。

3. 注意事项　对于需要保留排尿功能的患者可能出现注射后膀胱残余尿量增加甚至尿潴留，必要时须进行间歇导尿或短期留置尿管治疗。

（喻　勇　陈　晖）

第五节　逼尿肌 - 括约肌协同失调

一、典型临床表现

逼尿肌括约肌协同失调（detrusor sphincter dyssynergia，DSD）：逼尿肌收缩伴发尿道和（或）尿道外周横纹肌非自主性收缩，偶见尿流可能被完全阻止。主要表现为排尿困难、尿急，偶伴有尿痛、会阴部疼痛。

二、涉及肌肉及解剖

主要涉及逼尿肌（detrusor）、尿道外括约肌（external urethral sphincter）。逼尿肌解剖详见第 10 章第四节图 10-9。

尿道外括约肌

［肌肉］ 由环形横纹肌构成，男女由于生殖器的不同，其周边结构不同（图 10-11）。

［作用］ 逼尿肌与尿道括约肌正常情况下呈现协同作用，当储尿时逼尿肌松弛，尿道外括约肌保持收缩，维持一定肌紧张，排尿时逼尿肌收缩，尿道外括约肌放松，协同排尿运动。

［神经支配］ 由阴部神经、盆神经支配。

三、徒手定位注射

1. 体位　截石位。

2. 定位　以男性为例，取尿生殖三角中下 1/3 处，耻骨下弯常为定位的体表标志，耻骨下弯最低点距耻骨联合下缘约 2cm，选定 3 点、9 点、12 点钟位置，用记号笔标记（图 10-12）。

3. 注射　注射前先插入尿管作标志，常规消毒患者会阴部皮肤，将阴囊、阴茎向头侧托起，以左拇指尖触摸尿道，于耻骨联合下缘和耻骨后尿道周围选取 3 ～ 4 点注药。

四、超声引导定位注射

1. 体位　截石位或侧卧位，以便暴露肛周及会阴部。

2. 定位　用腔内探头定位。打开超声，取三

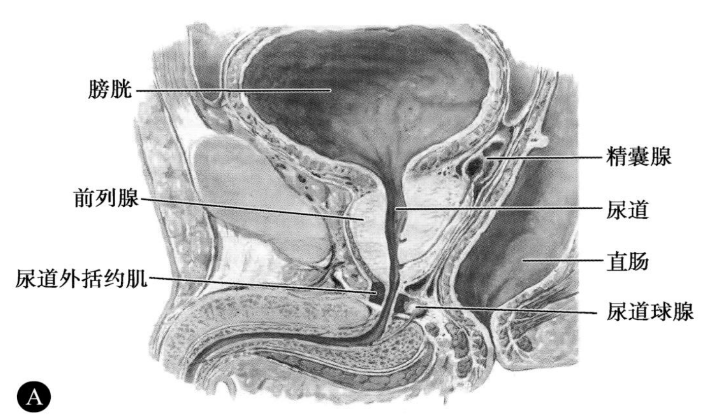

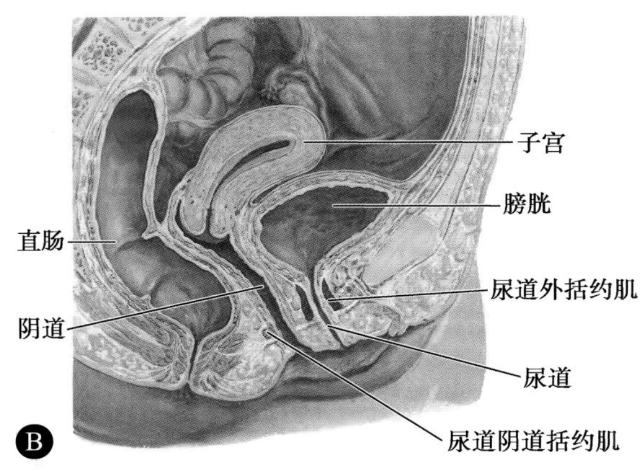

▲图 10-11　尿道外括约肌解剖

A. 男性；B. 女性

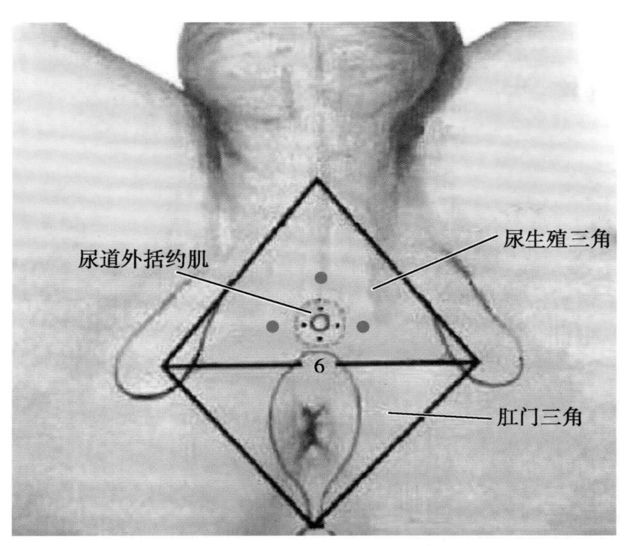

▲图 10-12　尿生殖三角尿道外括约肌注射点

维腔内探头，将其套上避孕套，缓慢插入直肠。超声探头进入直肠后，以纵切面探测前列腺和尿道，找到尿道外括约肌（图 10-13A）。男性尿道外括约肌可通过下列三种方法确认：① 男性的前列腺是重要标记，超声图上前列腺尖端低回声区即为尿道外括约肌（图 10-13B）；② 用导尿管辅助定位，实时动态超声图下观察导尿管进入前列腺前遇到明显阻力增加时的部位（图 10-13C）；③ 通过捏龟头，实时动态超声图下可见尿道外括约肌收缩。

3. 注射　操作者确认尿道外括约肌后，超声引导下无菌穿刺至尿道外括约肌，注射药物（图 10-14）。

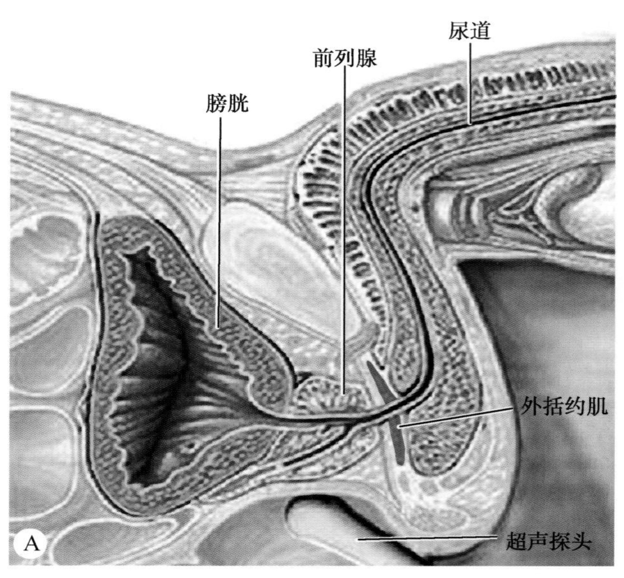

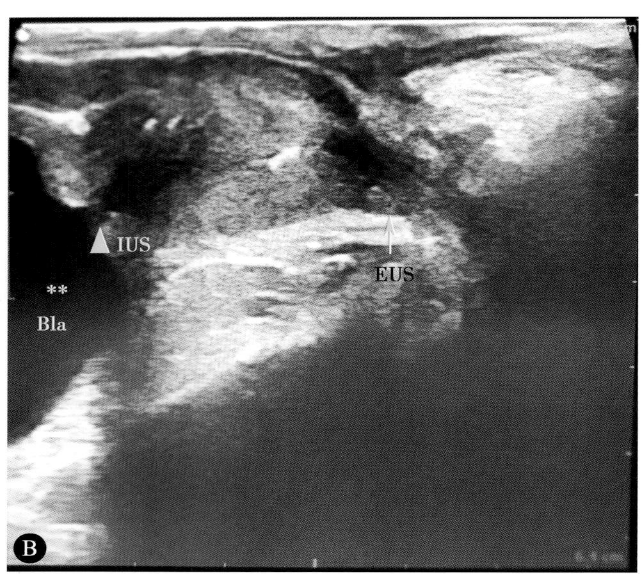

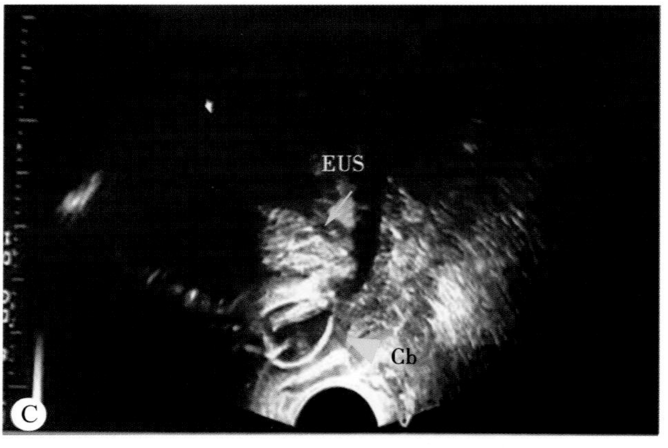

▲图 10-13　尿道内外括约肌解剖及超声声像

A. 尿道外括约肌剖面图（矢状位）。B. 尿道内、外括约肌声像：**Bla. 膀胱，▲ IUS. 尿道内括约肌；⇧ EUS. 尿道外括约肌。C. 导尿管球囊对比下的尿道外括约肌声像：▲ Cb. 导尿管球囊；↑ EUS. 尿道外括约肌

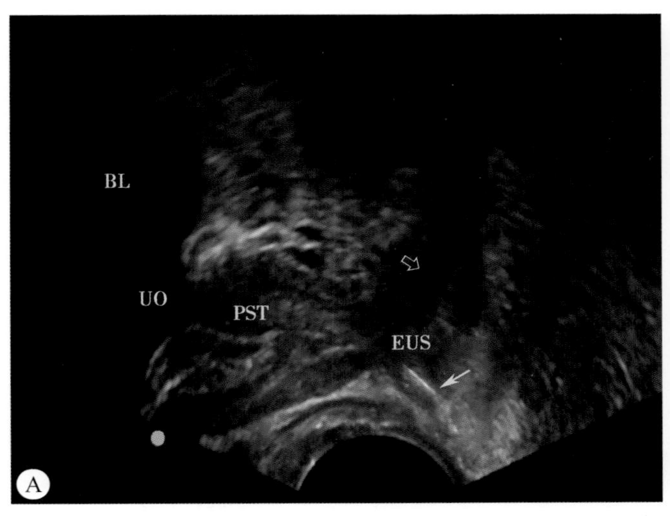

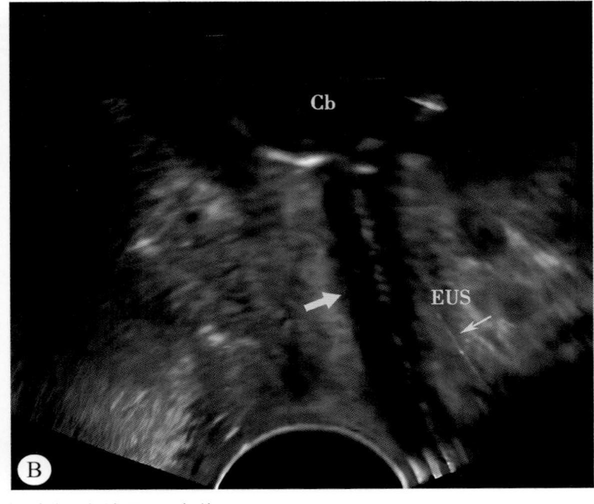

▲图 10-14　尿道外括约肌超声探头放置及声像

A. 膀胱充盈下声像：BL. 膀胱；UO. 尿道口；PST. 前列腺；EUS. 尿道外括约肌；⇨（空心箭）. 尿道；↑（细箭头）. 针道。B. 借助导尿管水囊引导定位：Cb. 导尿管球囊；EUS. 尿道外括约肌；⬆（粗箭头）. 尿道；↑（细箭头）. 针道

五、膀胱镜下定位注射

1. **体位**　取截石位，常规消毒会阴部和外生殖器后铺无菌巾。

2. **定位**　注射前嘱患者排空膀胱。依据患者病情选取局部麻醉、椎管麻醉或者全身麻醉。操作过程应严格执行无菌原则。置入膀胱镜，镜下确定尿道外括约肌位置（男性尿道外括约肌分布在前列腺尖部周围；女性尿道外括约肌分布在尿道中段周围）后，镜下插入注射针。

3. **注射**　常规在尿道外括约肌周围，按 3、6、9、12 钟点位分点注射（图 10-15）。

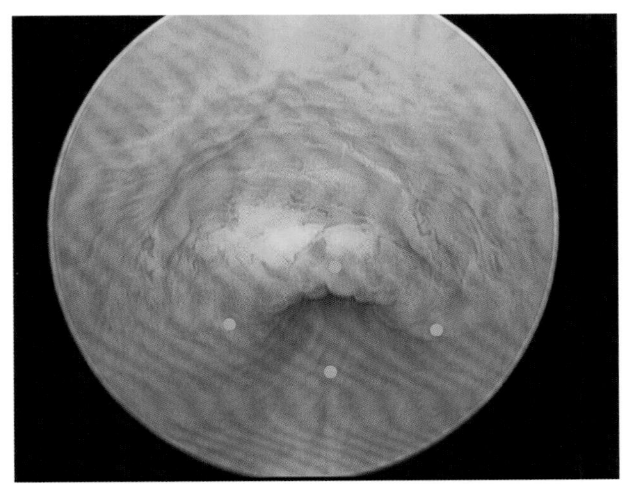

▲图 10-15　尿道外括约肌注射点

六、注射剂量及注意事项

1. 注射剂量：美国 FDA 对于 DSD 的推荐剂量是 BoNT/A 50～100U，以 2ml 生理盐水稀释，多点平均注射。随剂量增大，注射后尿失禁风险增加。

2. 每次注射后留针 20s，以利药物充分弥散吸收，防止药物流出。

（喻　勇　陈　晖）

附录　成人A型肉毒毒素注射部位与推荐注射剂量

注射肌肉	推荐剂量（U）	注射肌肉	推荐剂量（U）
头面颈部肌肉			
胸锁乳突肌	25～100	眼轮匝肌	6.25～25（1.25～5/点）
斜角肌	15～50	皱眉肌	2.5～10（1.25～5/点）
头、颈夹肌	50～150	降眉间肌	1.25～5（1.25～5/点）
头、颈半棘肌	25～150	额肌	10～20（2.5～5/点）
肩胛提肌	25～100	口轮匝肌	10～20（1.25～2.5/点）
斜方肌	25～100	颧大肌	2.5～5（1.25～2.5/点）
头最长肌	50～150	颧小肌	2.5～5（1.25～2.5/点）
腮腺	30～60	笑肌	2.5～10（1.25～5/点）
下颌下腺	20～40	提口角肌	2.5～10（1.25～5/点）
咬肌	25～100	降口角肌	2.5～10（1.25～5/点）
颞肌	20～100	颏肌	2.5～10（1.25～5/点）
翼内肌	15～50	颈阔肌	35～70（2.5～5/点）
翼外肌	20～100	甲杓肌	0.25～5
二腹肌前腹	10～20	环杓后肌	3.75～10
颏舌肌	10～30	环咽肌	20～100
躯干肌			
腹直肌	60～150	棘旁肌	100～150
腹外斜肌	50～150	髂腰肌	60～200

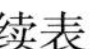

续表

注射肌肉	推荐剂量（U）	注射肌肉	推荐剂量（U）
上肢相关肌肉			
胸大肌	50～100	桡侧腕屈肌	25～60
胸小肌	30～50	尺侧腕屈肌	30～40
大圆肌	30～50	掌长肌	20～40
背阔肌	60～80	指浅屈肌	20～50
肩胛下肌	50～80	指深屈肌	30～50
肱二头肌	75～100	拇长屈肌	10～50
肱肌	30～75	拇短屈肌	5～30
肱桡肌	50～60	拇内收肌	5～40
旋前圆肌	30～50	蚓状肌（组）	5～20
旋前方肌	20～30	骨间背侧肌（组）	2.5～25
下肢相关肌肉			
长收肌	50～100	腓肠肌内侧头	100～200
短收肌	50～60	腓肠肌外侧头	100～200
大收肌	100～200	比目鱼肌	50～200
股薄肌	80～120	胫骨后肌	50～150
股直肌	75～200	胫骨前肌	50～150
股外侧肌	100～150	踇长屈肌	40～80
股内侧肌	100～150	趾长屈肌	40～80
股中间肌	100～150	踇短屈肌	10～40
半腱肌	100～150	趾短屈肌	10～50
半膜肌	100～150	踇长伸肌	50～60
股二头肌	100～200		
盆底肌			
耻骨直肠肌	20～100	逼尿肌	100～300
肛门内括约肌	30～60	尿道外括约肌	50～100
肛提肌	100～200		

表中数据引自书末参考文献及书中列出的剂量范围，并根据国内医生的临床经验做了部分调整

参考文献

[1] 中国康复医学会. 肉毒毒素治疗成人肢体痉挛状态中国指南 (2015). 中国康复医学杂志, 2015, 30 (1): 81–110.

[2] 万新华, 胡兴越, 靳令经. 肉毒毒素注射手册 [M]. 北京: 人民卫生出版社, 2013.

[3] 窦祖林, 欧海宁. 痉挛肉毒毒素定位注射技术 [M]. 北京: 人民卫生出版社, 2012.

[4] Ashford S, Turner–Stokes L, Allison R, et al. Spasticity in Adults: Management Using Botulinum Toxin (National Guidelines 2008) [M]. Second Edition. UK: The Royal College of Physician, 2018.